전통한의학의 뿌리를 찾아서

전통한의학의 뿌리를 찾아서

임상과 교육40년 / 마음수련방법

강 병 수 지음

동국대학교 출판부

책을 펴내면서

　한의학을 生의 업으로 삼고 삶에 가치관이 여기에 있다고 생각하면서 임상과 교육자의 길을 걸어온지 40년이 되었습니다. 나 자신 스스로 한 사람의 본초학자로 성장하기까지 그동안 전국에서 한의학에 꿈을 안고 입학한 훌륭한 인재들은 나의 동반자요, 스승이요, 나의 거울이었다고 생각됩니다.
　지금까지 살아오는동안 한의학과 현대의학의 분리된 보건정책속에 과도기적 투쟁하는 시대를 살아오면서 한의학이 시대적으로 발전하기 위한 현대의학과 특히 중의학에 치우친 교육은 우리의 고유 전통의학의 정신과 내용을 이해하지못하고 잊어버린채 사라져가고 있습니다.
　또한 지금까지 농경사회에서 이루어진 한의학을 산업정보화시대에 이용하기 위해서는 새로운 학문적인 전환연구가 절실히 요구되지만 아직까지 활성화하지못하고 후배들에게 교육도 시키지못하고 있다는 것은 한국한의학이 당면한 큰 과제라고 생각됩니다.
　앞으로 한국전통한의학의 정신과 역사를 제대로 알아야 산업정보화시대에 맞는 올바른 전통한의학으로 발전시킬수 있다고 생각됩니다.
　이러한 사명의 뜻을 전해주기 위하여 한의학 속에 재미있었던일, 잊혀지지 않는 일, 후학들에게 전하고 싶은 이야기들 속에는 전통한의학의 사연들이 곳곳에 쓰여져 있습니다. 저 자신이 한의학에 꿈을 갖고 살아온 세월을 다시 회고하면서 이 책을 〈전통한의학의 뿌리를 찾아서〉란 제목을 붙이게 되었습니다. 이 글을 보는 한의학도나 한의학에 관심을 갖는 독자 여러분도 전통한의학을 발전시키는데 이바지해 주기를 바라는 마음이 담겨져 있습니다.

 이 책을 출간하는데 광명원색 여러분과 워드, 교정하는데 노력을 해준 이기훈, 배민호, 김경진 군에게 감사를 드리며 변변치 못한 저의 글을 출판할 수 있도록 쾌히 승낙해준 동국내 출판부 여러분께 깊은 감사를 드립니다.

2002 년 4 월

저자 강병수 合掌

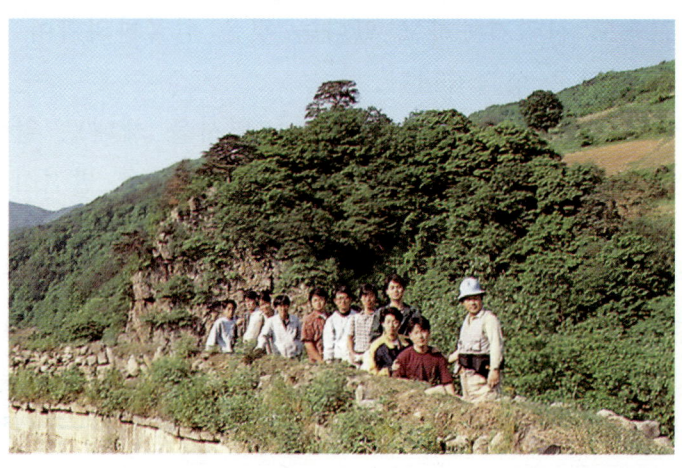

차 례

제 I 편 전통약재를 찾아서

1. 인삼(人蔘)과 산삼(山蔘)/15
2. 우리나라 사슴과 녹용/23
3. 사향노루의 사향낭은 볼 수 없는가/31
4. 웅담(熊膽)은 어디에 쓰는 약인가/39
5. 천마(天麻)/44
6. 해삼(海蔘)과 팔진탕(八珍湯)/51
7. 갈대와 억새/54
8. 감초(甘草)의 부작용도 치료약이 된다/58
9. 후박나무와 조각자나무의 씨앗은 발아시킬수 없는가/62
10. 옻나무/67
11. 우리나라에도 적작약(赤芍藥)은 자생하고 있는가/74
12. 비라면(飛羅麵)/79
13. 백선피(白鮮皮)와 봉삼(鳳蔘)/82
14. 순채(蓴菜)와 순로지사(蓴鱸之思)/86
15. 동과(冬瓜)/90
16. 칡에는 암칡과 수칡이 있다/94
17. 맹종죽(孟宗竹)과 왕대죽(剛竹)/99
18. 참죽나무와 가죽나무/105
19. 분꽃과 나팔꽃/109
20. 복분자(覆盆子)와 정력제(精力劑)/112
21. 경주의 조각자와 오수유/118
22. 우리 나라에 상기생(桑寄生)은 있는가/124
23. 소나무와 복령(茯苓)/133

제Ⅱ편 한의학의 길

1. 한의사와 인술(仁術)/141
2. 한의사와 항상심(恒常心)/145
3. 한의학을 왜 전통의학이라고 하는가/153
4. 맥(脈)으로 본 한국 한의학사/158
5. 한의학이란 System 경영 요법이다/163
6. 보약(補藥)이란 어떻게 쓰는 약인가/168
7. 약이 써야 병이 낫지만 쓴약은 먹지 않는다/171
8. 구(灸)와 자(炙)는 어떻게 다른가/174
9. 한약(韓藥)의 생리(生理)를 알아야 약값을 정할 수 있다/178
10. 어느 동기생의 임상이야기/184
11. 소아 알러지/187
12. 소아(小兒)와 귀용탕(歸茸湯)/191
13. 사향노루는 왜 사향낭을 씹고 침통에 꿩깃털은 왜 넣는가/194
14. 아직도 비아환(肥兒丸)은 소아(小兒)의 구충약(驅蟲藥)인가/198
15. 계절과 한약/202
16. 침(鍼)과 전하(電荷)/205
17. 약장과 약첩도 System기능을 갖춘 예술품이다/209
18. 사물탕(四物湯)과 유산(流産)/214
19. 전립선 비대증과 한방치료/217
20. 자동차 사고에 의한 어혈(瘀血)환자를 어떻게 치료할 것인가/221
21. 우리나라 수돗물은 전탕(煎湯)에 넣고 사용할 수 있는가/224
22. 한방도 새로운 병에 도전해야 발전한다/228

제Ⅲ편 마음의 세계
1. 독서를 권함/237
2. 나의 주례사/242
3. 한방 임상학의 교정(校正)을 마치면서/251
4. 서평(書評)을 써주신 스승/256
5. 중국여행 유감(有感)/261
6. 마음공부/269
7. 사은회(謝恩會)를 하면서/274
8. 불경속의 두 글 이야기/276
9. 온고지신(溫故知新)/280
10. 항상심(恒常心)과 택선고집(擇善固執)/283

제Ⅳ편 한의학의 제문제
1. 우리나라의 의료사회는 어떻게 변화하고 있는가/287
2. 한약(韓藥)과 생약(生藥)/293
3. 동의보감 편찬의 역사적 배경과 의학론의 기사평을 보고/299
4. 한약분쟁에 대한 보사부의 결론에 앞서/306
5. 한의학(漢醫學)은 한의학(韓醫學)이 될 수 없다/311
6. 한의학(韓醫學) 민족주체성의 재인식/316
7. 한의학(漢醫學) 명칭은 타당/320

제Ⅴ편 한의사와 마음수련방법
구선활인심법(臞僊活人心法)과 마음운동/329
1. 마음과 육체/330
  (1) 마음과 육체의 작용/330
  (2) 마음의 실체/331
  (3) 마음의 작용/333

2. 마음을 수련하는 방법/336
   (1) 조식법/336
   (2) 안마법/339
   (3) 도인법/344
색인/363
사진색인/373

제Ⅰ편 전통약재를 찾아서

1. 인삼(人蔘)과 산삼(山蔘)

인삼(人蔘)의 인(人)은 사람이란 뜻을 가지며, 삼(蔘)에는 두 가지 뜻이 있다. 즉, 하나는 셋이란 뜻이고 다른 하나는 참여한다는 뜻이다. 그러므로 인삼이란 사람과 동참하여 인삼을 복용하면 원기를 보하여 모든 병을 물리치는 효능이 있다는 뜻이다. 특히, 풀이기 때문에 참(參) 위에 '艸'를 덧붙인 것이다. 일반사람들이 흔히 인삼이 사람과 같이 생겼다고 하여 인삼이라고 한 것은 잘못된 상식적인 해석이다. 인삼이 문헌적으로 처음 기록된 것은 2000년 전 중국의 사유(史游)라는 사람이 지은 급취장(急就章)이라는 책에 기록되어 있고, 인삼을 다른 약과 배합하여 사용한 기록은 이미 그 이전 중국 서북부지방에서 출토된 나무와 죽간

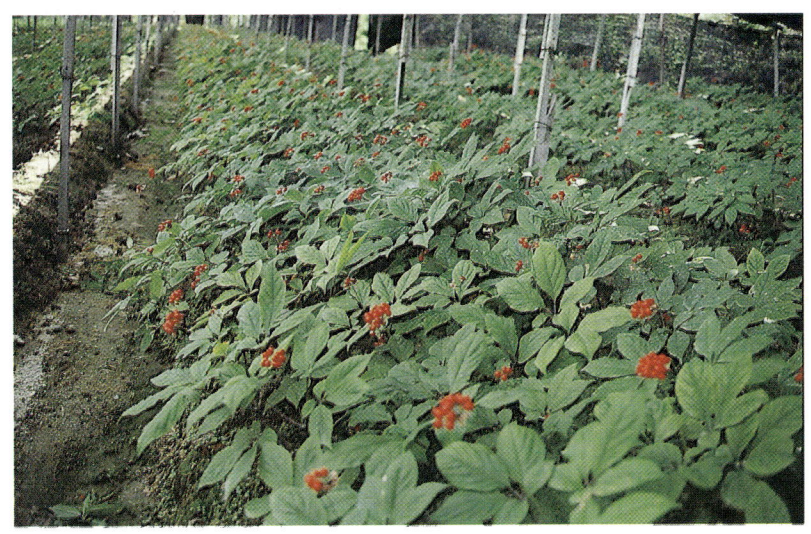

재배인삼(증산면)

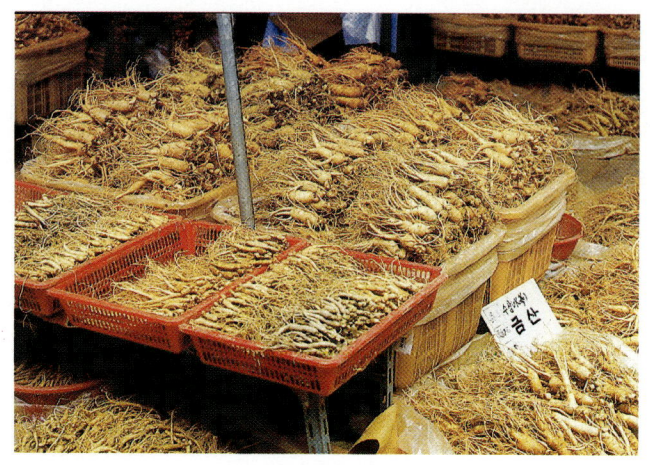
금산인삼시장

(竹簡)에 기록되어 있다고 한다. 특히 우리나라는 섬이나 일부 지역을 제외하고는 전국각지에 도라지같이 산삼이 많이 자생하였다고 한다. 그러나 원나라때부터 중국에 조공을 바치고, 왕궁이나 일반대중의 소비와 일본에 밀무역 등으로 매년 3000여 근이 소비됨에 따라 선조때부터 영조에 이르러 산삼 출하량이 급격히 줄어들었다. 이때부터 국가에 받칠 인삼량이 부족하여 1555년 풍기 군수였던 주세붕(周世鵬)이 임금께 상소를 올려 공식적인 인삼재배의 길이 열려, 풍기(豊基)로부터 개성(開城), 금산(錦山)에 본격적으로 재배하기에 이르렀다.

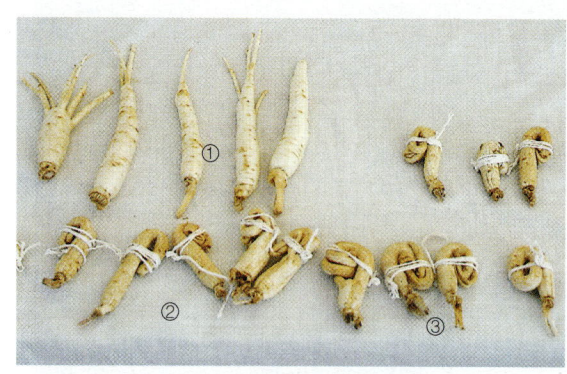
①.직삼. ②.반곡삼. ③.곡삼

그 이후 일제시대에 들어와 전매품으로 규정하고 토질과 성분을 검사하여 지역을 구

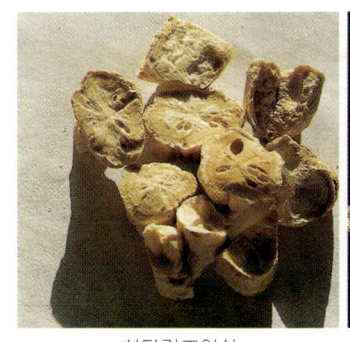 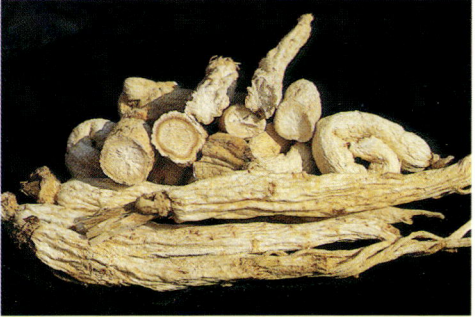

히타건조인삼　　　　　　　　　양건(태양)인삼

별할 수 있는 형태를 규정하였다.

　개성은 직삼, 풍기는 뿌리만 감아 말린 반곡삼, 금산은 뿌리와 몸체를 같이 꼬아말린 곡삼으로 구분하여 그 양도 개성과 풍기는 300g, 금산은 375g으로 규격품을 정하였는데, 이는 개성, 풍기인삼 300g은 금산 인삼 375g과 대등한 품질과 효능을 갖는다는 의미이다. 6·25이후 개성 인삼 재배 농가들이 강화지역에 피난을 오게 되었는데, 이때 정부에서 북한의 개성에 특공대를 보내 인삼 씨앗을 가져다가 재배한 것이 강화인삼의 역사가 되어 개성인삼과 강화인삼을 같은 수준의 품질로 취급하고 있다.

　자유당시절부터 서서히 재배지역의 확산으로 산지의 특성이 무너지고 시장거래가 복잡해졌는데, 여기에 월남전은 인삼 수요를 급증시키면서 산지는 물론 품질과 양의 구분없이 유통되었다. 근자에 들어 금산에 인삼시장을 좌우하는 거상들이 많아 전국적인 인삼시장이 열리고 특히 축제를 마련하여 국제적인 인삼행사를 갖게 되었다. 이 곳을 찾아 인삼을 제작하는 인삼소의 내용을 보면 세척에서부터 거피,

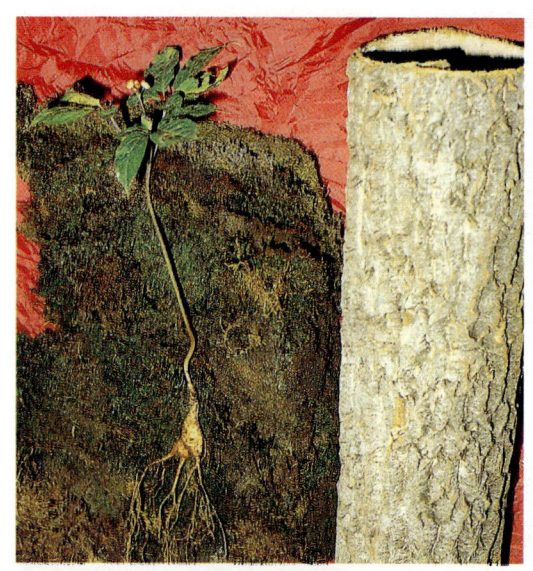

한국산 산삼(진부)

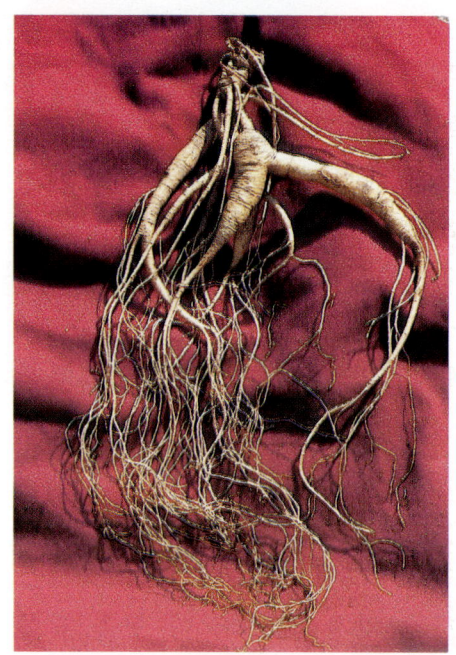

중국산 산삼

건조과정이 아직 낙후되어 있다. 인삼은 옛부터 거피를 하여 햇빛에 잘 말려야 건조과정에서 유효성분이 합성되어 단맛과 진액이 생기고, 향기가 보존되는데, 요즘은 조립형의 히터방식으로 건조를 빨리 시켜 성분조성이 파괴되고, 방향성 정유가 휘발되며 인삼 내부에 기포가 생기는 등 인삼 품질이 떨어져 문제가 많다. 또한 일부는 품질의 색을 좋게 보이기위해 아직 연탄에 건조하는것을 볼 수 있는데, 유황은 위염이나 발암물질이 될 수 있으므로 규제되어야 한다. 임상가들은 햇빛에 말린 양건(陽乾)한 인삼은 히터건조 방식으로 말린 인삼보다 배이상의 효과가 있다고 인정하고 있다. 인공건조 과정도 자

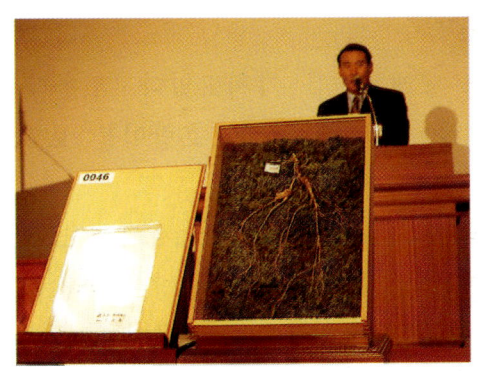
산삼경매(1억원)

연적 건조과정과 같이 천천히 온도, 습도조건이 맞는 건조방식의 개발이 필요하다고 주인에게 조언했지만, 얼마나 심각하게 생각하여 개선할지는 모르겠다.

우리나라의 산삼은 4가지 형태로 나누는데, 첫째는 심산의 자연상태에서 자생한 하늘이 준 천종(天種), 둘째는 날짐승이나 들짐승이 인삼, 산삼 씨앗을 먹고 배설하여 심산에 자연상태로 자란 지종(地種), 셋째는 인삼, 산삼 씨앗을 절 근처나 산중에 인공적으로 뿌려 자연상태에서 자란 씨장뇌(種長腦), 넷째는 인삼, 산삼씨를 밭에 인공적으로 뿌려 발아시킨 다음 산에 이식하여 성장시킨 묘장뇌(苗長腦)가 있다. 2001년 10월 20일 롯데호텔에서 한국산삼협회의 주최로 산삼경매가 처음 열렸다. 그곳에서 산삼 전시사진과 산삼 경매과정을 통하여 한국산삼의 품질과 가격을 공식적으로 알게 되었다. 거기에는 천종에서 묘장뇌까지 4종류가 다 나와있었고, 두 뿌리에 150만원에서 한 뿌리에 1억원이 되는 산삼도 출하되었다. 경매에 참가한 중년부인이 내 옆에 앉아있어, 왜 산삼을 꼭 먹으려고하는가 물어보았더니 자기는 유산후 신장염이 생겼고 손발이 차고, 저리고, 속이 냉하여 산삼을 한번 써보려고한다고 했다. 내가 한의원에 찾아가서 진찰을 하고 한약을 지어먹는 것이 나을 것이라고 했으나 결국, 그 분은 5~6뿌리의 작은 산삼뿌리를

350만원에 샀다.

 속설에 산삼은 영험성과 텔레파시를 가지고있다고도한다. 산삼 1억원 짜리 천종을 캔 심마니도 꿈에 호랑이를 보았다고한다.

 요즘 우리 주위에는 중국이나 미국 등지에서 재배한 묘장뇌중에서 잘생긴 삼이 산삼으로 둔갑된것을 중병환자나 부호들이 고가로 구입하여 먹거나 또는 백두산 근처에서 채취한 산삼을 여행객들이 많이 사들고 오기도하는데, 백두산 산삼은 화산암토질, 즉 검고 사질성토질에서 자라 품질이 가볍고, 향기가 부족한 저질 산삼이 많이있어 전문가들은 잘 알아주지 않는 하품의 산삼이라고할 수 있다. 인삼과 산삼은 아직까지 명확한 구분은 없으나 본초학을

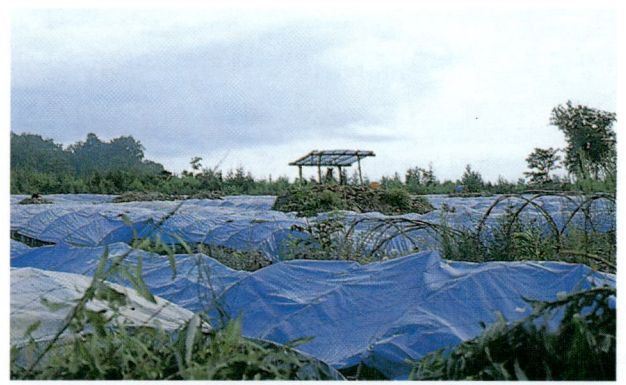
중국재배 인삼밭(백두산)

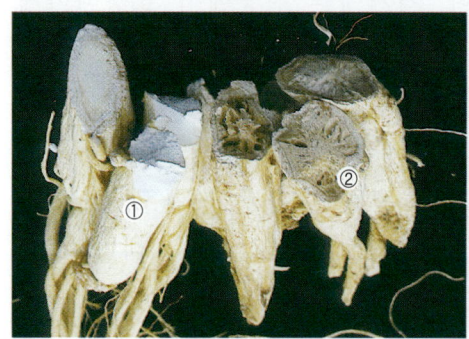
①중국재배 인삼, ②한국재배 인삼

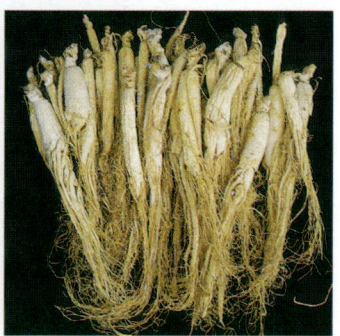
중국재배 삼(백두산)

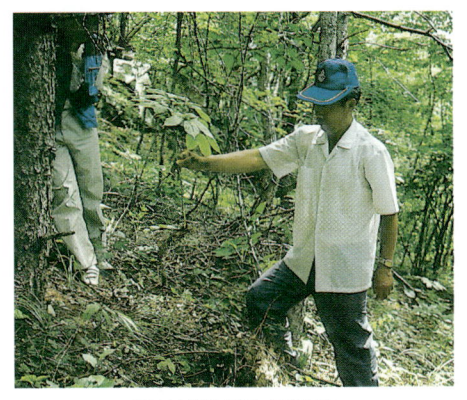

장뇌삼(증산면 황점리)

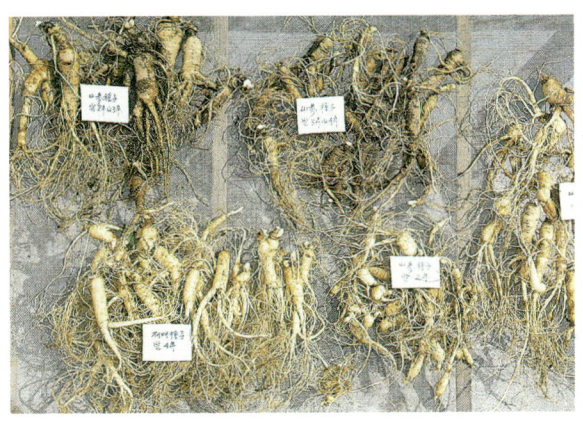

장뇌삼 뿌리

전공하는 학자로서 관심을 갖던중 1992년도 인삼재배에 많은 경험을 가지고 있었던, 고 김상호씨가 인삼연초연구소에서 인삼연구를 해오던 한영채선생의 지도를 받아 증산면 황점리(黃店里)밭에 산삼씨를 받아 재배한 삼을 해발 750m 능선 4만평에 다시 심은 장뇌삼을 재배하였는데 그것을 KBS '6시 내고향'에서 방영한적이 있다. 여기 심은 장뇌삼은 산에서 채취한 산삼씨를 받아 밭에서 3년간 기른 것을 다시 산에 옮겨 4년간 재식한 7년산을 기증받아 밭에서 기른 3, 4년생과 성분비교실험을 하여 석사논문으로 발표한 적이 있다. 이 때 실험한 내용은, 정유성분 분석결과 밭에서 재배한 인삼에 비하여 산삼종자를 밭에서 3년간 재식하여 산에 이식한 7년생 묘장뇌가 약 30%정도의 정유성분이 많았으며, 그 중 3, 4개의 다른 정유성분이 포함되어 있었다.

산삼과 인삼의 유효성분이나 방향성 정유의 차이는 환경이나 재배조건에 따른 것이다. 인삼은 다년간 비료를 주고 사용한 밭에서 비닐포장 아래 재식하여 따뜻한 공기를 호흡하면서 자랐고, 장뇌는 숲속의 부엽토와 산림으로부터 배출하는 신선한 공기를 호흡하며 살았다. 이렇게 서로 다른 조건에서 몇년간 자랐기 때문에 성분적으로 다를 수밖에 없다고 생각된다.

산삼은 특히 고가이므로 중병환자가 경제적여유가 있을 때 한번 써볼 수 있는 약이지만 인삼도 품질이 좋을 때는 좋은 효과를 볼 수 있다는것을 잊어서는 안된다. 단, 품질을 개선하기 위해서는 토질이나 기후도 중요하지만 캐는 시기, 말리는 방법, 끓여먹는 방법도 모두 갖추어야 좋은 효과를 볼 수 있다.

2. 우리나라 사슴과 녹용

사슴은 원래 산세가 좋고, 전망 좋은 곳에서 싸리순이나 떡갈나무, 칡 등을 먹고 산다. 우리나라 강원도 일대에는 매화록(梅花鹿)이 살았고 지리산 계곡 물가에는 수록(水鹿), 백두산 일대에는 미용(麋茸)과 마록(馬鹿)이 살고 있었다.

녹용의 녹(鹿)은 중국어 발음의 제4성의 Liu라는 음으로 六이라는 글자와 운(韻)이 같아 음력 6월에 해당하는 뜻이다. 또한 용(茸)이란 뿔이 처음으로 뾰족 뾰족 돋아난다는 뜻으로 녹용이란 6월에 돋아난 뿔이란 뜻이다.

우리나라 매화록(梅花鹿)은 중국의 길림지역으로부터 흘러들어 온 것으로 추정되고 있는데, 최근세 조선시대까지 강원도 금화, 평창지역에 서식하였으나, 가끔

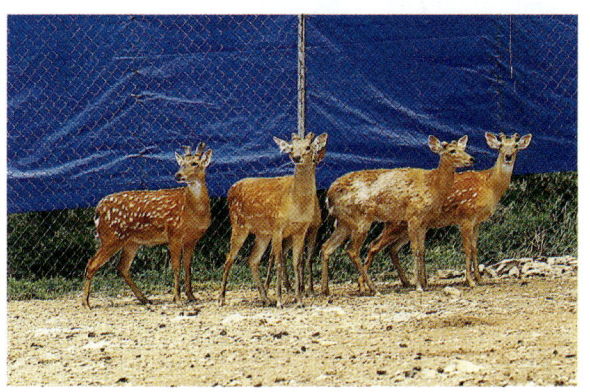
매화록(중국)

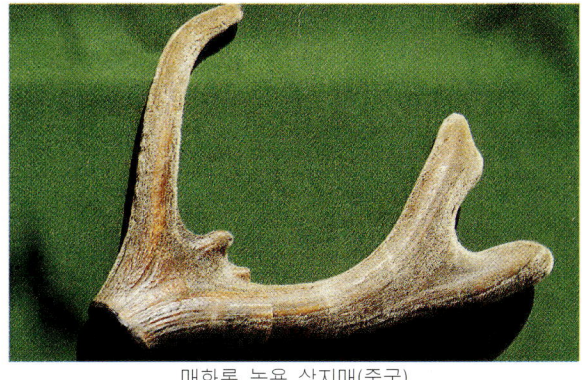
매화록 녹용 삼지매(중국)

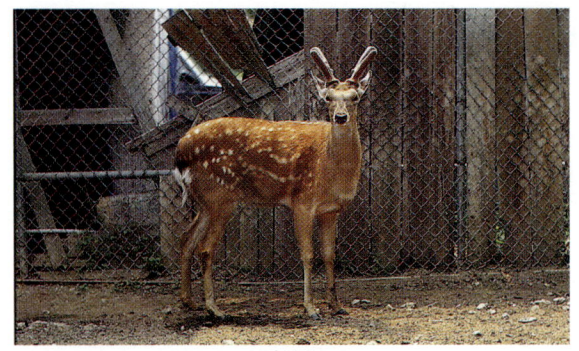
꽃사슴

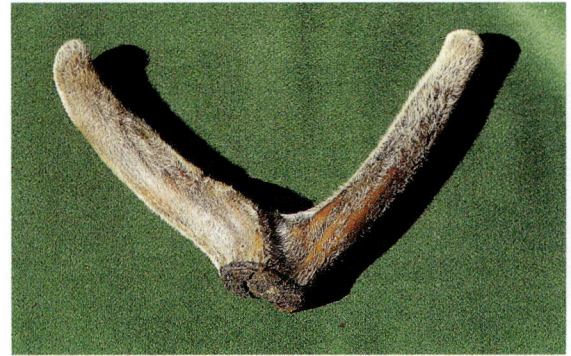
꽃사슴 녹용(이지매)

겨울에 폭설이 내려 먹이가 부족하여 인가 근처에 내려와 먹이를 찾다가 농부들에게 잡히거나 또는 포수들이 추적하면 몇 십리를 달아나다가 다시 자기 보금자리로 돌아오는 회귀성(回歸性)을 갖는 습성 때문에 모두 잡히게 되었다. 그 당시는 동물보호법도 미비하였고, 농민들의 의식수준이 낮아 6·25를 겪으면서 남획되어 거의 멸종되었다. 그 후 1965년 10월 4일 임진강변에서 국군장병이 수놈 꽃사슴 한 마리를 잡아 당시의 창경원에 기증하였고, 이 사슴은 자유당시절 대만에서 기증받은 꽃사슴과 같이 사육되었는데 대만 사슴이 우리나라 꽃사슴보다 체구는 작으나 발정기때 여러마리가 한국산 꽃사슴을 습격하여 다리가 부러지는 등 큰 고통을 받았으나 그 다음 해는 원기를 회복하고 기운을 차려 오히려 대만산 꽃사슴을 차례로 물리쳐 모든 암놈을 이끌고 다녔다고 한다.

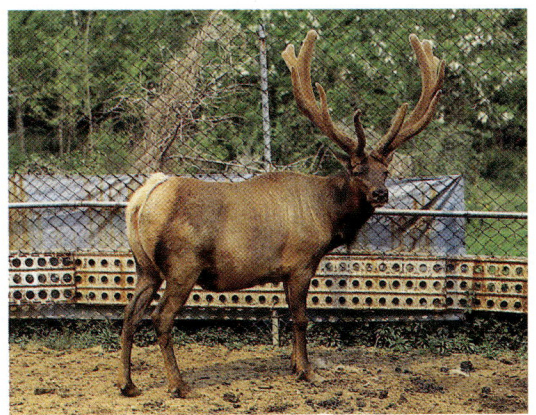
엘크사슴 숫놈

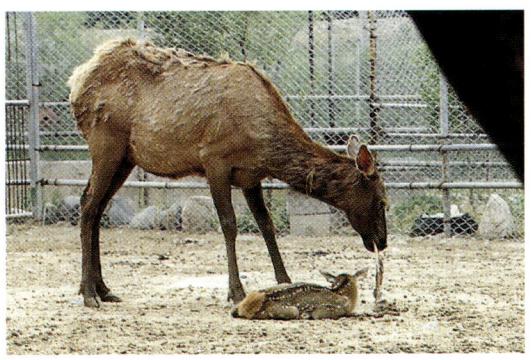
엘크사슴 암놈과 새끼

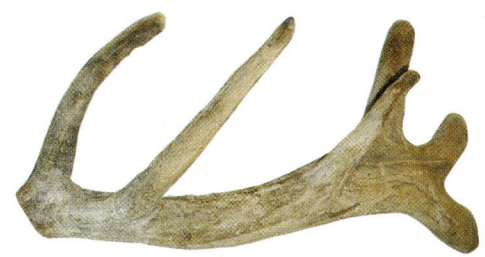
엘크사슴 녹용

우리나라 체육계의 선구자였던 이상오(李相旿) 선생의 야생동물기에 의하면 일본 나라현 동대사에서 놓아 기르는 꽃사슴은 백제의 성왕조(聖王朝)때에 보내준 매화록의 후예로 추정된다. 이 매화록은 관광객 주위를 맴돌며 친근하게 사람들에게 접근한다고 한다.

나는 본초학을 가르치면서 흥미가 있어 나라에 가려고 큰맘을 먹고, 1995년 1월 16일 오사카에 갔는데, 가는 날이 장날이라고 지진이 다음날 발생하여 여러곳에 불이 나고, 건물이 무너지고, 다리가 붕괴되는 등 사정이 여의치 않아

나라의 사슴 구경을 포기하고 책방에만 들러 중약학(中藥學) 책 한권을 사들고 서울로 돌아왔다.

미용(麋茸)을 특히 북용(北茸)이라고 하는데, 중국의 북부지방, 길림성, 대흥안령, 소흥안령, 후바이칼, 흑령주 우수리지방과 우리나라 북부지방, 함경도 경계선인 마천령 산맥에서 백두산 일대와 만주의 흥안령 지역에 서식하였다.

내가 자라던 고향은 김삿갓 방랑기에 나오는 안주(安州)라는 곳이다. 평안남도와 평안북도 사이의 청천강 평남쪽에 교통요충지로 끝이 보이지않는 평야와 민물고기와 바닷고기가 모두 잡히는 살기좋은 곳이다. 내가 8살(1946년)때 언덕아래 큰집에 가면 마굿간에 우피(牛皮)같은 말안장과 가죽끈이 많이 널려있는 것을 본 기억이 있다. 어른들의 말을 빌면 지금으로부터 약 80여년전 어느 초여름날 여러 사람이 모여 논밭에 김을 매고 있는데, 말같은 사슴이 길을 힘없이 지나가는 것을 보고 어른들이 둘러싸고 호미와 삽으로 때려잡아가지고 각 가정마다 솥에 사슴고기를 익히고 있었다. 그런데 앞산꾼(짐승의 발자국을 보는 사람)을 대동한 사냥꾼이 마을에 들이닥쳐 사슴을 이 마을에서 잃었으니 사슴을 돌려달라고 애걸하였다. 나의 할아버지께서 이미 사슴은 각 가정에서 끓여 먹고 있는 중이고 또한 지나가는 임자없는 사슴을 잡았으니 돌려줄 수 없으나 다만 당신의 억울한 점을 이해할 수 있으며 또한 여러분은 피로에 지쳤으니 저녁에 식사를 하고 여기서 자고 여비나 갖고 가라고 하여 자고갔다는 것이다. 그 사냥꾼 말에 의하면 평북 강계로부터 추적하여 청천강을 건너 40리를 달려 이 곳까지 들어온 백두산 사슴이었다는 것이다. 1990년 저자가 백두산에 갔

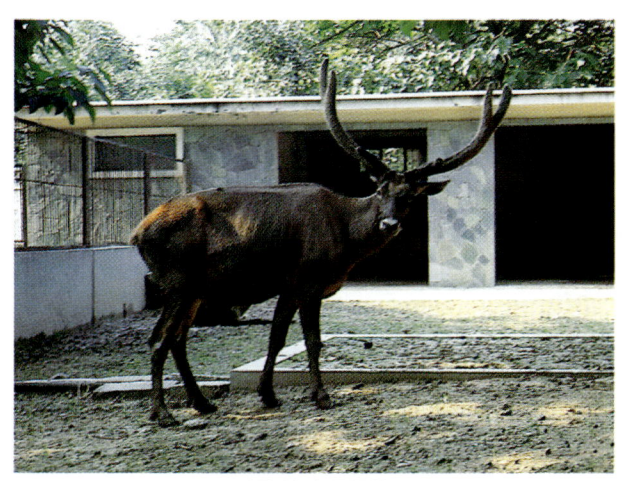
마록(북경 동물원)

을 때도 심산에는 아직도 큰사슴(北茸=麋茸)과 마록(馬鹿)이 같이 서식하고 있다고 그곳 안내자가 말하는 것을 들었다.

최근세 조선시대에는 주로 강계 벽동, 충성 삭주 등지에서 포획한 미록의 녹용이 채취되어 특수약초를 넣고 끓인물에 잘린부위를 순간적으로 데쳐 소독한 녹용은 다음 2일이면 서울의 부호들이 복용하였는데, 보통 2~3枝의 녹용을 400~700원에 거래되었는데, 이때는 소 1마리에 50~60원 할 때였다.

 이 북용은 먼 옛날 아시아 북부와 알래스카가 서로 육지로 연결되어 있었을 때 건너가 지금의 미국 엘크사슴종이 되었다고 한다. 이 북용은 6~7월 사이에 녹용을 채취하여 약으로 쓰게 되고 9~10월 사이에 발정기가 되면 사슴들이 대이동을 하면서 수놈들 사이에 격투가 벌어지게 되고 이 시기를 틈타 한국인, 러시아인, 만주인, 오르치인, 몽고인 등의 사냥꾼이 백두산 일대에 모여 사냥을 하였다고 한다. 특히 제정러시아가 망한후, 추방당한 부호들 중에 사냥을 주업으로 하는 사냥꾼들이 많이 있었는데, 그중에 주을(朱乙)온천에 거주하던 백계 러시아인 양코프스키씨의 조부인 미하일 이와노위치 양코프스키씨는 처음에는 아스코리드 섬에 사냥중에 얻은 어린 사슴을 기르기 시작하다가 후일에는 연해주 시데미에다 세계최대의 양목장을 만들어 해마다 녹용을 수출하다가 공산당이 집권한 다음 몰수당했으며 이것은 후일 소련정부에 경제적 큰 도움을 많이 주었다고한다.

러시아사회에 녹용의 효과가 알려진 것은 제정 러시아 때의 마지막 황제인 니꼴라이 2세가 황태자였을 때 폐결핵에 걸려 당시 약으로 치료가 되지 않았는데, 그때 라스뿌띤이라는 승려가 녹용을 구입하여 황태자에게 복용시켜 결핵을 치료하여 러시아 궁중과 고관들 사이에 널리 녹용의 효과가 알려지게 되었다고 한다. 이때도 국내에서는 매화록이녹용중에 진품으로 북용(北茸)이나 수용(水茸)의 2배 가격으로 거래되었으며 북용은 녹용중에서 하품으로 취급되었다. 그러나 최근세 조선시대에 들어와서는 매화록이나 수용이 거의 없어지고 대신 북용만 거래되게 되었다고 한다. 지금도 대만이나 홍콩에서는 꽃사슴 녹용이 엘크 북용보다 가격이 20~30% 더 비싸다.

수록(水鹿)은 지리산 계곡 냇가에 주로 서식하였던 사슴으로 몸집은 꽃사슴과 대등하나 피부색이 선명하지 못하고 꽃무늬가 거의 없다. 매화록과 같이 멸종되었으나 최근세에 궁중에서 녹용을 쓰기 위해 전남, 경남의 산야와 도서에 처음으로 수록(水鹿)을 양육한 적이 있다.

알래스카 지역에는 약 200만두의 순록(馴鹿)이 서식하고 있는데, 이 사슴의 녹용은 암수가 모두 뿔이 돋아나는데, 숫놈은 뿔이 크고 암놈은 매우 작은데 녹용에서 노린내가 많이 나서 전통적으로 한의학에서는 쓰지 않는다. 소련은 이 뿔을 연구하여 Rantarin이란 물질을 추출하여 1972년 정부가 인정한 상표를 붙혀 보급하였고, 판토크린(Pantocrin)이란 주사용 보약을 만들어 일본에도 수출하여 우리나라 여행자들이 갖고 들어와 시중에 판매되는 경우도 있었다.

요즈음 우리나라에서는 엘크, 붉은사슴, 꽃사슴, 매화록 등 15만두가 12,000가구에서 사육되고있으며 그 외에 뉴질랜드, 러시아, 미국산 녹용이 수입되고 있다. 특히 원래 뉴질랜드에는 사슴이 서식하지 않았으나, 육류로 사용하기 위해서 교잡종을 수입하여 사육하면서 한국에서 녹용이 비싼 가격으로 유통되고 있는 것을 보고 그들도 녹용 품질을 개량하여 본격적으로 녹용을 생산하여 우리나라에 수출하고 있다. 그러나 그 곳 사슴은 우리 나라와 같이 떡갈나무 종류와 칡, 싸리 등을 먹지못하고 잔디만 먹고 자라기 때문에 영양과 피의 성분이 우리나라 사슴과 다르다고 사육업자들은 설명하고 있다.

우리나라도 사육두수가 과잉상태에 들어가 이제부터는 값싼 녹용뿐만 아니라 육류나 가죽도 이용하는 시대에 접어들었다.

옛부터 매화록은 사슴의 기본종으로서 여자의 보음(補陰), 보혈제로 주로 사용하여 왔고, 미록(麋鹿)이나 마록(馬鹿)은 남자들의 보양제로 이용해왔다. 중국에서는 주로 녹용정을 상하지 않게 환약이나 산제에 그대로 분말로 사용하고 있기 때문에 보혈, 보양은 물론 호르몬작용에 다양한 병에 이용을 할 수 있으나, 우리나라에서는 대개 탕제에만 넣어 쓰기 때문에 효능에 있어서 보혈이외의 다양한 효능을 기대할 수 없다고 이해된다. 특히 녹용은 녹용정(鹿茸

精)이 상하지 않도록하여 건조방법에 따라 숙혈(熟血)은 생건혈(生乾血)에 비하여 효능과 가격이 반으로 떨어진다. 특히 옛날에는 야생녹용을 6~7월에 습도 온도가 높아 상하기 쉬우므로 머리부위 일부를 같이 채취하여 열탕(熱湯)에 1~2초 잠깐 담갔다가 꺼내서 나무가지에 매달고 미약한 불에 다시 쬐여 말린다. 그러나 열탕에 오래 담가 숙혈이 되면 녹용값은 반으로 떨어진다. 요즘은 양육한 사슴의 녹용을 채취하여 선기히터나 냉선법을 사용하여 말린녹용을 탕약에 배합하여 쓴다. 그러나 생녹용을 한약과 같이 배합하여 끓이는것은 녹용정이 상하고 털은 진균이나 노린냄새가 날 뿐아니라 분해되지않는 물질이 인체내에 또다른 병변을 일으킬 가능성이 있으므로 사용하지않는 것이 좋다.

앞으로 임상응용에 있어서 새로운 질환에 응용하는 방법도 넓혀나가는 것이 필요하겠지만 과잉진료나 남용은 금하는 것이 좋다고 생각된다.

요즘 사슴판매업자중에는 홈쇼핑채널을 통하여 좋다는 한약은 모두 녹용과 같이 넣고 끓여 1회용으로 만들어 의학적 검증없이 판매하고 있다. 한방처방을 쓸때는 약물 각각의 성미(性味)즉 한·열·온·냉(寒·熱·溫·冷)이나 배합에 의한 효능 상호간의 관계를 본초학적인 내용으로 검토되고 복용자의 병의 원인이나 증상, 체질에 맞게 투여하지않고 남용한다면 인체에 대하여 독성이나 면역기전에 많은 문제점이 발생될 것으로 예상된다.

3. 사향노루의 사향낭은 볼 수 없는가

　천연기념물로 지정된 사향노루는 요즘에는 멸종되어 거의 볼 수 없을뿐 아니라, 잡을 수도 없다. 그러나 본초학을 가르치면서 예로부터 귀한 약재인 사향낭이나 사향노루를 보고싶어 여러 본초책이나 동물사전에서 찾아보았다. 그러나 가까이서 확실하게 찍은 사향노루를 볼 수 없을뿐만 아니라, 사향낭이 붙어있는 부위를 볼수도 없어 안타까웠다. 1975년경 MBC에서 연천 비무장지대에 살던 사향노루를 멀리서 촬영한 내용을 방영한적이 있다. 그후 더욱 보고싶은 나날을 보내던 중, 어느날 종로 3가를 걷다가 새나 동물을 박제하는 어느 상점에서 처음 보는 노루 종류를 발견하여 주인에게 자세히 물어보니 사향노루 암놈인데, 박제를 하려

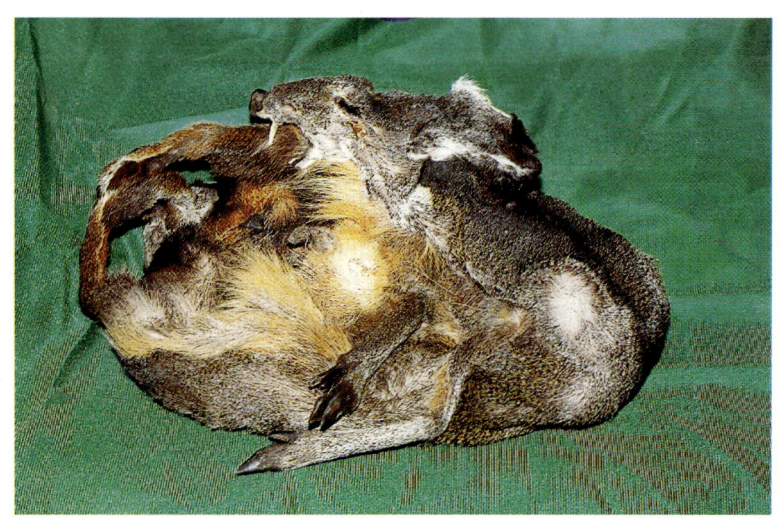

사향노루 가죽

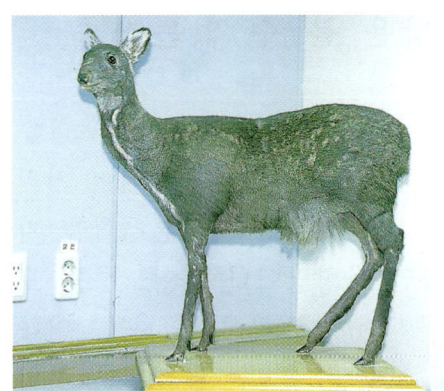

사향노루(모란시장)

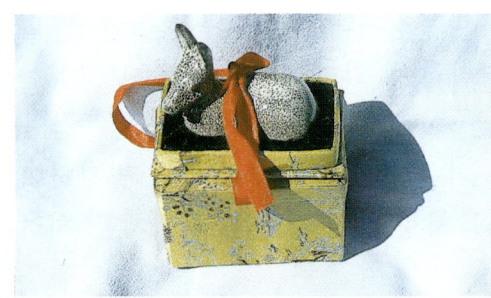

인공사향제품(중국)

고 갖다 놓았다고 했다. 나는 숫놈의 모습이 더욱 궁금하던 차에 어느 날 KBS '6시 내 고향'에 장뇌삼을 방영하기 위하여 H 선생님과 같이 장뇌삼을 심어 놓은 증산면 황점리로 갔다. 그때 차안에서 사향노루 이야기가 나왔는데, 자기가 환경청에 근무할 때 어느 밀렵꾼이 놓고간 사향노루가 박제되지 않은 채로 있으니 다음에 보여주겠다고하여 뒤에 찾아갔다. 사향노루를 눈앞에 놓고 보는것이 꿈만 같아 표피를 만져보고, 유난히 밖으로 뻗은 송곳니, 뽀족한 발굽, 사향낭을 만져보면서 36컷 필름 1통을 다 찍었다. 그러나, 살아있는 모습을 보고싶었는데, 마침 김재길 교수가 북경동물원에서 보았다고하여 1998년 여름, 7월 28일 그곳에 찾아갔으나 유난히 스트레스에 약한 사향노루는 이미 죽고없었다. 나는 다시 사천성에 약 1,000마리를 사육하고 있다는 정보를 여행사로부터 입수하고, 2000년 7월 중국의 약재시장과 사천지역 사향노루 사육지를 안내인을 대동하고 찾아갔다. 그러나 사향노루 사육

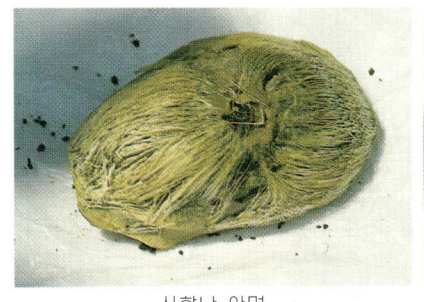 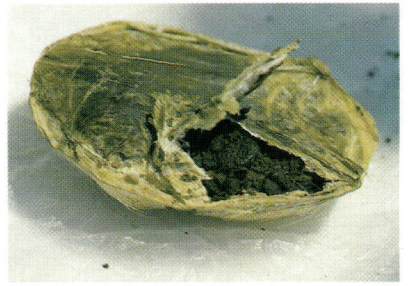

사향낭 앞면 　　　　　　　사향낭 뒷면

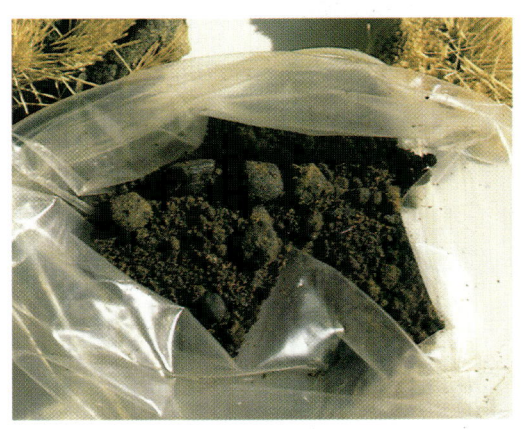

뱁씨(當門子)

연구소 책임자가 하는 말이 볼수는 있으나 사진을 찍는 것은 안된다고 철저하게 거절하였다. 그배경 뒤에는 사향노루를 사육하여 사향낭에서 사향을 채취하는 것이 세계 동물보호법의 학대죄에 걸려서인지 사진을 찍지못하게 하였다. 또한 2001년 5월경 KBS 9시 뉴스에서는 야생동물을 파는 성남 모란시장에서 밀매자를 급습하는 과정을 보여주었는데, 사향노루 숫놈을 냉장고에 저장한 것이었다. 그래서 내가 아는 인척 기자를 시켜 확인한 결과, 사향노루는 환경청 동물 연구소에 예치 보관하게 되어 있고, 사진을 찍으려면 재판이 다 끝나야 가능하다고하여 기다렸다. 그러나 소식이 없어 마음에 항상 아쉬움을 갖고 있었으나 일전 찾아가 박제를 한 어린 사향노루는 송곳니와 사향이 없는 무의미한 사진 한 장을 찍을 수

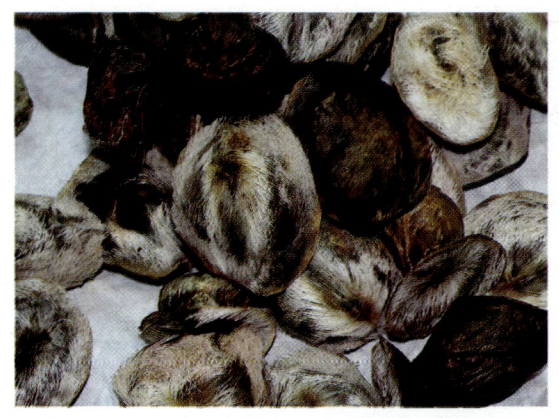
가짜사향낭(소련)

있었다. 우리나라에는 사슴과에 속하는 노루가 3종류가 있다. 즉 노루(獐), 보노루(牙獐), 고라니, 사향노루(麝香獐)이다. 노루는 누구나 자주 보게되어 잘알고 있지만, 고라니의 숫놈은 사향노루와 같이 송곳니가 주둥이 밖으로 길게 나와 있고 꼬리는 짧다. 피모의 색깔은 계절에 따라서 변하지만 흑갈색을 띠며 가까이서 보면 얼굴과 눈모양이 그렇게 예뻐 보일수가 없다. 그러나, 사향노루는 몸집이 고라니보다도 작고 피부가 간장색을 띠며 불규칙한 흰점이 몸전체에 수놓아져 있는것처럼 보인다. 서식지는, 조선시대에는 전국각지에 분포되어 있었고, 1930년대까지 경기도 연천이나 지리산에서 발견되었다. 특히 고라니의 피는 사냥꾼들에게 녹혈(鹿血, 사슴피)의 대용으로 많이 복용되었고, 고기는 노루처럼 노린내도 나지 않고 맛이 연하여 산짐승중에서 으뜸으로 취급되며, 신경통에 특효약으로 이용되었다.

그러나, 사향노루는 고기의 색깔도 말고기와 같이 검붉고, 피나 살갗에서도 사향냄새와 노린내가 풍겨 녹혈과 고기는 먹지 않는다. 번식기에는 냄새가 더욱 심하다.

사향노루의 수놈 배꼽과 성기사이에 사향낭이 붙어 있는데, 여기서는 발정기에 암놈을 유인하는 사향선에 분비물이 많이 고인 약간 축축한 자갈색의 팥고물같은 분말이 굳어진 강력한 암모니아성 냄새가 풍기는 지질덩어리가 있다. 이 덩어리는 표피털에 싸여 있다. 이를 사향낭이라고 하며, 그 속에는 딱딱한 알갱이로 존재하는것이 있는데 이를 뱁씨(當門子)라고 한다.

최근에는 사향노루를 사육하여 겨울에서 봄까지 특히 발정기에 많이 분비되는 사향선의 분비액을 몇회에 걸쳐 사향낭안을 수저로 후벼서 채취하는데 1회에 약 10~50g씩 긁어낸다. 이것은 사향(麝香) 분말상태로 말려쓰고 있다.

중국에서는 사천성, 티벳 등 경치 좋은 네 곳에 1000마리를 사육하여 사향자원을 확보하고 있는 것을 볼 때 우리나라 동물연구기관도 단속에만 그치지말고 중국과 같이 사육번식시키는 양육연구가 필요하다고 생각된다.

사향고양이도 생식기와 항문사이에 사향주머니가 있어 고약한 냄새를 풍기는데 사향고양이에서 채취한 것을 영묘향(靈猫香)이라고 하여 부족한 사향 대용으로 각광을 받고 있다. 또한 에스키모들이 월동기간에 잡아 주식으로 먹는 사향소도 교미기간에는 숫놈의 안하선(眼下腺)에서는 강렬한 냄새가 풍기는 분비물이 많이 나와 100m 정도까지 냄새가 풍긴다. 이와 유사한 해리향(海狸香), musk seed, 사향쥐 등이 있다. 우리나라에서 산출된것을 토사향(土麝香), 상사향(常麝香)이라고 하고 중국에서 수입된것을 당사향(唐麝香)이라고 한다. 품질에 있어서는 일반적으로 티베트 고원지대에서 생산하는 운남사향이 상품이고, 시베리아 사향은 하품으로써 보사향이라고 하는데 오줌 지린내가 나서 품질이 떨어진다.

특히, 티베트나 고원지대에서 잡는 사향은 국내산에 비하여 사향낭에 불순물이 없고 팥고물 상태인 양질의 사향으로 국제시장에서는 향수 등에 이용되는 고가약이나 국내에서는 가짜 또는 하품으로 인정하여 수입되지않고 있다.

사향은 품질에 따라서 약간의 냄새의 차이가 있다. 사향을 코에 직접 대고 냄새를 맡아보면 고약한 취기(臭氣)가 있다. 그중에서도 러시아산은 오줌냄새와 암모니아 냄새가 있어 하품으로 취급되고 있다. 그러나, 이러한 악취가 나는 사향을 화학적으로 몇백배로 희석하면 식물성 향료보다 나은 감미로운 향수가 된다.

사향의 향취(香臭)의 주성분은 muscone($C_{16}H_{30}O$)이며, 이것은 알콜에 녹는 무색의 기름같은 액체(麝香精, 사향정)이다. 사향은 원칙적으로 주성분이 muscone이 0.5~2%이상일 때 진품으로 인정되며, 관능적 판별은 형태, 색깔, 촉감, 맛, 향기 등의 조건이 된다.

옛날에는 사향을 약으로 쓸 때 마늘(大蒜, 대산)과 비교하여 진위를 판별했는데, 실에다 마늘즙을 바르고 다시 사향분말을 발랐을때, 마늘냄새가 나지 않으면 진품으로 감정하기도 하였다. 요즈음은 인공제품이나 유사품이 많아 품질 판별이 매우 어렵다.

그외에도 사향의 분말을 늘리기 위해 옛날에는 복중(伏中)에 건조된 혈액이나 사향고양이(靈猫香), 고래송진(龍涎), 사향쥐(香鼠), 말굽버섯(馬勃), 썩은 목향(木香), 검은 개미(黑蟻), 정향(丁香), 살모사(蛇, 복사), 녹태(鹿胎), 된장이나 당목향(唐木香), 신이(辛夷) 등을 혼합하고 또한 흙이나 모래들을 넣어 둔갑시키는 경우가 있는데, 불에 태워

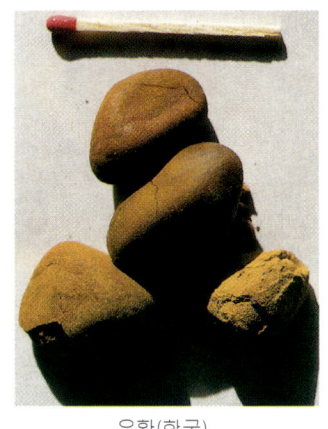

우황(한국)

서 악취가 나면 변조품으로 인정하는 경우도 있다.

사향이나 웅담, 우황은 모두 동물성 귀중약으로, 기미(氣味)가 다르고 쓰는 용도도 각각 다르다. 사향은 기미(氣味)가 신·온(辛·溫)한 약이지만, 웅담(熊膽)이나 우황(牛黃)은 기미(氣味)가 한랭(寒冷)하고 맛도 쓰거나 달다. 일반적으로 사향은 흥분(興奮), 강심(强心), 진경(鎭驚), 진정(鎭靜), 배농해독약(排膿解毒藥)으로써 신혼섬어(神昏譫語)에 이용하며, 특히 소아의 경간(驚癎), 신경쇠약, 심복통(心腹痛), 타박 손상 등의 위급한 증상에 이용할 수 있는 특효약이다. 배합하는 약물에 따라 효능이 달라질 수 있지만 사향은 신·온(辛·溫)한 약으로서 통규(通竅)하는 약리 작용에 이용한다. 대표적으로 배합된 사향소합원(麝香蘇合元)은 모든 한증(寒證)으로 발생하는 의식 장애를 일으키는 기절 증상에 개규(開竅), 온리거한(溫裏祛寒)하는 효능을 가지고 있다.

그러나 웅담은 고한(苦寒)한 약으로서, 어혈을 치료하는 특수약이다. 특히 교통사고에 의한 내출혈(內出血)이나 뇌막염 초기 발생시에 즉시 사용하면 빠른 효과를 나타낸다.

우황은 감·랭(甘·冷)하여 중풍 초기에 맥이 빠르고 몸이 덥고 입에 담연(痰涎)이 많은 열증(熱症)시 우황청심환(牛黃淸心丸)에 배합하여 열폐(熱閉)증상을 치료한다.

이때에 반대로 신·온(辛·溫)한 사향소합원을 쓰면 부작용을 나타낼 수 있다. 그러나, 소아가 감기중에 소화장애가 있거나 급체하여 몸이 차거나 한성으로 발생한 경간(驚癎)에는 사향소합원이 적용될 수 있다.

또한 강심흥분시켜 성적 자극을 주려고 할 때나, 스트레스가 많이 쌓여 피로할 때 공진단(拱振丹)이란 약을 쓴다. 녹용, 당귀, 산수유, 사향을 기본으로 하고 인삼이나 숙지황을 배합하여 오자대(梧子大)크기로 환을 만들어 체질과 증상에 따라 적당량을 복용하면 신경쇠약이나 갱년기 장애로 인한 성욕감퇴에 회춘약으로 이용한다. 그러나 고혈압이나 다혈질의 열이 있는 체질에 성욕감퇴를 치료하기 위하여 공진단(拱振丹)을 쓰면 오히려 부작용이 발생할 수 있다.

결혼 첫날, 신랑 신부가 성교중에 흥분하여 남자들이 가끔 여인의 배위에서 복상사를 일으키는 경우가 있다. 이런 일이 발생하면 여자들이 약낭을 준비하여 그속에 사향과 침을 지니고있다가 침을 놓고 사향향기를 코에 대고 냄새를 맡게하여 소생시키기도 했다.

4. 웅담(熊膽)은 어디에 쓰는 약인가

곰은 단군신화에 나오는 인간과 친근한 동물이다. 내가 어린 시절에 어른들이 들려준 이야기이다. 새끼들이 가재를 먹을수 있도록 어미곰이 강가에서 큰돌을 들고있을 때 사람이 이것을 발견하고 갑짜기 너 이놈하고 소리를 지르면 어미곰이 놀라 들고있던 바위돌을 떨어뜨려서 결국 새끼곰이 깔려죽는다고 한다. 이때 곰이 사람을 발견하고 쫓아오는데, 뛰지말고 죽은척하고 엎드려있으면 그냥 지나가지만, 자빠져있으면 얼굴이나 손등을 혀로 핥아 코가 없어지고 손등의 껍질이 벗겨진다고 했다. 그런 얘기를 들으면, 옛날에는 곰의 피해를 당하는 경우가 자주 있었던 모양이다. 1868년에 황도연(黃道淵)이 저술한 의종손익(醫宗損益)에도 곰의 공격을 받아 상처난데는 칡뿌리를 진하게 달여 상처를 씻고 즙을 먹고나서 칡뿌리를 짓찧어 붙이거나 생밤을 짓찧어 환부에 붙인다고 되어 있다.

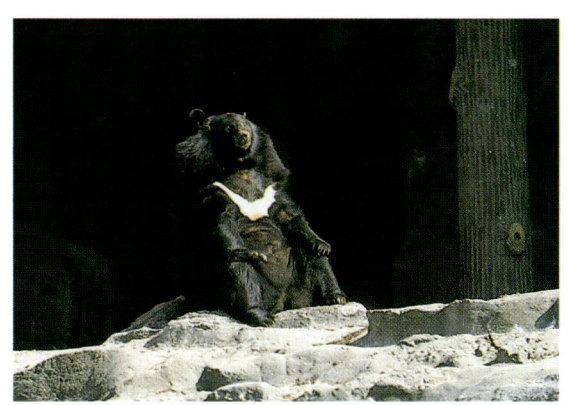
반달곰

그런데, 1950년 어느날 서울 방산시장을 구경하며 지나가는데 시골에서 올라온 턱수염을 기른 할아버지가 지게를 세워놓고, 그 위에 앞가슴에

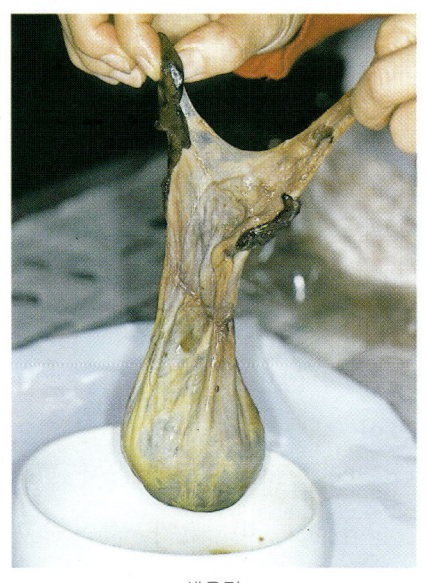
생웅담

V자가 선명한 반달곰 한 마리를 매어놓고 구매자를 기다리고 있는것을 직접 본적이 있다. 그후 골목이나 대로변에 약장사들이 사람들을 모아놓고 진짜웅담이라고 하면서 물에 먼지를 넣고 다시 웅담을 조금 떼어넣으면 물위를 뱅뱅 돌면서 먼지가 걷히는 신기한 장면을 여러사람들에게 보여주고 이것이 진품웅담이라고 하면서 정력은 물론 신경통, 관절염, 당뇨병, 암 등에 좋다면서 비싸게 파는 것을 보았다.

  그후 본초학을 전공하면서 곰에 대해서 좀더 자세히 알기 위해서 곰을 사육하고있는 대공원에 가서 붉은곰, 반달곰, 흑곰, 흰곰 등 다양한 종류를 관찰했다. 그런데 이 웅담이 어떻게 생겼는지 궁금하던차에 협회장을 했던 최모 원장이 알래스카에서 보내온 내장에 웅담이 붙어있는것을 보여주

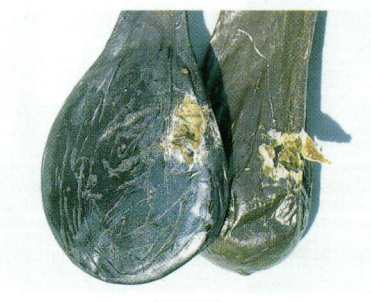
웅담(중)

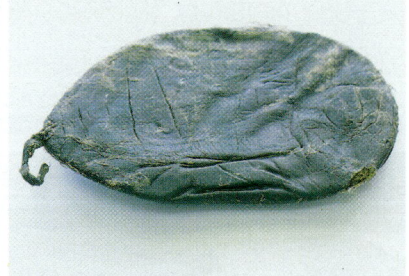
웅담(대)

어서 냉동한 웅담을 볼수 있었다. 그후 형님 친구분이 한국에서 웅담이 귀하고 또 좋아한다고하여 미국에 살면서 사냥허가를 받아 잡은 곰의 쓸개를 냉동시켜 들여온 것을 직접 만져보고 속을 확인하고 맛도 보았다. 그러나 웅담 속에는 크리스티세르코시스와 트리키넬라속선모충이 있고, 그대로 말리면 잘 마르지 않아 썩는 경우가 많기 때문에 끓는 물에 약 10분간 데친후 통풍이 잘되고 햇빛이 잘 쪼이는 곳에 매달아 건조시킨다.

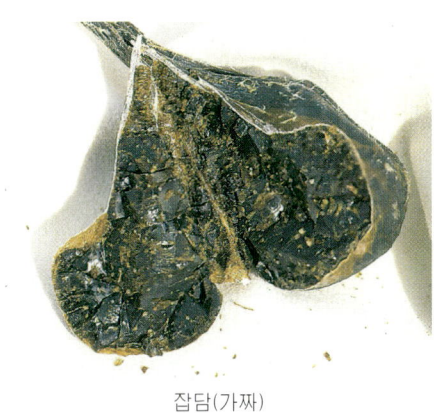

잡담(가짜)

웅담은 계절에 따라 색깔이 달라지는데, 여름에는 풀색을 많이 띠고, 겨울에는 검은색을 많이 띤다. 대체로 여름보다는 겨울에 채취한 웅담이 품질이 좋다. 또한 곰의 종류와 나이에 따라 크기와 품질에 차이가 있다. 우리 나라에서는 맹금류에 속하는 동물이나 새를 사육하여 외국에 수출하는 조건으로 곰을 사육하는 농가가 늘어나고 있다. 간혹 말레이시아, 보루네오 등에서 나무를 벌목하다가 가끔 곰을 잡아 반입하는 경우도 있고 쓸개를 갖고 오는 경우도 있다. 또한 중국에서 산에서 잡거나 사육한 곰의 쓸개를 채취해 말린 후 인정서를 붙여 외국으로 수출하는 것이 우리 나라에도 들어오는 경우가 있는데 대개 40g정도의 것을 30~50만원 정도에 살 수 있다.

1981년 6월 1일 광주에서 소동을 벌이다가 사살된 반달곰이 수원 외곽 과수원에서 공매에 부쳐져 간장약 전문 제약회사와 한약재상인들이 경쟁하여 1600만원의 고가로 팔린적이 있다. 이당시 금액으로는 대단한 금액이었다. 아직도 토종 곰쓸개는 지금도 한개에 1억원에 팔수 있다고 생각한 일부 사육업자들이 사육하고있는 곰이 새끼를 낳으면 당국에 신고하지 않고 키워서 산에 놓아주고 구매할 사람을 대동하여 자연산을 잡은 것처럼 속여 고가로 판매하는 경우가 있는 모양이다.

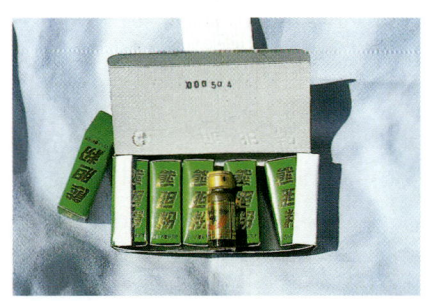

인공웅담제품(중국)

2001년 9월 옥천 야산에서도 곰을 발견하였다고 하여 신문, 방송에 대서특필되고 환경청에서도 조사에 나섰는데, 사육한 곰일 가능성이 크다고 발표하였다.

이와 같이 곰의 쓸개가 희귀하고 고가에 팔리다보니 중국에서는 곰의 쓸개에 고무호스를 연결하고 사탕이나 음식물을 먹게하여 쓸개즙이 많이 흘러나올 때 이것을 병에 받아 생으로 수요자에게 팔거나 또는 말려서 상품으로 판매하는 경우가 있었다한다. 우리나라에서도 이것을 모방하여 먹는 회원을 모집하고 백화점을 통하여 유통시킨 적이 있는데, 이 문제가 방송에 보도되어 그들을 동물학대죄로 처벌시킨 적이 있다. 일반인들은 곰쓸개를 정력제, 당뇨병이나 신경통, 암 등 만병통치약으로 생각하고 있으나, 웅담은 맛이 쓰고, 찬 약이기 때문에 열을 내리고 염증을 가라앉히고, 어혈을 풀어주고 진정시키는 작용이 우수한 약으로 옛날부터 낙마, 타박상에 의한 어혈, 특히 뇌막염에 의한 고열이나 구토가 있을 때 뇌염을 치료하는데 유효한 약이며, 요즘과 같이 자동차교통사고에 의한 어혈성염증이 있는데 특히 필요한 약으로 사고 후 1~2일 안에 사고환자에게 복용시키면 어혈을 풀고 염증을 다스릴수 있다. 그러나 사고 몇 달후, 몇년이 지나서 후유증으로 날이 흐리거나 몸이 약할 때 나타나는 통증이나 마비에 쓰는 경우는 효과가 없다.

　본초학을 전공하다보니 주위에서 웅담, 산삼, 사향 등 귀중한 약에 대한 문의가 많이 들어온다. 언젠가 경주지역 외과병원 원장이 부모가 위암에 걸려 치료해보고자 웅담을 구했으니 진품을 가려달라고 부탁을 한 적이 있다. 붉은 큰곰의 웅담은 진짜였지만 말기위암환자에게 어느정도 효과가 있었는지는 의문이다. 웅담의 효과는 필요한 사람에게 올바르게 쓸 때에만 가치가 있지않을까 생각한다. 웅담은 그속에 타우로우루소데속시콜린산(tauro-ursodexoxycholic acid)이 약 20%와 타우로콜린산을 함유하고 있을 때 진품이며, 실험적으로 색층판별법을 이용한 12단계 실험으로 확인할수 있으며, 전문가는 형태, 맛을 보고도 대개 진위여부를 가릴수 있다. 웅담은 일반적으로 1~2g을 따뜻한 물이나 정종술에 타서 하루 2~3회 복용한다.

5. 천마(天麻)

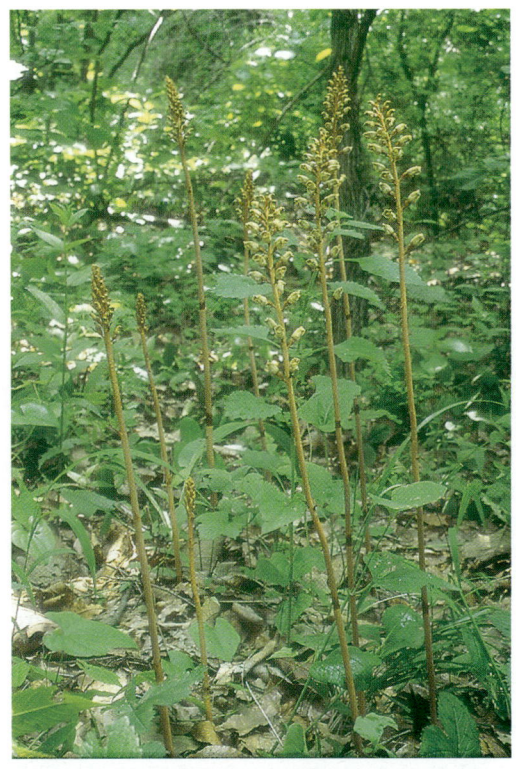

홍천마 - 〈오병훈〉

내가 처음 개원하였던 1967년때만 하여도 천마의 실물은 보지도 못하고 가격도 비싸 한 개를 쪼개 한냥 정도씩 사서 중풍에 사용하는 천마환(天麻丸)이나 담궐(痰厥), 현훈(眩暈)에 사용하는 반하백출천마탕(半夏白朮天麻湯)에 넣어 쓰는 정도였다.

경상북도 영양군 석보면에 천마재배로 성공한 유성길씨는 6·25이후 광산업에 실패한후 폐인이 되어 이곳에 정착하여 농토를 개간하던중 온식구가 영양실조에 걸려 굶주린끝에 산을 헤매다가 칡넝쿨속에 콩나물처럼 솟아서 자라고있는 천마를 발견하였다. 팔뚝만한것을 두가마니나 캐서 서울에 팔러갔는데, 약재상들이 한 개에 1kg이나 되는 것은 자신들이 본 적도 없다고 믿지않아 팔기 힘들었다고 한다. 그래서 천마싹을 갖고가 보여주면서 팔았는데 1969년

서울의 집한채 값이 백만원쯤 했는데, 한근에 10만원씩 받아 후일 천마 재배에 투자하여 성공하게된 계기가 되었다고 한다.

그런데, 천마란 이름은 매우 재미가 있다. 초목춘추(草木春秋)에 是天使其然 此物天錫 爲仙人行迹 失掉纏足之麻 故謂天麻라고 쓰여있다. 즉, 천(天)이란 옛날 선인(仙人)들이 하늘에서 보내준 선물이란 뜻이고, 마(麻)란 선인(仙人)이 버선을 신고 적선을 하다가 하늘로 올라갈때 잊어버리고 남긴 대마로 짠 버선이라는 뜻이다. 옛날 중국의 한족은 전족(纏足)이라고 하여 여아들이 보통 4~5세쯤 될때 삼베로 짠 천을 발에 감아 자라지못하게하여 커서 걸어갈 때 엉덩이를 흔들며 잘 뛰지 못하고 아장아장 걷게하였다. 이것을 현대인들은 섹시하게 보이기위해서 만들어낸 관습이라고 하기도 하고 또는 여자가 귀하여 달아나지 못하게 하기 위해 만들었다고 하

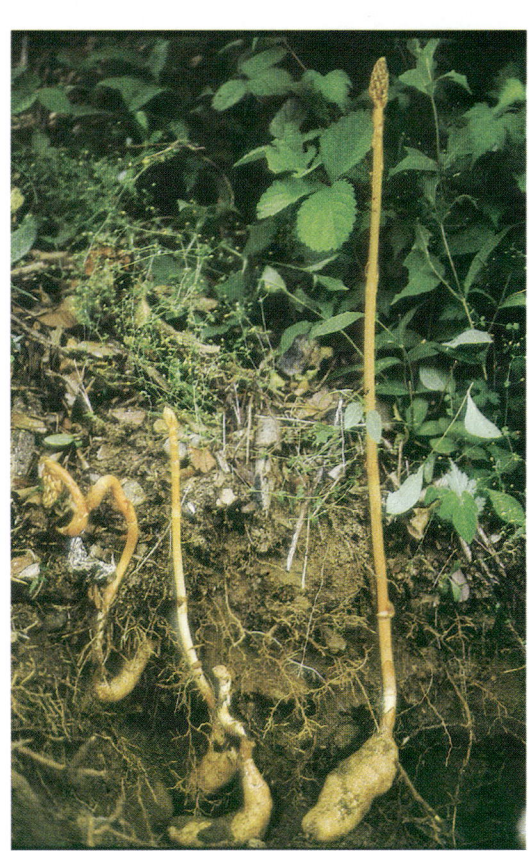

홍천마 근경

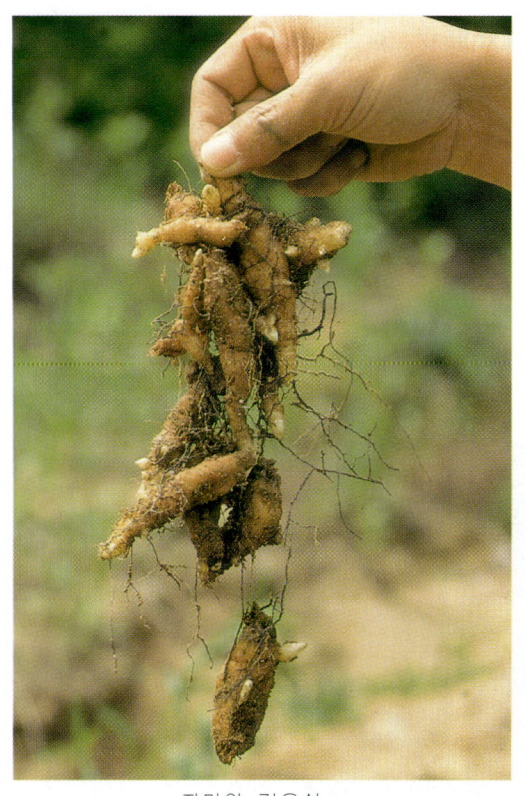
자마와 검은실

기도한다. 하여튼 발에 베천으로 감아놓고 발을 뺀 버선모양이 마치 천마의 모양과 같다는 뜻이다.

그런데, 이 약은 몹시 구린내가 나고 먹으면 조금 맵고 아린 조(燥)한 맛이 난다. 그래서 옛사람들은 겉껍질을 벗기고 감자처럼 삶아쪄서 꿀을 발라 간식으로 먹거나 또는 햇볕에 말려 약용으로 쓴다. 이약은 뇌에 신경전달 물질이 함유된 gastrodin, gastrodioside, vanillylalcohol 성분이 있어서 뇌를 보호하고 진정·진통시키는 효과가 있는 특수약이다. 그래서 이약은 중풍마비후유증에 쓰는 천마환에 들어가며, 소아의 담궐, 경련에 더없이 좋은약이다. 앞으로 치매나 교통사고 후유증에도 이용가치가 높은약이다.

내가 개업을 하고있을때 어느날 허모씨가 아들을 데리고 서울대학병원에 뇌수술을 하러가는 길에 나에게 한번 물어보고가겠다고 들렀다. 사연인즉, 항상 눈을 깜박거리고 자다가도 잘놀래는 경우가 발생하여 서울대학병원에서 2~3차

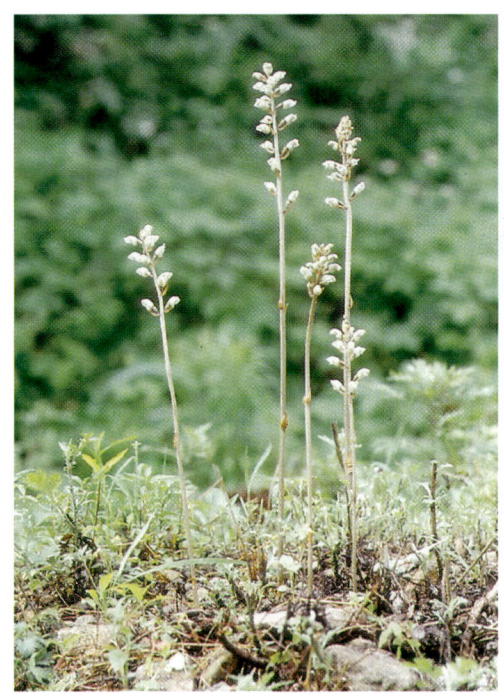
흰애기천마

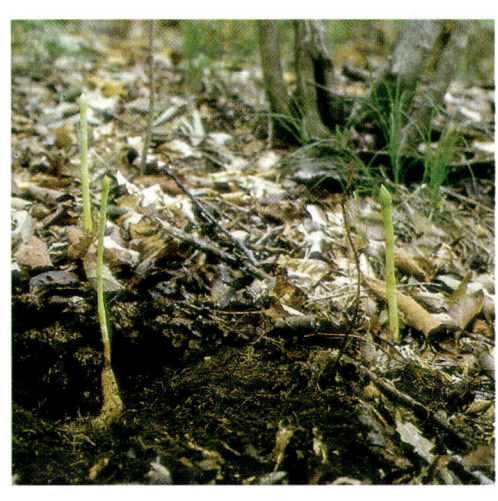
청천마

검진을 한 결과, 오늘 수술 날짜가 정해져서 가는 길에 염려가 되기도 하고 혹시 좋은 방법이 있지 않을까 해서 나에게 조언을 청하러 왔다는 것이다. 내가 평소 보기에 그의 아버님 체질이 예민하고 눈을 깜박거리는 경향이 있는 것 같은데 이 아이도 아버지가 어릴 때 습성과 비교하여 생각해 보라고 했더니 꼭 유사한 행동을 한다는 것이다. 내가 보기에는 아버지의 체질과 같은 증상이 나타나는 것으로 추측되니 뇌수술은 아무래도 후유증이 남게 되므로 한번 내 약을 써본 후 효능이 없을 때 서울대학병원에 가서 수술을 하도록 권하면서 이 아이가 감기나 피로할 때 그런 증

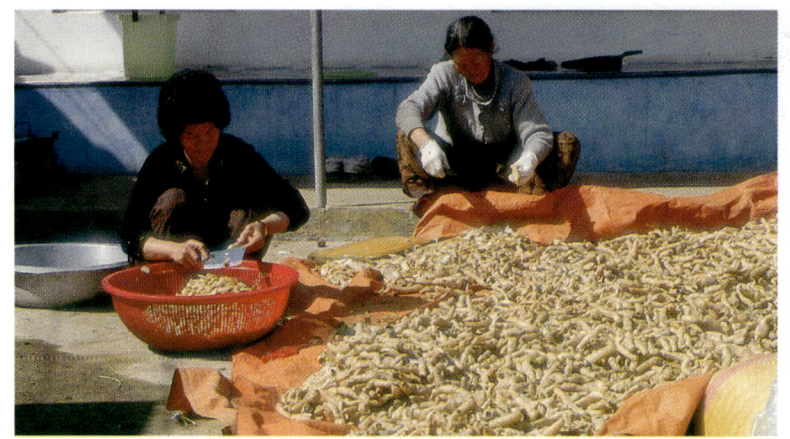

천마건조(재배)

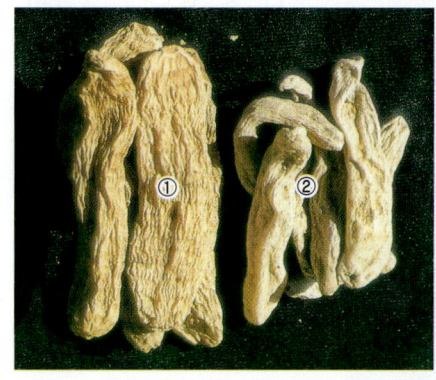

①자연산 ②재배산

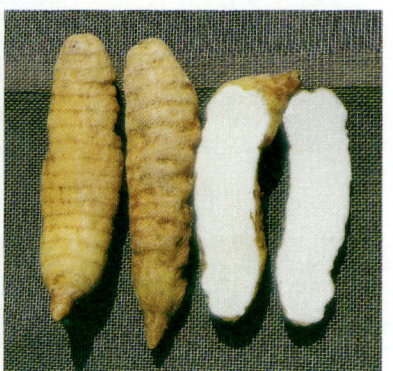

생천마(재배)

상이 심하지않느냐고 물어봤더니 맞다는 것이다. 소화기도 별로 좋지않아 반하백출천마탕을 10첩 지어주었더니 며칠 먹고 눈을 깜박거리고 놀래는 증상이 완화되고 잠도 잘잔 다는 것이다. 다시 한 제를 먹고 후유증도 없어 뇌수술을 하지않고도 그대로 잘지내게 되었다.

  천마는 신경전달물질이 있고 특히 뇌를 진정시키고 보호

하는 성분이 있을뿐 아니라 생즙을 내거나 술에 담가 신경통이나 관절염에도 이용할 수가 있다. 특히 생즙으로 복용할 때는 효력이 강하여 취해서 땅으로 꺼지는듯한 어지러운 현상 즉 현훈(眩暈)증상이 나타나거나 잠을 자는 경우도 있다.

천마는 우리 나라에서 자연산에만 의존했는데, 중국에서는 이미 1950년대에 재배방법을 개발하였다. 뽕나무 버섯균 중의 하나인 Armillaria 속의 tabescens 균주를 불에 찐 참나무(蒸熟)에 감염시키면 검은 실을 생성하여 밖으로 나와 자마(子麻)의 표피층에 내성균근(耐性菌根)을 형성하는데 검은 실은 참나무의 분해물질인 Lignin과 Cellulose의 흰 영양액을 자마(子麻) 표피층에 공급하여 이액을 먹고 천마가 성장한다.

우리나라에서 처음으로 1982년 이지열(李址烈)씨가 천마 재배법 개발에 성공한 이래로, 요즘은 지역마다 천마 재배에 성공하여 가격도 싸지고 응용범위도 넓어지고 있다. 중풍과 고혈압, 경련, 경간은 물론 신경통, 관절염, 좌골신경통, 반신불수, 교통사고, 치매에도 활용할 수 있는 매우 중요하고 귀중한 약이다.

우리나라에는 세 종류의 천마가 있는데, 내장산의 절 근처에는 흰애기천마가 자생하고, 대개 전국에 붉은 빛나는 홍천마(紅天麻)가 있으며 화천댐 근처에 푸른빛 나는 청천마(靑天麻)를 발견한 적이 있다. 이천마는 여름에 채취하면 뿌리의 영양상태가 빈약하여 약으로 이용하지 못한다. 가을에 성숙하고 근경에 자양분이 충실할 때 채취하여 거피(去皮)한 다음 고구마처럼 쪄서 햇빛에 말려 쓴다.

과민성 체질에 있어서는 가끔 발진이 생기고 조(燥)한 성질이 있어서 보음성이 있는 자윤(滋潤)한 성질이 있는 숙지황(熟地黃), 우슬(牛膝), 육종용(肉從容)같은 약을 배합하여 쓰는 것이 좋다.

6. 해삼(海蔘)과 팔진탕(八珍湯)

한의과대학을 갓 졸업하고 내가 자라난 회현동 중심가에 개업을 하였을 때 일이다. 안면이 있는 한 중년부인이 찾아와 갱년기이후에 몸이 허약하여 감기가 자주 오니 녹용을 넣고 보약 한 제를 지어달라는 것이다. 고심 끝에 부인의 허약증에 좋다는 가미팔진탕(加味八珍湯)에 녹용을 넣고 쓰는 것이 좋다고 여겨 팔물탕(八物湯)에 들어가는 약재인 인삼(人蔘), 백출(白朮), 백복령(白茯苓), 감초(甘草), 숙지황(熟地黃), 백작약(白芍藥), 천궁(川芎), 당귀(當歸)에 해삼(海蔘), 진피(陳皮), 사인(砂仁)을 넣고 녹용(鹿茸)털을 불에 태우고 유리로 깎은 후 술에 담가 썰어 햇빛에 말려 3.75g씩 20첩에 넣고 정성스럽게 지어보냈다. 며칠후 그 부인이 찾아와 자기는 매년 한의원에서 보약에 녹용을 넣고 한 제

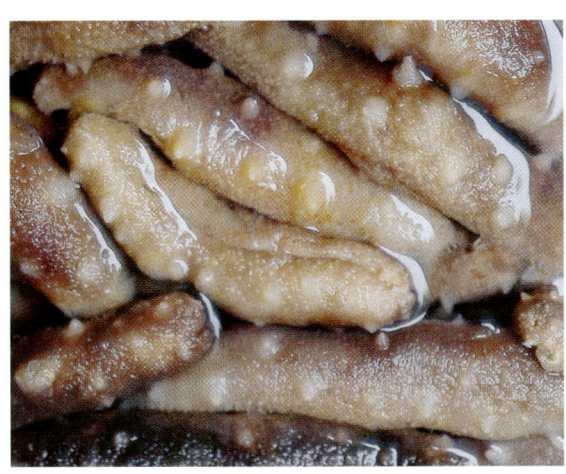

해삼물 담그기

씩 먹었는데, 이번처럼 짠 보약은 처음 먹어 봤다는 것이다. 환자가 보약에 소금을 넣지않는 이상 그렇게 짤 수가 없는데, 왜 이렇게 짠가를 여러가지 면에서 생각해보았다. 아무래도 해삼에

문제가 발생한 것 같아 우선 광화문에 있는 동기생인 송모 원장이 녹용과 해삼을 부인병에 잘 써서 알려진 터라 전화를 걸어 물어보았다. 그랬더니 해삼은 물에 담갔다가 말려 약한 불에 수치(修治)하여 쓴다고 하기에 나 자신이 잘못 사용한 것을 깨닫게 되었다.

이웃 중국 음식점 주인은 매우 박식한 사람인데, 마침 그가 찾아왔기에 해삼에 대해서 물어보니, 해삼은 바다에서 잡아 몸체가 끈적끈적하여 잘마르지 않고 잘썩는 성질이 있어, 끓는 소금물에 데쳐 햇빛이 강렬하게 쪼이는 모래사장에 던져놓으면 수축하면서 빨리 마르게 되는데 마른 해삼은 염분뿐 아니라 몸 구석구석에 모래를 흡착하여 말랐기 때문에 반드시 찬물에 일

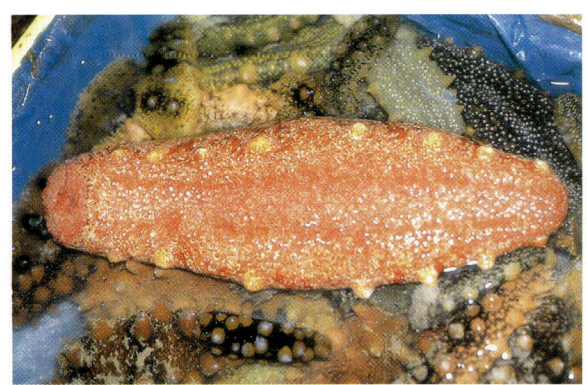

홍해삼

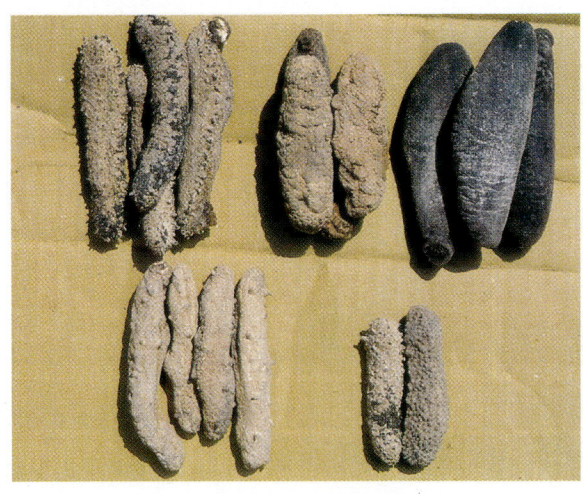

해삼의 종류

주일간 충분히 담가 물을 자주 갈아주면서 모래와 염분을 제거한 다음 다시 내장을 제거하고 말려서 후라이팬에 가볍게 볶아 한약에 넣어야 보약이 된다는 것이다. 특히 해삼은 날 것으로 쓸 때는 단백질이 2.5%정도이지만, 말려서 쓸 때는 33.5%정도로 증가하기 때문에 반드시 말려서 쓰게되어있다. 해삼은 종류가 다양한데, 크게 나누어 국내에서는 붉은해삼, 해삼, 흑해삼으로 나누고 그외에 짬뽕에 쓰는 멍텅구리해삼, 약에 쓰는 목해삼 등이 있다. 특히 일식집의 주방장에게 물어보면 회를 먹을 때 가장 좋은 해삼은 붉은해삼이며 그 다음이 해삼을 쓰고, 흑해삼은 하등품으로, 말려서 약으로 쓴다고 한다. 경주시장내 중국요리 재료상에 가면 해삼의 품질이나 종류가 다양한데, 필리핀, 대만 등에서 들어온 해삼은 우리나라 해삼보다 큰 종류가 많이 있다.

　이와 같이 해삼을 올바르게 쓰기 위해서 그동안 중국요리사나 일식집 주방장에게 물어보고, 중국요리 재료상에도 가보고, 경험있는 한의사에게도 자문을 구해 보는 등 많은 시간이 흐른 후 경륜이 쌓이면서 해삼을 한약에 쓰는 요령과 짠 이유를 알게되었다.

7. 갈대와 억새

 2001년 여름, 큰 억새풀을 보러 식물학계에 원로인 이영로 선생님, 전의식 선생님, 오병훈 선생, 송홍선 소장과 같이 추자도로 간적이 있다. 이곳에 도착하여 여러곳에 큰 억새풀을 찾아보았으나 찾지못하고 여관을 정해놓고 면사무소와 파출소에 연락하여 이곳 식물생태에 밝은 분이 있는가를 알아보았으나 없다고 하였다. 이튿날 아침 일찍 일어나 이지역에 밝은 봉고차 기사에게 차를 임대하여 섬을 한바퀴 돌아보는 중에 한 곳에 식물이 우거진 곳을 내가 발견하였다. 이곳은 공동묘지인데 오랫동안 벌초를 하지않고 방치하여 식물이 풍부하게 자란 곳으로, 한쪽에는 남오미자가 군락을 이루고 있었다. 우리는 이곳에 모여 기분좋게 잡담을 나누며 사진을 마음껏 찍었다.

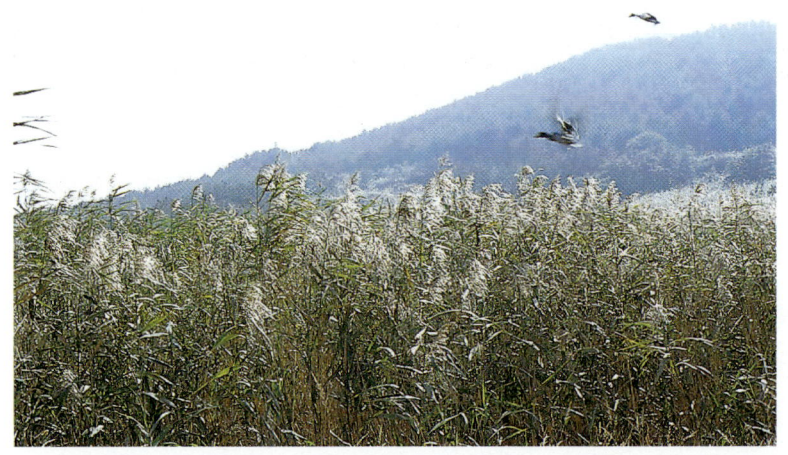

갈대숲

식물이 살아있는 여러곳을 찾아보고 돌아오면서 바닷가 근처에 도착하였는데 이곳에는 갈대숲이 장관을 이루고 있었다. 일행과 함께 나도 그속에 들어가 뿌리도 볼겸, 이곳 저곳 더듬고 있을 때 갈대 숲속에서 갑자기 후다닥 소리를 내며 오리떼가 물을 박차고 하늘로 비상하였다. 그 모습을 보고 나도 모르게 밖으로 뛰어나와 오리떼를 향해 사진을 몇 장 찍었다.

경주에서 멀지 않은 곳에 운문사가 있다. 이곳은 우리나라에서 비구니만이 수도하는 사찰로 유명하며 굽이굽이 흐르는 냇물이 또한 장관이다. 어느날 운문사를 돌아 제약산에 가면 약초가 많다는 이야기를 듣고 이곳저곳 찾아 약초 자생지를 돌아보았다. 여기서 좀더 산등성이를 올라서면 영남 알프스코스가 나타난다. 여기서 언양까지 산줄기에 올라서면 억새밭이 깔려있다. 여러 종류의 억새풀 중에서 참억새가 보이는데, 가을에 햇빛의 역광을 받아 바람에 휘날리

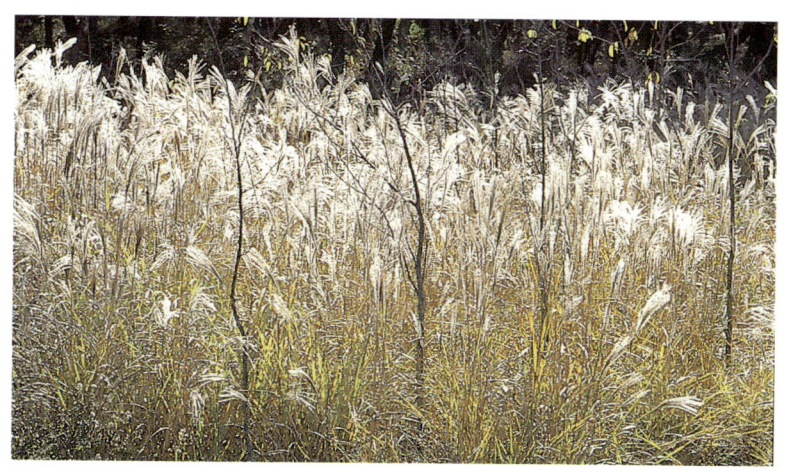

억새숲

는 모습은 황홀하여 사람의 마음을 흔들리게 한다. 이와 같이 우리들 생활 주변에 냇가나 들에서 항상 볼 수 있고 이용하는 식물이 갈대와 억새풀이다.

옛날노래 중에 갈대의 순정이나 여자의 마음은 갈대의 마음 또는 으악새 슬피우니란 가사를 가진 노래가 있다. 냇가의 갈대는 바람이 불 때 마다 흔들리는 모양이 마치 여자들이 상냥하고 애교스러워 보이는 것이 남자들이 보기에 마음이 흔들리기 쉽고 지조없는것처럼 보일지모른다.

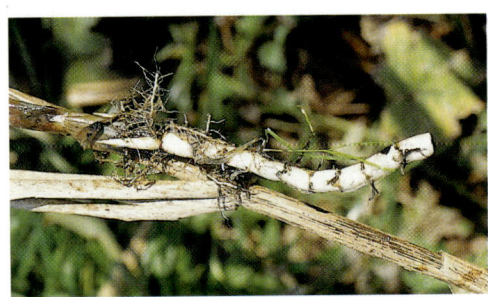
갈대뿌리

그러나 실제로 갈대뿌리는 서로 엉키고 마디마다 뿌리가 나서 어떤 식물보다도 뿌리가 튼튼하게 자라 사람들이 뽑으려고 해도 잘 뽑히지 않는다. 이 풀처럼 남이 보기에 여자는 겉으로 상냥하게 보일지는 몰라도 아기를 낳고 키우는 모성 때문에 속은 남자보다 좀 더 보수적이고 지조가 강한 면이 있다고 생각할 수 있다.

또한 초여름 목동들이 소를 끌고 들판에 나가면 맨 처음 소들이 가장 즐겨먹는 풀이 억새풀이다. 그러나, 여름을 지나 가을이 가까이오면 억새풀은 줄기가 딱딱해지고 잎은 칼날이 서면서 소들이 입을 대면 혀가 갈라지고 억세서 먹을수가 없다. 더욱이 가을이 되면 이삭이 피고 등성이에 찬 바람이 불면 억새와 억새의 잎과 줄기가 서로 엇갈려 스치면서 쉬악쉬악 소리가 난다. 이 소리가 바로 으악새가 슬피

우는 것처럼 들리는 것이다.

 부산 을숙도처럼 바다밀물이 올라올 때 낙동강 강물이 내려가 부딪쳐 역류수(逆流水)현상이 생기는 곳에 자생하는 갈대 뿌리만을 약용으로 쓴다. 갈대 뿌리가 항상 물에 잠겨 뿌리가 희고 야들야들 부드럽고 연약하기 때문에 이 뿌리를 노근(蘆根)이라고 하여 청열해독시키는 약으로 쓴다. 그러나 민물에서 자라면서 가끔 물이 말라 햇볕을 쪼여 갈색으로 변한 갈대뿌리는 독성이 있어 약으로 쓰지 않는다.

 한약에서는 갈대가 어릴 때는 가(葭)라 하고, 여름에 무성할 때는 노(蘆)라 하고, 가을에 줄기가 마르면 위(葦)라고 한다. 그러므로, 어릴 때는 열을 내리고 진액을 생기게 하고, 늙었을때는 폐의 농양을 제거하고 가슴의 열을 내린다. 특히 갈대의 근과 줄기, 엽을 구분하여 쓰는데, 근은 열을 내리고 진액을 생기게 하고 구토를 멎게 하며, 줄기는 폐의 농양을 치료하고 가슴의 열을 내린다. 엽은 토혈이나 비출혈을 멎게 하고, 갈대순은 특히 열병으로 인한 가슴의 열을 내리고 소변을 잘 나오게 하고, 갈대꽃은 코피나 여자의 자궁 출혈, 토사곽란(吐瀉霍亂)에 쓰고, 갈대의 껍질(蘆竹擇)은 낫이나 칼에 다친 창상(瘡相)에 새살이 나게 하고 상흔(傷痕)을 치료한다. 또한 억새 뿌리는 이뇨제로 사용한다. 이와 같이 한약은 같은 약초라도 채취하는 시기나 부위에 따라 달리 쓰는 특징이 있다.

8. 감초(甘草)의 부작용도 치료약이 된다

약방의 감초라하여 처방에 감초가 들어가지않는 것이 거의 없다. 그러나 감초도 약이기 때문에 부작용이 발생하지만 그 부작용을 반대로 치료에 이용하는 것이 한방의 지혜를 이용하는 방법이다.

일반적으로 감초는 단방으로 쓰거나, 또는 흑콩과 같이 끓여 해독제로 사용하기 때문에 부작용이 전혀 없는 약으로 누구나 이해하고있다. 본초학적으로 감초는 겉껍질이 붉은색을 띠며 속살은 황색으로 곤리(坤離＝황색과 붉은색)의 색을 갖추고있으며, 미(味)는 감(甘)하고 기(氣)는 평(平)하므로 무기(茂己＝十干의 중앙 즉 土) 즉 황토(黃土)의 기능을 갖고 모든 약을 조화시키므로 원노(元老)라고 한다. 일반적으로 모든 사기(邪氣)를 치료하기 때문에 왕도(王道)의 쓰임을 갖고있다. 감초는 금궁(金宮)인 폐의 해수(咳嗽)와 인통(咽痛)과 폐위(肺痿)를 치료하고 또한 비토(脾土)를 자윤(滋潤)시키므로 설사와 허열(虛熱)

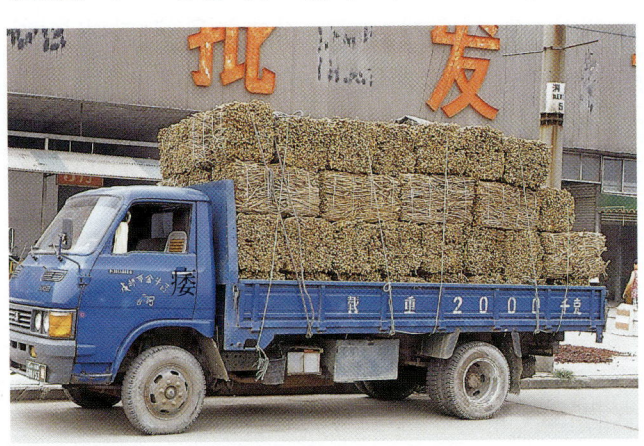

성도약재시장

과 기육(肌肉)의 통증을 치료한다. 그러므로 감초는 구토(九土=土質의 九種)의 정미로움을 갖는 토성(土性)을 갖고 있기 때문에 모든 독을 풀어 준다. 그러므로 감초는 열약(熱藥)과 같이 쓰면 그 열을 완화시키고 한(寒)한 약과 같이 배합하면 그 한(寒)을 수그러지게 한다. 또한 이중탕(理中湯)과 같이 더운약을 사용할때 약기운이 상부로 올라가 부작용이 나타나는것을 염려하여 감초를 넣고, 승기탕(承氣湯)과 같이 찬약을 쓸때 매우 빠르게 공하(攻下=설사)될까 염려하여 감초를 넣는다.

이와같이 감초는 모든약을 조화하고 독을 풀어주고 위를 보호하는 작용이 있기 때문에 보조약으로 사용하는 것이다. 그러나 감초는 종류도 다양하고 쓰는 분량이나 수치, 배합에 따라 효능과 작용이 다양하게 나타난다.

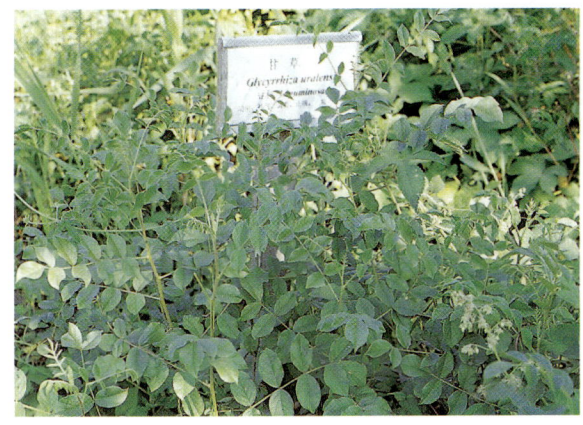

만감(G. Uralensis Fischer)

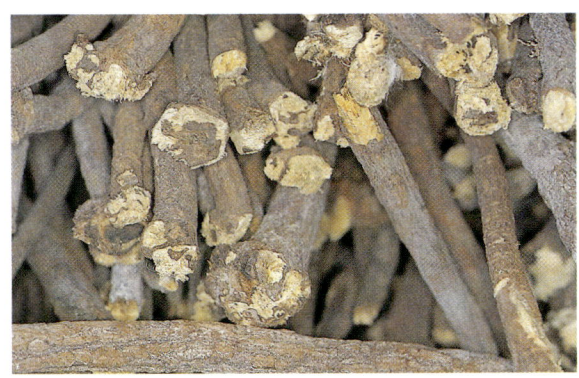

만감(일명 대가리감초)

감초는 콩과에 속하는 다년생 식물로서 서북감초(西北甘草), 동북감초(東北甘草), 신강감초(新疆甘草) 등 여러 종류가 있다. 우리나라는 자유당시절 중국의 감초가 적색국가의 약이라고 하여 들어오지 못하여 스페인산 미감초(美甘草)가

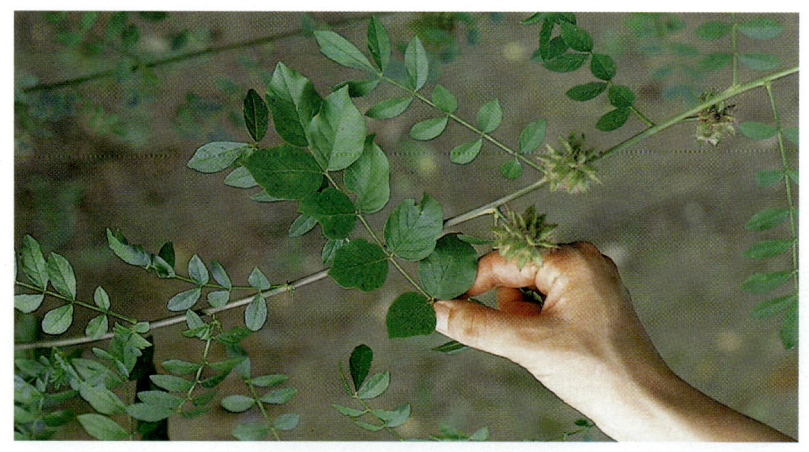
만감초잎(大)과 유롭감초잎(小)의 비교

많이 들어와 사용되었는데 이는 질이 딱딱하고 감미보다 고미가 강한 질이 낮은 감초였다. 그후 수입업자들이 수입산지를 바꾸어 중국산의 부드럽고 감미가 좋은 만감초(일명 동북감초, 끝부분에 머리가 있음)인 대가리 감초를 수입하여 특히 보약에 주로 사용하였다. 이 감초는 잎에도 당질이 많이 함유되어있어 다른 감초잎보다 점액성이 끈끈하게 나타난다. 그러나 이 감초의 주산지가 발각되면 벌금형이나 징역형을 받는 경우도 있었다.

요즈음에는 주로 유롭감초(Glycyrrhiza glabra Linne)가 많이 들어오고, 가끔 만감초(Glycyrrhiza uralensis Fischer)도 수입된다.

감초에 들어있는 주성분으로 Glycyrrhizine가 4~12%정도이

며, 설탕의 150배의 감미가 있으며 가수분해되면 Glycyrrhetic acid 와 Glucuronic acid 가 되며 이것은 간장유해물질과 결합하여 해독작용을 하며, Glycyrrhizine은 해독작용, 항알러지, 진경, 항궤양, 항염, 진해작용, 면역억제 등의 효과가 있다. 그러나 Glycyrrhizine은 40mg 이상을 장기간 사용할 때는 혈중 Na^+를 저류시켜 K^+를 배출케하여 하지부종, 혈압 상승등의 부작용을 낳는다. 또한 Glycyrrhizine 과 Glycyrrhetinic acid 와 더불어 그 염류는 현저하게 항이뇨작용을 가지고 있고 Glycyrrhetinic acid는 부신피질 호르몬양의 부작용이 있다. 그러므로 신장병이나 고혈압, 소변을 잘보지 못하는 경우, 감초를 장기간 또는 대량으로 복용하는것은 치명적인 부작용을 일으킬수 있다. 뿐만아니라, 감미는 장운동을 완화시켜 소화력을 약하게하여 식욕부진이나 복부팽만감을 일으킬 수 있다. 그러므로 수치하는 방법에 따라 생(生)으로 쓰면 청열해독시키는 작용이 있고, 자(炙)해서 쓰면 복만(腹滿)이나 항이뇨의 부작용을 제거되고 건비익기(健脾益氣)시키는 효능이 있으므로 보중익기탕(補中益氣湯)등에 사용한다. 특히 보조약으로 사용할 때는 2g이하를 사용하지만 피로회복이나 복통, 근육통에 사용할 때는 8~20g정도 다량 사용한다.

   그러나 감초는 소변을 잘나가지못하게하는 부작용을 역으로 이용할 수 있다. 소변을 자주보는 빈뇨증이나 소아의 야뇨증에 감초에 하엽(荷葉, 연잎)을 배합하여 쓰면 야뇨와 빈뇨를 치료하는 약이 된다. 모든 약은 부작용이 있기 마련인데, 이 부작용을 역으로 이용하거나 수치를 하여 제독하여 쓰는 것이 한약의 묘미인 것이다.

9. 후박나무와 조각자나무의 씨앗은 발아시킬수 없는가

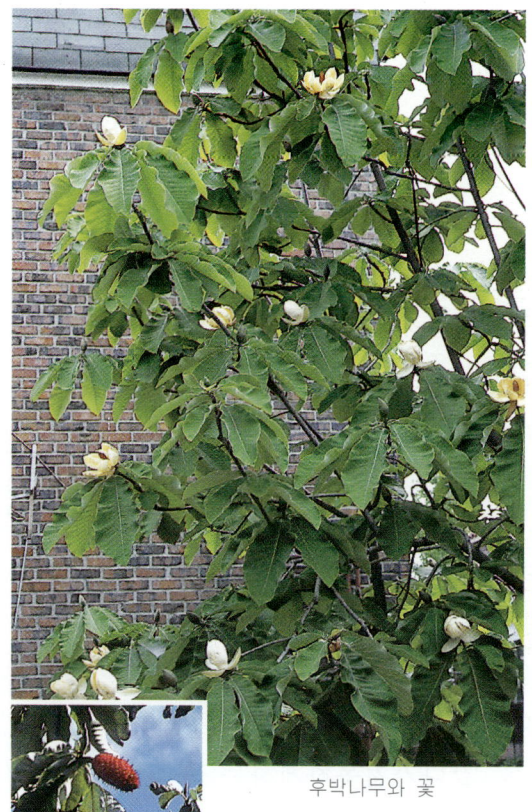

후박나무와 꽃

후박나무 열매

내가 사는집 길건너 앞집 마당옆에는 한여름이면 유난히 후박나무의 그윽한 향기가 바람에 날려 주위에 퍼지고 꽃도 탐스럽고 아름답게 핀다. 이때가 되면 나는 사진기를 들고 찾아 올라가 한참동안 감상하고 사진을 찍고 냄새를 맡고 돌아오면서 가을이 되면 꼭 씨를 받아 경주에 가져가 동국대 한의대 정문 옆 허준 동산에 심어 놓겠다고 다짐을 하곤 했다. 나는 매주 경주에 도착하였을 때 학교에 들어가면 본초밭과 허준 동산에 들러 내가 심어 놓은 나무는 잘자라고있는지 살펴보는 버릇이 생겼다. 언젠가 2회 졸업생이 기념수로 조각자나무를 심었는데 자라는 것을 살펴보니

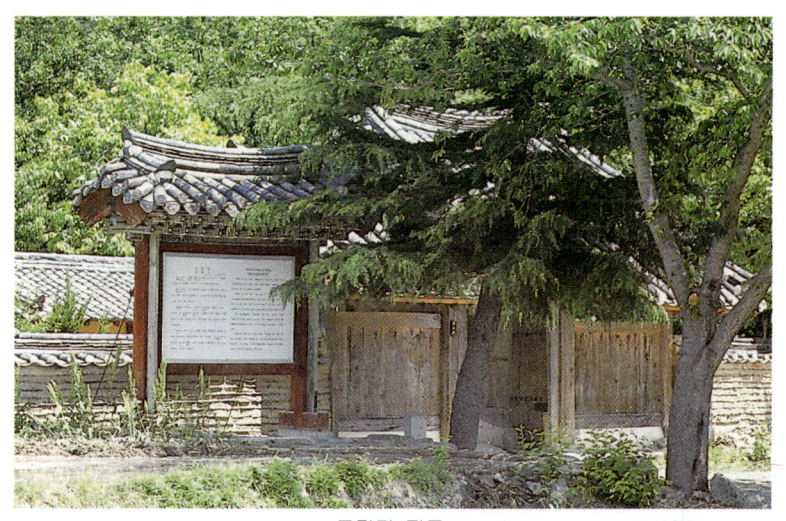
독락당 정문

조각자가 아닌 주엽나무인 것을 발견하고 학생들과 같이 옥산서원(玉山書院) 독락당(獨樂堂)에 찾아가 이언적(李彦迪) 선생이 심은 당조각자의 씨앗을 몇 십개 채취하여 허준 동산 주엽나무 주위에 파묻고 병원에서 나오는 한약찌꺼기를 가끔 주었으나 3~4년이 되어도 아직 돋아날 기미가 보이지않아 흙을 파고 찾아보았으나 소식이 없었다.

이웃집 후박나무 씨앗도 늦가을에 몇 십개를 받아 본초밭 주위에 여기 저기 심었는데 영영 돋아날 소식이 없다. 후박나무의 씨앗을 발아시키기 위해 수목재배를 하는 전문가와 수목원 연구원 또는 식물학 교수님에게 물어보면 직파를 하라든가 또는 모래에 파묻어 놓았다가 새해에 땅에 심어 발아가 되면 땅에 심으라든가 또는 황산에 처리하여 겉껍질을 약간 썩혀 심으라고 조언한다. 여러가지 생각을 하다가 우리대학 생물과 이모 교수님에게 특별히 부탁하여 학생들

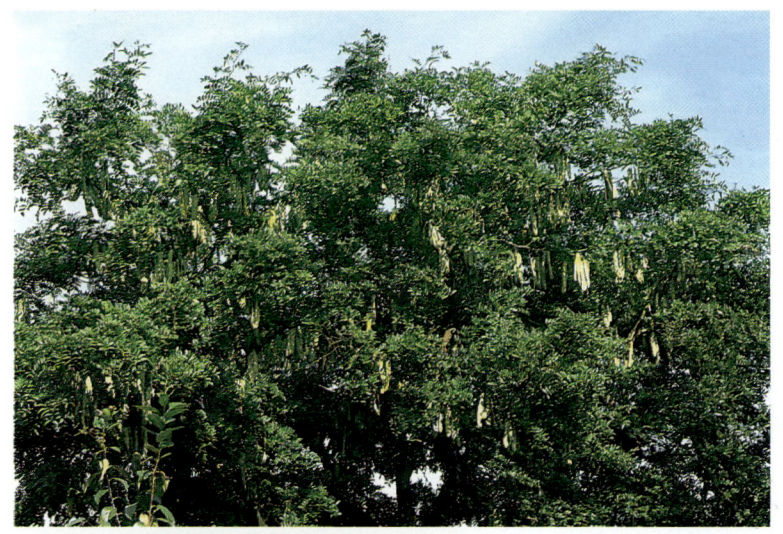

조각자나무(건천)

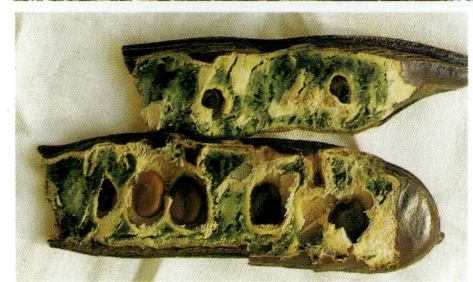

조각자나무 열매

이 실험실에서 두 번이나 발아촉진을 시도했으나 결국 실패하고 말았다. 특히 황산에 후박씨와 조각자씨를 처리할 때는 물을 먼저 그릇에 넣고 황산을 조금씩 넣지않고 반대로 황산에 물을 직접 붓게되면 폭발성을 띠게 된다는 말도 들었다. 이러한 실험은 물과 황산의 비율이나 시간도 알 수 없으므로 나로서는 도저히 작업을 할 수가 없었다.

그렇게 한여름을 지내다가 자원식물 회원인 고려대학교 생물과 강병화 교수님이 자기 대학에서 수집한 자료사진과 종자보관 현황을 보여주겠다고해서 약속한 날짜에 여러 회원이 찾아가 사진을 보고 특수장비에 보관된 종자 실태를 돌아보고나서 휴식시간에 그 교수님에게 한 가지 질문을 하였다. 후박나무와 조각자나무의 씨앗을 직파도 해보고, 발아촉진제에 며칠간 담가 봄에 심어도 보았고 생물과 실험실에서 발아도 시켜보았으나 발아가 되지않아 포기 상태에 있는데, 여기에 보관된 종자는 몇천종인데 종자마다 발아조건이 다를 수 있다고 생각되는데 후박과 조각자 씨를 어떻게 발아시킬 수 있는지 알고계십니까? 하고 물어보았다. 교수님 말씀이 그것은 앞으로 연구해야될 과제라고 했다. 이 말을 듣는 순간 이제는 후박나무, 조각자나무의 씨앗을 발아시켜 허 준 동산에 자라게하는 것은 나로서는 틀렸구나하고 실망하게 되었다.

  나는 한의과대학에서 나의 꿈과 정성을 들여 강의했던 후배들을 생각하면서 먼훗날 내가 다시 왔을 때 말없이 반겨줄 조각자나무, 후박나무의 성장을 생각하고 발아시키기로 마음 먹었는데, 아쉬움만 남게되었다. 그후 일 년이 지나 어느날 나는 경주역에 도착하여 택시를 탔는데 30대 젊은 기사였다. 그는 얼굴빛이 유난히 검게 타서 도시 생활을 하는 사람처럼 보이지않아 선생님은 경주 토박이십니까? 하고 물었더니 자기는 경주 근처 건천이 고향이라고 하였다. 그러면, 선생님은 경주 조각자 주산지가 건천인데 조각자를 잘아시겠네요 하였더니 기사가 말하기를 자기는 원래 할아버지때부터 조각자나무를 재배하여 가시를 잘라 팔고 묘종을 길러 생계를 유지해 왔는데, 중국에서 값싼 조각자가 많이 들어오고 고약의 소비가 줄어, 원료인 조각자의 판매도 줄어 인건비도 건지지 못하여 모두 포기하고 택시기사로 전업을 하게 되었다는 것이다. 저는 동국대 한의학과 본초학 교수인데, 옥산서원 독락당에 있는 조각자 씨앗을 받아 발아시켜 한의대 허준 동산에 심으려하는데, 직파도 해보고 발아촉진제도 써보고 다만 황산처리만 못했는데, 선생님은 조각자 씨를 발아시켜 보았습니까? 하고 물었더니 기사왈 조각자씨앗은 씨앗의 양면을 자세히 관찰해보면 배아에 눈이 있는 면과 없는 면의 두께와 크기가 약간 차이가 나는데 배아의 눈이 있는 면이 약간 누텁고 큰 면을 전지가위로 면을 가볍게 잘라 흠을 내어 물에 담갔다가 직파하면 대개 95%발아가 된다는 것이다. 나는 이 말을 듣고 아! 이런 방법도 있구나하고 머리를 망치로 한 대 얻어맞는것 같은 충격으로 정신이 몽롱하여 그의 이름과 차번호를 물어보지도 못하고 돈만 주고 연구실로 돌아와 한동안 머리를 파묻고 조용히지냈다.

   실험실에서 연구하는 학자보다 씨앗의 성질과 내용을 간파하여 실천 경험을 쌓은 농부의 지혜가 다시 한번 중요하다는 것을 깨닫게 되었다. 나는 이때의 충격을 아직도 잊을 수가 없다.

10. 옻나무

　옻나무는 예로부터 옻칠을 만드는데 주로 사용하였는데, 요즈음 우리 주위에는 옻닭을 넣어 먹는 것이 유행처럼 번지고 있다. 이 참옻나무를 재배하는 곳은 원주, 지리산 등 여러 곳에 있다. 언젠가 초봄, 지리산을 가는중에 구례 산수유 고장인 산동면 상위마을에 가서 노란꽃이 아름답게 피는 들판에서 소를 끌고가는 농촌풍경을 사진 찍으면서 멀리 마을 뒷동산에 별로 크지않은 나무위에 유난히 큰 꽃이 달린 나무를 많이 발견하였다. 전국을 다 다녀 보았지만 초봄에 열매도 아닌 큰 흰꽃이 달린 것은 처음 보아 감탄하면서 약 300m를 내려가 찾아보니 두릅나무 군락지에서 싹이 나는 줄기 끝에 막걸리 빈통을 모두 씌워 놓은 것이

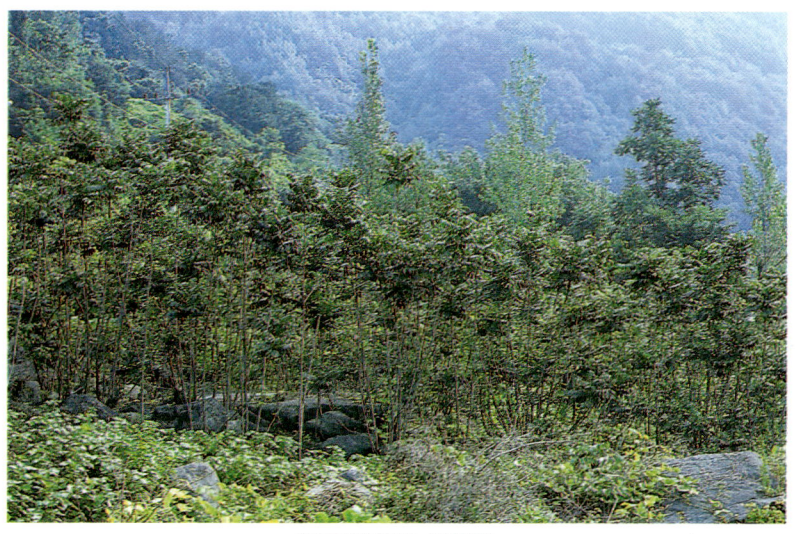

참옻재배(함양 마천면)

었다. 하도 신기해서 찾아들어가 집주인에게 왜 씌워 놓았느냐고 물어보니 초봄에는 겨울 찬바람이 불기 때문에 두릅싹이 잘돋아나지못하는데, 막걸리통을 씌우면 싹이 연하게 잘 돋아나기 때문에 그렇게 하였다는 것이다. 돌아오면서 사람의 생각이 참 신기하다고 느꼈다. 지리산 함양 마천면 창전리에 들러 옻나무를 재배하여 옻진액을 채취하는 곳에 들러 살펴보니 길가에 옻재배 밭이 있어 사진 몇 장을 찍고 여름에 다시 오기로 생각하였다.

다음해 학생들이 반회의를 통해 지리산에 본초채집 여행을 가기로 합의하고, 하동에 사는 임 규군이 이곳을 안내하기로 하였다. 산장을 정해놓고 60여명이 3박 4일 동안 지리산 본초여행을 떠났다. 산길을 외줄로 세우고 식물이름을 가르치면서 가다보면 줄이 길어지고, 떨어지고, 여러 갈래의 분기점이 나타나면 서로 다른 길을 택하여 내려가면서 소리를 지르고 찾다보면 지치고 피곤하게 되지만 결국 서로 만나 웃고 그간의 고통을 잊어버린다.

나에게는 약초가 중요하지만 산나물에도 관심이 많아 음지에 사람이 손대지 않은 참나물, 곰취 등 싱싱하고 큰 것을 골라 비닐팩에 넣어 내려왔다. 미리 예약한 산장에 짐을 풀고 노을지는 해를 바라보면서 저녁 밥상을 기다리고 있는데 주인이 냇가 바위돌에 깨진 슬레트를 얹혀 놓고 불을 지핀 다음 그위에 삼겹살을 올려놓고 굽기 시작하니 그 냄새가 주위의 들판에 펴져나갔다. 자연과 더불어 학생들 모습이 그토록 정겨울 수가 없어보였는데, 돼지고기 삼겹살을 산에서 뜯어온 참취나물, 곰취 위에 올려놓고 고추장, 마늘을 그위에 얹어 입에 넣고 씹을 때 그 맛과 향이 어찌나 좋

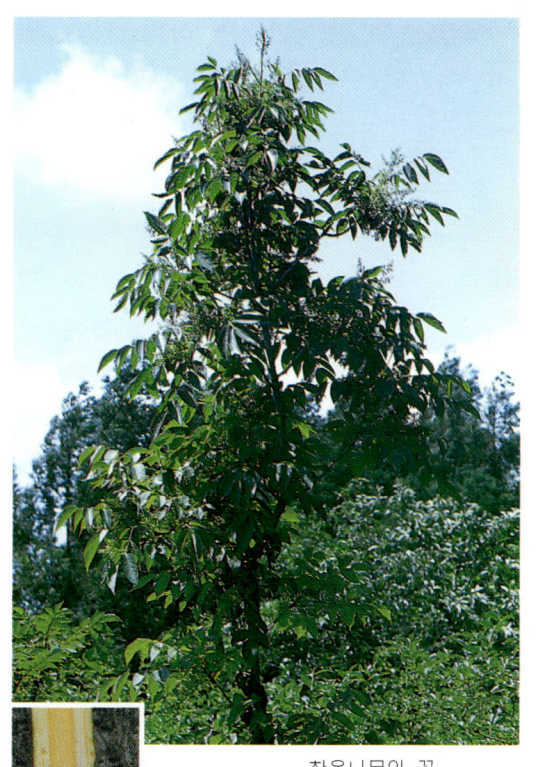

참옻나무와 꽃

참나무 진액

았던지 모두 함성을 질렀다. 하동의 막걸리와 같이 푸짐하게 서로 먹고 마시며 그 날 밤을 흥겹게 노래하는 것도 잊어버리고 너도나도 모두 먹고 또 먹고 취하여 갈지자로 걷지 않는 자가 없었다. 나도 정신없이 술잔을 주고 받다보니 어느새 취해서 겨우 방에 기어 돌아와 옷도 벗지 않고 잤는데, 아침 6시에 일어나 정신을 차려보니 어허! 이거 기분이 어찌된거야. 피로하지도 않고 머리도 아프지 않고 기분이 어떻게나 상쾌한지, 하동 막걸리가 왜 그렇게 유명한지 다시 한번 실감하게 되었다.

그해 봄, 다녀가겠다던 옻나무 재배지는 시간이 없어 그대로 돌아오면서 다음해 봄에 우리나라 옻재배의 본산으로 유명한 원주 신평리에 가기로하였다. 봄이 되어 원주를 찾아갔으나 현재는 중국의 옻칠 생산품이 많이 수입되고 값이 싸서 대량 생산은 하지않고 겨우 주민들의 식생활에 도움을 주는 나물이나 약간의 옻칠 주문에 공급

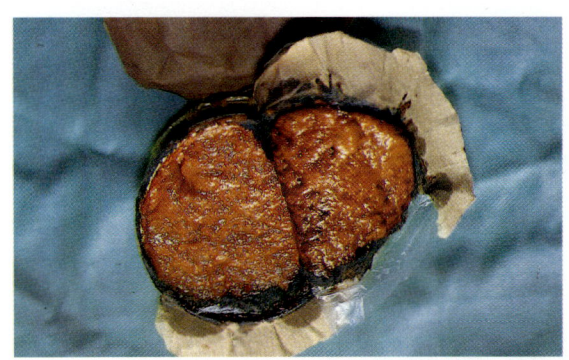

건칠(乾漆)

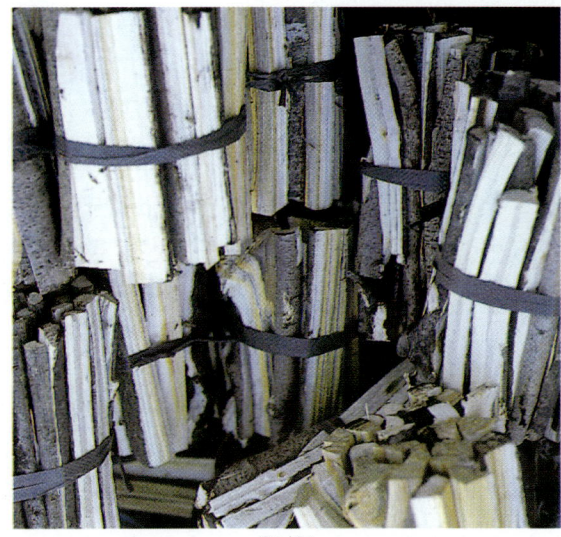

옻나무

을 하기 위해 밭 주변에 몇 십 그루 정도만 심어 생산하고 있었다.

 옻나무는 옻칠액을 받아쓰는 것 외에도 한약에 쓰는 건칠(乾漆)은 물론 나무는 옻닭에도 넣고 쓰는데 5월초에 채취한 옻순은 데쳐서 나물로 먹으면 오도독 오도독 씹히는 느낌과 고소한 맛은 나물중의 으뜸이라고 한다. 그러나, 이 옻나물은 사람의 체질에 따라 알러지를 발생시키기 때문에 누구나 먹지는못한다. 우리나라 국민의 약 30%는 알러지 소인을 갖고있으며 그중 12%정도가 발생하는데 이는 대단히 많은편이다. 그래서 옻순은 나물로 대단히 맛이 좋지만 시중에 나물로 파는 경우는 거의 없다. 옻나무에는 urushiol에 있는 pentadecylcatecbol이라는 성분이 들어 있어서 알러지 환자에게는 치명적일 수 있다. 옻은 알러지를 일으키는 식물중에서 가장 강력한 독성이 있는 대표적 식물이다. 그래서 일반사람들은 옻나무를 보기만해도 옻이 오른다는 말을 하기도한다. 그러나, 이곳 재배지의 사람들은 오랫동안 지혜로 개발한 지식을 갖고 옻순을 먹는다. 즉, 옻나무 순을 손목의 연한 살갗 위에 문질러 진액을 묻게 하면 일정 시간 후 알러지 발생 여부가 판별되는데, 그 부위에 알러지가 발생하여 발진이나 물집이 생기면 그런 체질은 옻나물을 먹을 수가 없다. 그래서 자기집 간장을 담글

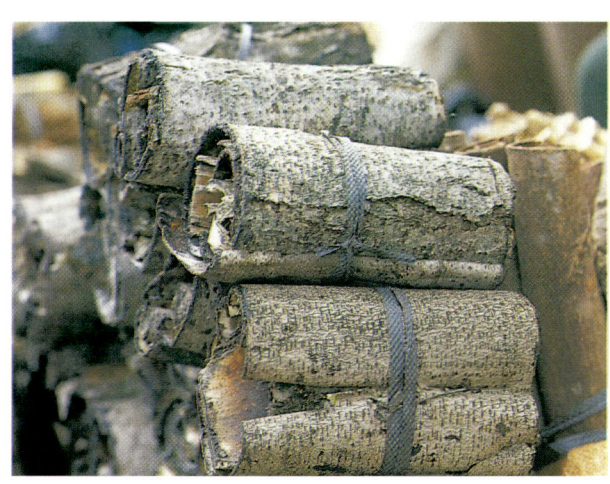

옻나무 수피

때 적당량의 옻순을 넣고 장을 담가 그 된장, 간장을 한겨울 동안 먹고나면 염분이나 콩의 단백질은 옻 독성을 해독시키는 작용이 있고 또한 약한 옻독은 체질적으로 면역이 생기는데 옻순의 진액을 손목의 연한 살에 다시 문질러 시험해봐서 별반응이 없으면 옻순 나물을 먹어도 좋다는 것이다. 또한, 옻 진액을 말린 것을 건칠(乾漆)이라고하여 한약에서 쓰는데, 이 약은 여자가 속이 냉하여 생리불순이 되어 생리통이 생겼을 때나 손발이 찬 체질에 혈액순환을 촉진하고 몸을 덥게하는데 사용한다.

요즈음 시골 관광지에 가면 옻닭을 삶아 파는 음식점이 많이있다. 닭의 내장을 들어내고 옻나무를 쪼개 몇 개 넣고 인삼, 대추, 찹쌀, 생강, 마늘을 같이 넣어 삼계탕처럼 삶는다. 맛이 삼계탕보다 고소하고 닭고기와 옻나무는 궁합이 잘맞는 부부약이다. 옻닭은 옛날 농부들이 여름 농사를 다 지어놓고 가을이 되면 그동안 뙤약볕에서 일을 계속하다보니 머리털은 햇빛에 말라 부서지고 얼굴은 검게 주름이 잡히고 기력(氣力)이 떨어져 손발이 차고 몸에 냉기가 흐르는데 이때에 부담없이 먹을수 있는 옻닭찜을 만들어 먹고 기력을 되찾고 따뜻한 몸을 회복하기 위해 즐겨먹었던 음식이다.

그런데, 요즈음에는 맛이 좋다고하여 너도 나도 먹고 있는데, 몸이 더운 체질이나 급성간염환자, 고혈압체질, 어린아이에게는 부작용을 일으키는, 독약이 든 음식이 될 수 있다. 옻나무는 성질이 덥고 닭고기도 열량이 높은 더운 음식이다. 옛부터 열에 예민한 어린아이에게는 약을 먹일 때, 닭고기를 먹지 못하게 한다. 옻닭을 먹고 열이 오르면 충혈이 되고, 얼굴이 붉어지고, 체질에 따라서는 두드러기가 발생하여 몸이 가렵고 심하면 살갗이 연약한 사타구니나 성기에 발진이 일어나 온몸에 물집이 생긴다. 또한, 연한 항문 근처가 가렵다가 차츰 음낭이 부풀어 오르고 발진하며, 물집이 생기고, 성기에 부기가 올라 발기상태가 지속되는 목신(木腎)이 발생하여 큰 고통을 당하는 수가 있다. 이것을 악용하여 정력제로 사용하는 환자가 있는데, 이런 방법으로 부종이 생긴 성기를 가지고 성욕을 채우고 나면 다시는 발기가 되지않아 정상적인 성생활을 할 수 없다고 한다.

옻닭이 맛이 좋지만 알러지를 예방하는 부신피질 호르몬 성분이 들어간 약을 먹어가면서 이 음식을 먹을 필요가 있는가? 부신피질홀몬제는 가끔 당뇨병을 일으키는 원인이 될 수 있다. 몸이 차고 속이 냉한 허약체질에는 옻닭이 좋겠지만, 열이 있거나 알러지 체질에는 독이 될 수 있다는 것을 잊어서는 안된다.

11. 우리나라에도 적작약(赤芍藥)은 자생하고 있는가

최근 우리나라 본초학의 선구자로 알려진 신길구(申佶求) 선생의 신씨본초학의 기록을 보면 일제때 조선생약조사회에서는 그 당시 작약은 밭에서 재배한 가백작약, 산백작약, 산적작약 등 3종류가 유통되었다고 기록되어 있다.

옛날에도 적작약이 부족하여 작약의 근을 겉껍질을 벗기

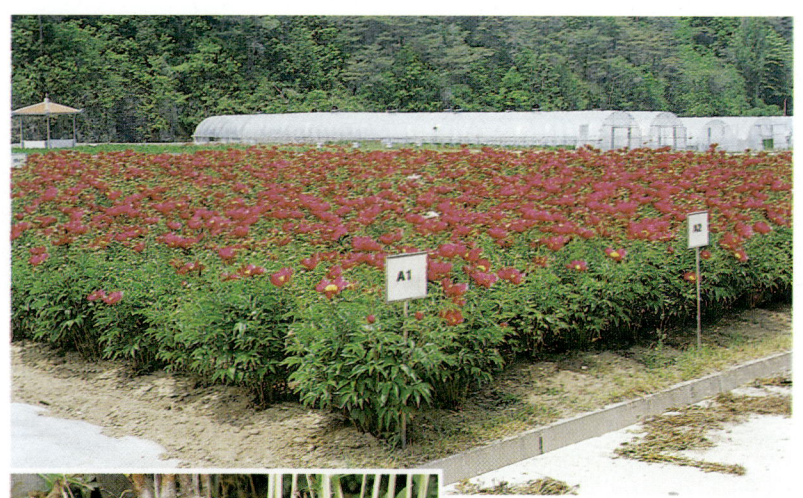

의성작약

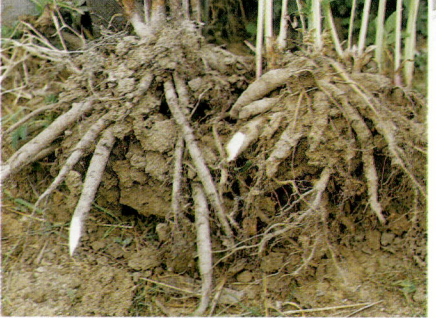

의성작약 뿌리

지 않고 폭건(曝乾)한 것을 적작약으로 쓰고 겉껍질을 벗겨 증건(蒸乾)하여 쓴 것을 백작약으로 사용하였다.

요즈음 경동약재시장이나 영천약재시장, 그외 강원 원주의 5~7일장을 답사하면서 특히 작약의 문제를 살펴보면, 재배하는 작약은 지방에 따라 특색이 있는데, 강원도 작약과 호남지역의 작약은 서로 다른 점이 있다. 강원도 재배 작약은 표면이 붉은색을 띠고 호남 작약은 수출하기 위해 거피한 다음 삶아 찐 것으로 엷은 흰색을 띤다. 특히, 의성 작약은 1954년 사곡 지역의 가정 화단에 심어져 있던 작약을 모아 한약업에 종사했던 사곡면 양지 2리에 살던 김익수 옹이 그가 살던 곳에서 재배한 사곡 작약이 전래되어 오다가 1992년 의성 약초 시험장이 설립되어 작약

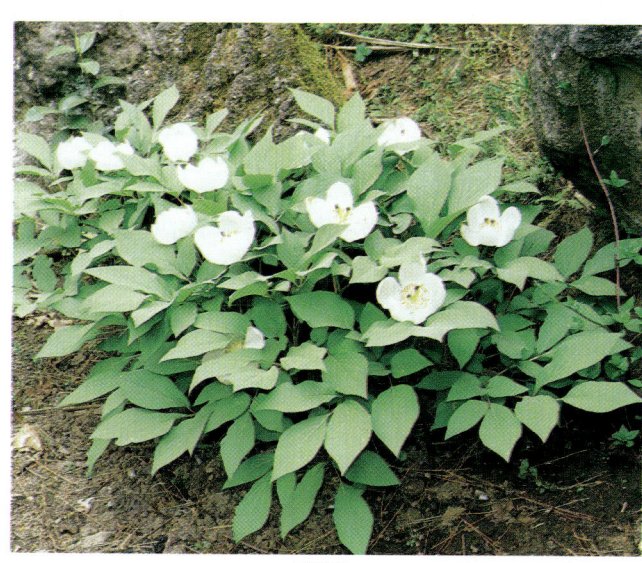

백작약

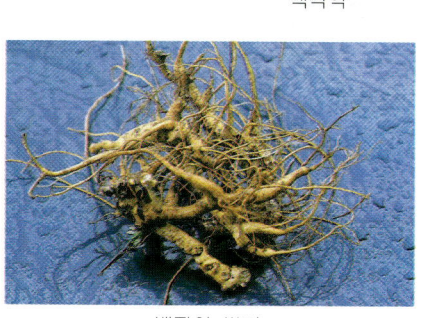

백작약 뿌리

재배에 새로운 장을 열게 되었다.

우리나라 현재 전국 약재시장에는 재배 백작약, 강작약(산흰작약), 겉은 붉고 속은 흰 일명 산적작약, 백작약 뿌

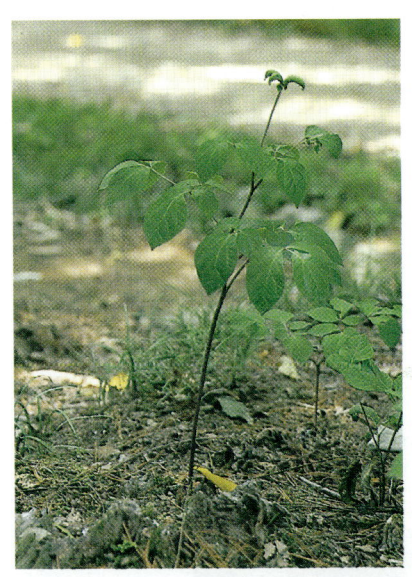
산작약

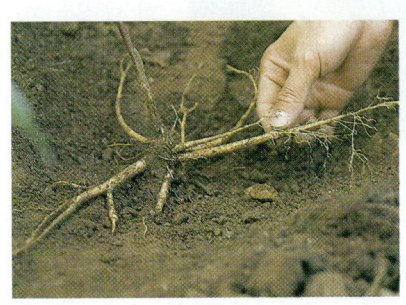
산작약 뿌리

리를 거피하지 않고 찐 적작약을 물들인 가적작약, 그 외에 속이 붉은 변종 적작약이 거래되고 있다. 그런데, 식물분류학적으로는 작약(Paeonia lactiflora var pilosa), 산작약(P. obovata miyabe et iakeda, 붉은꽃), 백작약(P. japonica var typica Nakai, 흰꽃) 등이 있다.

즉, 우리나라 야생종 중에 흰꽃이 피는 산작약(강작약)은 뿌리가 희고 길게 뻗지 못하고 뿌리가 서로 엉키는 경향이 있다. 그러나 엷은 붉은 꽃이 활짝 피지 못하고 약 2일 정도 피는 산작약(P. obovata miyabe et iakeda)은 설악산, 청도 등 일부 산에 자생하고 있으며 뿌리는 20~30cm 정도 좌우로 뻗어나가는데 겉과 속이 희다. 그런데, 작약은 꽃이 핀 다음 씨열매로 다시 재식하면 변종이 발생하기 때문에 뿌리를 옮겨 재식해야 변종이 나타나지 않는다고 한다. 그러므로 가작약은 종자로 파종하면 속살이 붉은 변종이 가끔 생긴다고 한다.

중국에는 뿌리가 붉은 세 종류가 있는데 적작약(Paeonia

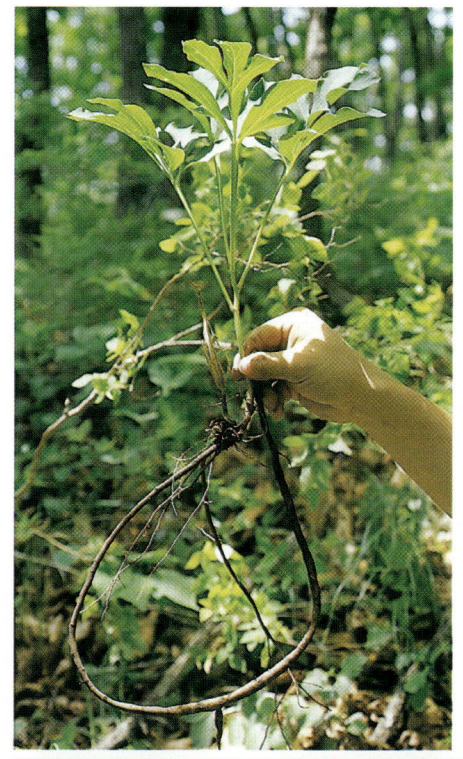

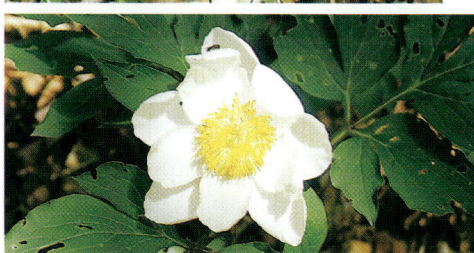

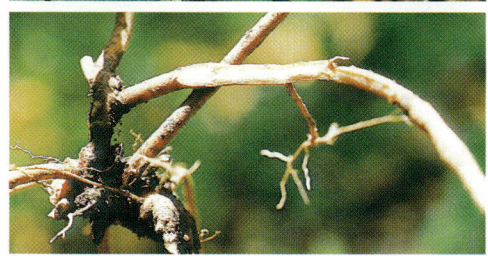

적작약 꽃과 뿌리

lactiflora Pall), 천작약(P. veitchii Lynch), 초작약(P. obo-vata Maxim) 등이 있다. 우리나라에는 자생 적작약이 여러 식물도감에서도 기록을 볼 수 없었다. 수목원이나 의성 작약연구소에 재식한 산에서 붉은꽃이 핀 산작약은 보았는데, 천등산 등 여러 곳에 자연산이 있다고 하여 찾아갔으나 발견하지 못했다. 그런데 어느 등산가가 청도 산중에 있다고 하여 몇번 약속을 하였으나 사정이 생겨 가지 못하고 기다리고는 중이었다. 작약의 내용을 확실히 파악하기 위해서는 중국, 일본, 한국의 식물도감의 문헌 비교는 물론, 약재 시장에서의 약재 유통과 약재의 재배, 채약꾼의 생리를 알아야한다고 생각하여 학생들에게 전국 방방곡곡을 답사하면서 찍은 사진의 내용을 설명과 같이 보여주었더니 학생들이 흥미를 느끼는 것 같았다.

　본초에 관심을 가지고 매주 산이나 약재시장을 다니는 학생들중 전부터 약초나 식물학에도 깊은 관심을 갖고있던 본과 1학년 이윤희군이 어느날 나에게, 도감에 없는 작약 군락지를 발견하였다는 소식을 전해와 2001년 7월 어느날 학생 몇명과 같이 칠보산을 찾아갔다. 산등성이를 더듬어 20리쯤 지나갈 때, 여기가 작약 군락지라고하여 쳐다보니 처음 보는 작약 모습이 넓은 지역에 깔려있어 모두들 흥분하였다. 그러나 올 여름은 유난히 비가 오지않아 꽃이 피지 못하고 자라다가 중지된 알사탕 정도 크기의 꽃몽우리가 있을뿐 꽃이 없어 아래위로 다니면서 찾아보았다. 그런데 하늘이 정성에 감복했는지 한 곳에 딱 한송이의 흰 꽃이 활짝 피어있었다. 감격하여 눈을 감고 신이 나의 정성에 감응하여 보여준 것이라고 생각하고 참선하는 마음으로 꽃의 사진을 찍고, 또 멀리서 주위를 찍고, 다시 쳐다보고 찍고, 뿌리를 캐서 찍고, 여학생의 모습을 넣고 찍고 했다. 들뜬 기분으로 돌아와 이 분야에 깊은 연구가인 김재길 교수님께 물어보니 적작약(Paeonia lactiflora Pall)의 변종이라고 하였다. 뿌리가 약 1m 정도 옆으로 뻗어 나가고 겉은 붉고 속을 자르면 공기와 접촉하면서 점점 붉은 색을 띠는 자생 적작약을 처음 발견한 것이다.

12. 비라면(飛羅麵)

  향약집성방(鄕藥集成方)은 우리나라에서 처음으로 향약(鄕藥)에 대한 집대성이 이루어진 책으로 그 안에는 어느 책에도 없는 비라면(飛羅麵)이란 약이 기재되어 있는데 역대 한의서에는 없는 약이므로 한의계의 학자들이 이 단어를 놓고 논쟁을 벌이게 되었다. 우리 의학계에 채인식선생님과 안병국선생님은 순수한 전통의학자로 많은 종적(蹤跡)을 남기고 후학을 배출시킨 이 시대의 마지막 전통 의학자들이다. 채인식(蔡仁植)선생은 유년시절부터 유학에 전념하시다가 청년시절부터 한의학에 종사하면서 특히 상한론(傷寒論)에 해박한 학자로 명분과 예절을 중시하여 말년에는 실천 유교(儒敎)를 역설하였던 유머 감각이 뛰어났던 학자였고, 안병국(安秉國)선생은 선친이 한의학을 가업으로 하여 계승한 세의(世醫)로서 박학다식하고 직설적인 성격으로 두분 다 일어와 중국어 한문에 능통한 대학자였으나 성격과 자세는 서로 다른 분들이었다.
  동양의약대학 시절 같은 학과에 봉직할 때 국역의학입문의 번역을 진행하면서 서로 자주 만나 토론을 하게되었는데 한번은 이 비라면(飛羅麵)이 화제가 되어 채인식선생이 이 약은 아마 희고 가루가 되어 날릴 수 있는 비상 같은 약을 의미할지 모른다고 이야기하면, 안병국선생님은 아마 그것은 라면 같은 것을 의미할지 모른다고 서로 의견을 달리 해석했다. 후학중에 이 두 학자도 모르는 약이름을 만약 해석할 수 있는 학자가 있다면 그것은 대단한 한의학자라고 불러야 한다는 것이다.

　그런데 어느날 원광대학교 한의학과 박 경 교수가 신빙성 있는 이야기를 나에게 들려주었다. 비(飛)란 날린다는 뜻이고, 라(羅)는 비단 즉 명주라는 것이며, 면(麵)은 국수라는 것이다. 지금도 경상도 산골에 가면 겨울날 안방에 들어갈 때 찬바람이 들어오는 것을 막기 위해 쓰는 3쪽짜리 작은 병풍이 있는데 결혼식이나 귀한 손님을 맞이할 때는 이 병풍을 마당에 펼쳐놓고, 밑에는 한지를 깔고, 절구에 밀을 넣고 짓찧어 명주천으로 된 채를 만들어 그 안에 밀가루를 넣고 채질을 하면 바람에 날려 한지(韓紙) 밑바닥에 가루가 날려 모이는데, 이것을 가지고 국수를 만들어 결혼식 때 원앙 암수의 목을 감아 걸어주거나 또는 신랑신부가 먹는 국수를 만드는데 이것이 비라면(飛羅麵)이라는 것이다.

　일반적으로 국수나 만두피를 만들때 시골에서는 밀을 절구에 짓찧어 가는 채로 쳐서 국수나 만두를 만드는데 맛은 담백하지만 혓바닥의 감각은 껄끄럽다. 아마 향약집성방을 만든 그 시대는 혼인이나 귀한 손님에게 대접하는 부드러운 국수나 만두피를 만들기 위해서 밀가루를 명주천으로 만든 채를 사용하여 걸러 쓰면서 비라면(飛羅麵)이란 새로운 단어를 만들어 냈던 모양이다.

　옛날 내가 자라던 시절 어머니가 밀가루를 절구에 찧어서 가는 채로 쳐서 반죽하여 만두피를 만들어놓고 두부, 돼지고기, 묵은 김치를 썰어 후추를 넣고 빚어 끓인 만두를 아침 밥상에 가족이 둘러앉아먹었는데 그때의 후추향기와 김치맛과 어울리는 만두맛은 혓바닥이 좀 껄끄럽긴 했지만 아직도 잊을 수가 없다.

6.25전쟁을 겪으면서 38선을 넘어 개성수용소에 도착했을 때 미국에서 원조한 고분자로 분쇄한 미세한 밀가루로 만든 수제비에 소시지를 넣고 만든 수제비는 왜 그렇게 매끄럽던지 목젖으로 꿀꺼덕 넘기면 목이 간지러워 서로 쳐다보고 웃던 기억이 생각난다. 비라면(飛羅麵)이란 해석은 박경 교수의 해석이 맞는 것 같다. 아마 그는 훌륭한 한의학 학자일는지도 모르겠다.

13. 백선피(白鮮皮)와 봉삼(鳳參)

　본초학을 전공하는 나의 연구실에는 각지에서 산삼이나 특이한 약재가 있으면 문의전화를 하거나 귀중약을 들고 오는 손님이 종종 있다.
　우리나라에서 인삼을 체계적으로 연구한 것으로 일제시대 조선총독부 전매국에서 발간한 인삼사와 현대적 연구로는 인삼담배연구소가 있다. 개인적으로는 전매청, 고려인삼연구소에서 연구원으로 있던 한영채선생이 산삼연구를 위해 퇴직하고 본격적으로 여기에 매달려 인삼(人蔘)과 산삼(山蔘)이라는 책을 저술했다. 그후 각지의 심마니들중 각자 자칭 대가들은 많이있지만 한국에는 산삼을 객관적으로 연구한 기관이나 개인은 없다고 이해된다.
　요즘 산삼연구회가 생기고 홍천에 전시장이 생긴다는 발표가 있어 주목되고있다. 그런데 얼마전까지 우리 사회에서는 사기꾼들이 봉삼을 자주 채취하여 TV에 방송한 적이 한 두번이 아니다. 유행처럼 이 봉삼을 갖고 사기를 놓고 어떤 한의사는 몇백만원 주고 이것을 사먹고 중독되어 앓고 있다는 이야기를 들었다.
　어느날 우리대학의 사무직원 한분이 시내에서 사업을 하는 사장과 같이 귀중약이라면서 갖고 왔는데 감정을 해달라고 하여 보자기를 풀어보니 나도 처음보는 약이어서 사진을 몇 장 찍고 남의 귀중한 약을 품위 있게 포장을 하여 뜯지도 못하고 잘 모르겠다고 하여 돌려 보낸적이 있다.
　그 후 어느날 나에게 또 중년신사 한 분이 일본 봉삼 문

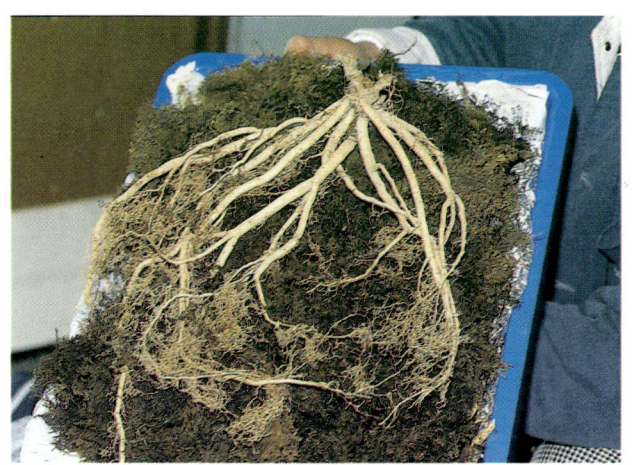

가짜봉삼(백선피 뿌리)

헌과 실물을 갖고 찾아와 보여주기에 눈여겨보았더니 일본책에서 봉삼을 기록한 내용을 복사한 그림이며 실물을 보니 줄기 좌우에 잔뿌리가 무성하게 얽혀 있는 처음 보는 형태의 약물이어서 나는 처음 보는 산삼이라고 이야기하고 돌려보내려고 했는데 이분은 나에게 검증을 받고 어느 누구에게 팔려고

백선나무

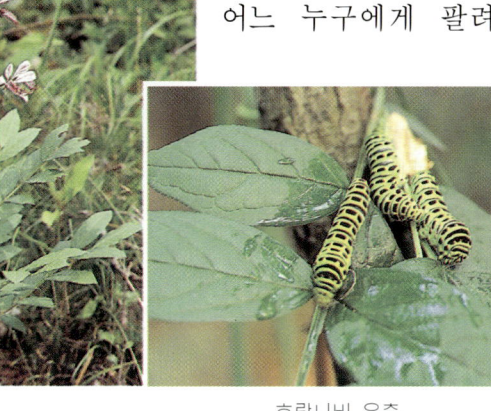

호랑나비 유충

했던 모양이였다. 나는 이것이 귀중약이긴 하지만 뿌리를 짤라 맛을 볼 수 있느냐고 했더니 그렇게 하라고 하여 실뿌리를 잘라 맛을 보았더니 어디서 많이 맡아본 냄새와 쓴 맛이 생각나 추리하는 과정에서 유난히 생선비린내 즉 빨래비누 썩는 냄새 같은 것이 생각나 백선피가 아닐까하고 다시 내일 한번 더 와보라고하여 보냈다.

　전에 본초학을 강의하면서 경주 일대의 자원한약재를 조사하기 위하여 주일마다 여러 곳을 다녀봤기 때문에 경주 어느 지역에 무엇이 있는지 대강은 알고 지냈고 또한 주위 산을 다니다가 이상한 약재가 있으면 나에게 알려주는 학생도 있었는데 허 경이라는 학생이 경주동국대 정각원 뒷산에 백선피 군락지가 있다고 하여 언젠가 그곳에 찾아가 꽃피고 열매 맺은 절기를 따라 몇 번이나 다시 올라가 전체 사진도 찍고 또 캐어서 뿌리도 찍고 했는데, 향기가 많이나 특히 호랑나비 유충이 많이 기생하는것도 밝혀내고 또한 먹어 보기도 하여 백선피는 잘알고 있는터라 마침 이 약을 갖고 왔기에 이튿날 학생들과 같이 다시 그 산에 올라가 백선피의 뿌리를 잘 캐어서 물에 씻어 잔뿌리를 살려 보관해 두었다. 며칠이 지나서 그분이 다시왔기에 보관했던 뿌리를 내놓고 이것은 봉삼이 아니라 백선피라고 말했더니 말없이 문을 열고 나가버렸다. 그 후에도 이 뿌리를 캐어서 장사를 하는 사기꾼들이 봉삼을 들고 대구 어느 한의과 대학에 기증하고 교수와 같이 사진을 찍고 지방신문에 크게 보도된 것을 보고 아연 실색하지 않을 수 없었다. 그들이 이것을 기회로 다른 사람에게 사진을 보여주며 많은 돈을 받고 판매하였을 것을 생각하니 끔직한 생각이 들었다.

본초학자란 문헌만 공부해가지고는 아무 쓸모가 없다. 한약의 유통과 상태를 직접 관찰하고 또 캐고 만져 보지 않고는 본초학자가 될 수 없다는 것을 새삼 다시 느끼게 되었다.

14. 순채(蓴菜)와 순로지사(蓴鱸之思)

순채(蓴菜)의 순(蓴)자를 순(蒓)자와 같이 쓰기도한다. 특히 순채가 자라나는 시기에 따라서 이름을 달리 쓰는데 음력 3~4월에서 7~8월까지는 사순(絲蓴)이라고 하여 줄기와 잎이 연하고 달지만, 9월에서 12월 사이에는 줄기와 잎이 꼬이므로 괴순(塊蓴)이라고하여 이때는 어린 잎의 맛이 쓰고 줄기는 삽(澁)한 맛이 난다. 그러므로 순채는 5~7월 사이에 어린 줄기와 잎을 채취하여 식용으로 사용한다.

옛날 중국 진(晉)나라 때 오(吳)나라 사람인 장한(張翰)이 고향을 떠나 수도인 낙양(洛陽)으로가서 대사마(大事馬 : 병조판서) 직급의 동조연(東曹掾 : 지금의 사법부)에 재직하던 중에 가을을 맞이하여 바람이 불때 고향생각이 나고 그곳에서 순채나물국(蓴羹), 줄나물(菰菜),농어회(鱸魚膾)

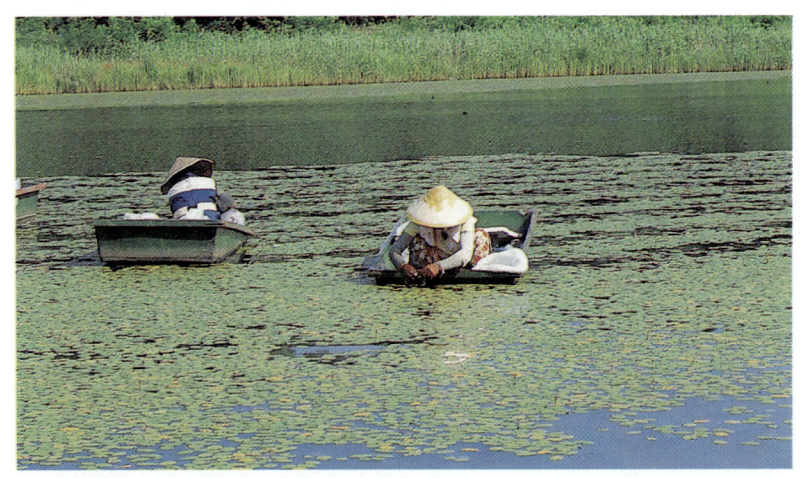

순채잎 채취

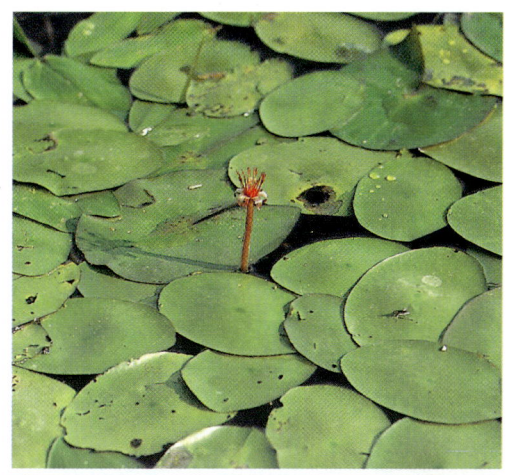

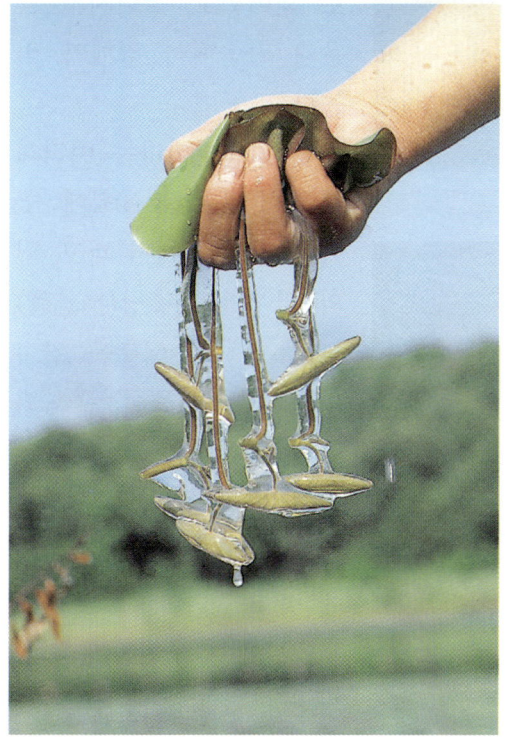

순채꽃(상)   순채묵(하)

를 먹던 옛날 생각이 간절하여 벼슬을 버리고 말을 타고 고향으로 돌아오게 되었다. 이러한 연유로 흔히 학자들이 고향을 생각하는 글을 쓸 때 흔히 순로지사(蓴鱸之思)란 문구를 많이 인용하게 되었다.

순채(Brasenia schreberi)는 수련과에 속하는 여러해살이풀로서 줄기는 비교적 길며 물속에 잠겨있고 잎은 둥근 방패모양으로 생겼고 잎자루는 길고 물위에 떠있다. 윗면은 녹색이고 뒷면은 자색을 띠며 미끈미끈한 흰액체가 있고 비교적 잎이 두텁다. 물밑에 새로 자라나는 잎과 줄기에는 한천(寒天)모양의 끈끈한 흰액체가 많이 붙어있다.

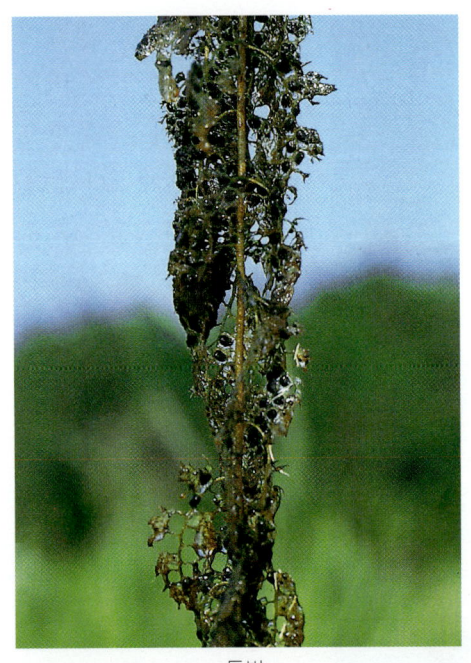
통발

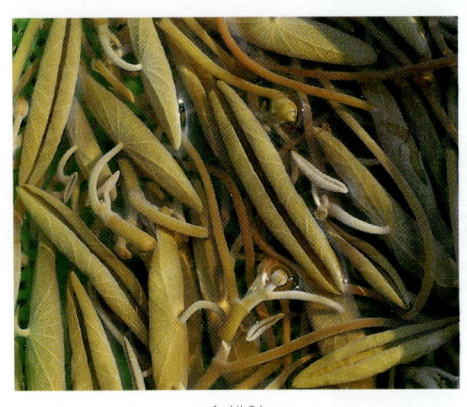
순채잎

이것을 특히 순채라고 하여 식용으로 사용한다. 7~8월에 긴꽃자루 끝에 암자색의 꽃이 핀다. 꽃받침잎, 꽃잎은 각각 3개, 수술은 12~28개, 화피(花被)는 짧고, 암술은 6~18개로 분리되어 있다. 과실은 꽃받침잎이 남아있고 혁질(革質)로 되어있고, 벌어지지 않은채 물속에서 열매가 익는다.

특히 통발이라는 여러해살이 물풀은 8~9월에 꽃이 꽃줄기 끝에서 피고, 잎의 일부가 포충낭(捕蟲囊)으로 변하여 해충을 잡아먹는 기생식물이 순채와 같이 공생하는 것이 필요하며, 수질(水質)이나 환경오염이 없는 깨끗한 연못에 잘 자란다.

옛날에는 우리나라 전역의 늪이나 연못에 잘 자랐으나 지금은 환경오염으로 거의 자취를 잃었고 중부, 강원 등 몇몇 지역의 깨끗한 연못에만 희귀하게 보존되고있다.

5~7월에 물속에 자라나는 어린 잎과 줄기는 채취하여 약으로도 쓰는데 맛이 달고 성질이 차고 무독(無毒)하다. 몸속에 있는 내열을 맑게 하고, 소변을 잘 나가게 하며, 종독(腫毒)에 열을 내리고 해독시키는 효능이 크다. 특히 열이 있는 이질(痢疾)에 끓여먹으면 효과가 있고 또한 열이 있는 소갈증(消渴症)이나 제독(除毒)에 좋다. 그러나 성질이 냉(冷)하여 열이 있는 체질이나 고혈압에는 좋으나, 손발이 차고 속이 냉(冷)한 체질인 경우에는 많이 먹거나 오래 사용하는 것은 몸이 냉해짐으로 좋지 않다.

 식용(食用)으로는 순채탕(蓴菜湯)이라 하여 어린 잎을 끓인 국을 먹으며, 또한 순채차(蓴菜茶)라고 하여 순채잎을 오미자를 달인 물에 넣고 꿀을 섞은 다음 차를 만들어 마신다. 한편, 순채회(蓴菜膾)란 순채의 연한 잎을 잠깐 데쳐서 찬물에 담궜다가 다시 건져내어 초장에 찍어 먹는다.

15. 동과(冬瓜)

흔히 우리나라에서는 동과를 동아라고 부르기도 하는데 본초학에서는 백동(白冬)이라고 한다. 이 식물은 열대원산

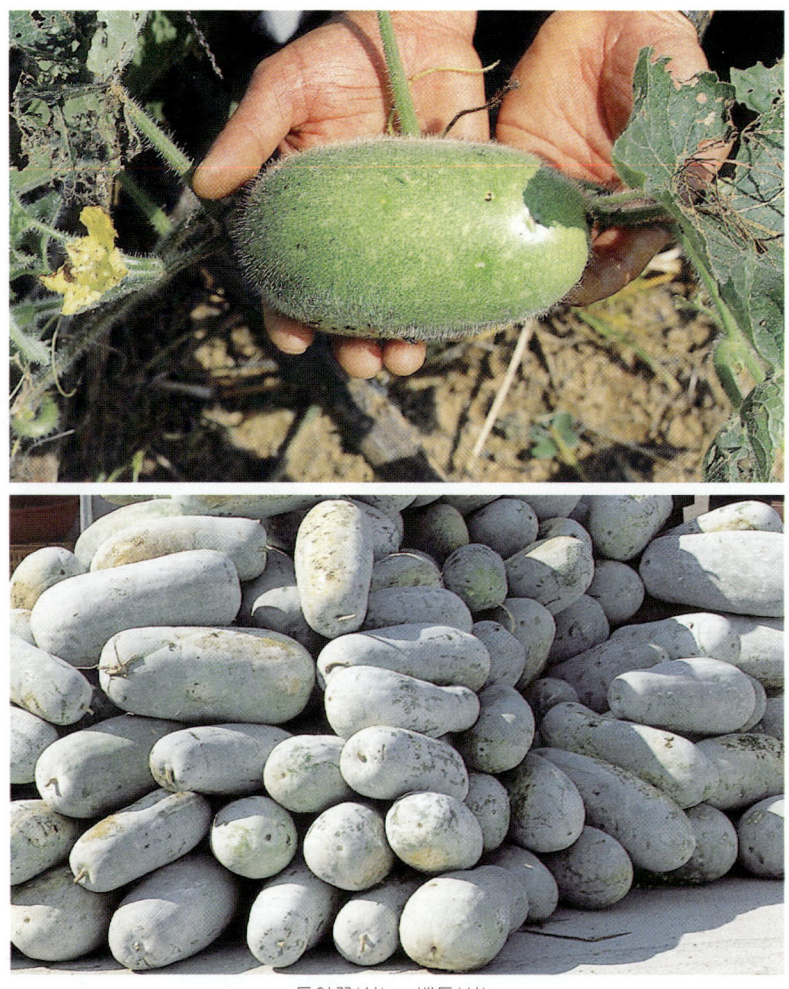

동아꽃(상)   백동(하)

으로 호박과에 속하며 노란 꽃은 6~9월 까지 계속피고 7, 8월에 청백색의 긴 계란형의 큰 열매가 익는다. 처음에 열매가 자라날 때는 청록색을 띠며 솜털이 많이 났다가 여름을 지나 늦가을부터 과피에 백색 가루가 생기면서 겨울을 지나기 때문에 백동(白冬)이라고도 한다. 옛날 우리 조상들은 김치, 석박지, 동아선 정과, 동앗국 등에 다양하게 이용하였으나 6·25 이후 거의 이 식물이 자취를 감추었다.

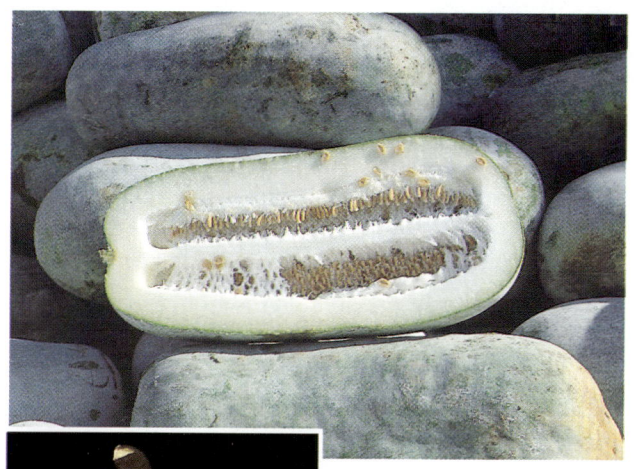

그런데 근자에 순창 지역에서 동아를 설용선(73)씨가 93년부터 심기 시작하여 94년부터 금과 농협이 주관하여 이 지역 특산품으로 개발하여 장아찌, 강정을 만들어 전국에 판매하고 있다.

그런데 나는 중국에 식물탐사를 갈 때마다 약재시장, 전문책방, 한의과대학 식물약초원을 참관하고 반드시 대중시장을 다니면서 서민생활속에 우리와 다른 풍물을 구경하고 채소시장에 들러 한약과 관련이 있는 채소를 찾아보곤 하였는데 시장 어느 곳에서나 한결같이

동아속(상)   동과자(하)

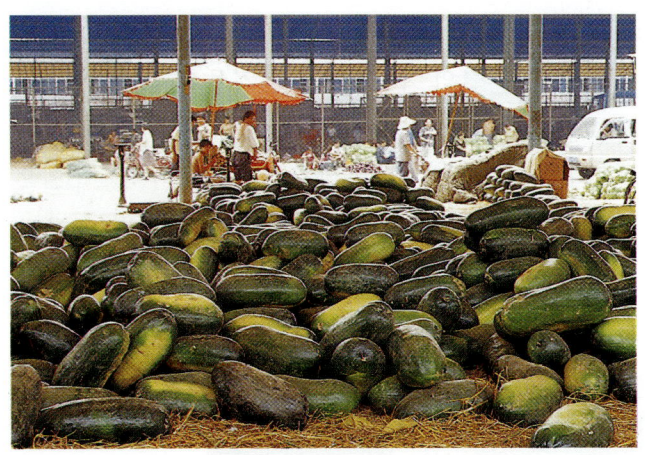
중국동아(곤명 야채시장)

동과가 산더미 같이 쌓여 있고 식당 어느곳에 가도 동아를 넣고 요리를 한 볶음이나 국을 많이 먹을수 있었다. 이것은 매우 구수하고 질력이 나지 않는 구수한 음식으로 씹는 맛도 좋다.

　동아의 속살은 청열과 이뇨 변비에도 좋고 맛이 비교적 달기 때문에 비만이나 성인병 예방 음식으로 매우 우수한 식품이다. 그외에 겉껍질은 물론 속씨도 약으로 쓰는데 한약에 동과피는 이뇨재 씨는 동과자(冬瓜子)라고 하여 기관지염이나 폐농양에도 많이 쓰는 약이다.

　그런데 이 동과자(冬瓜子)는 늦가을에 익은 동아의 속을 짤라 씨앗을 채취하여 그대로 약으로 쓰지는 않는다. 이 동과자를 약으로 쓰려면 동과를 따서 선반 위에 놓고 겨울을 지내면 속은 물이 되어 씨앗이 물을 머금고 통통 살이 쪄서 씨앗이 영글게 되는데, 이렇게 겨울을 지나 알이 성숙되면 그때 약으로 쓸 수가 있다.

　그러므로 옛날 속담에 동아 속 썩는 것을 밭임자도 모른다는 말이 있다. 그 뜻은 남이 혼자 속으로만 하는 걱정은 아무리 가깝게 지내는 사람도 알 수가 없다는 뜻이다. 즉 겉은 멀쩡한데 속이 썩어 물이 된 것을 모르고 있다가 잘라 펴 놓았을때 속았다는 것을 알게 되었다는 의미이다.

　이 동아는 예전부터 항상 이용했던 음식으로 소화가 잘 되고 이뇨와 변비를 풀어주는 현대 우리 생활에 가장 필요한 담백한 음식물이다.

　중국인은 동아를 국민의 식생활에 다양하게 이용하여 건강을 유지하는데 도움을 주고 있는데 우리는 숯불갈비, 삼겹살만 좋아하여 성인병이 많이 발생하고 몸이 무겁고 순발력이 부족하고 열이 생기므로 동아로 식생활을 바꾸어야 한다.

　앞으로 우리 국민의 건강한 체질과 성인병 예방을 위해서도 동아를 식생활에 많이 이용하는 것이 바람직하다고 생각한다.

16. 칡에는 암칡과 수칡이 있다

지리산 고개길 휴게소나 시장 입구에 가면 칡뿌리를 무더기로 쌓아놓고 몸통을 썰어 기계에 넣고 즙을 짜서 병에 넣어 파는 노점상을 많이 보게된다. 이즙이 어디에 좋으냐고 물어보면 숙취에 좋고, 위장이 나쁜데 좋다고 설명한다. 우리말의 칡이란 한방에서는 갈(葛)이라고 한다. 이 갈(葛)

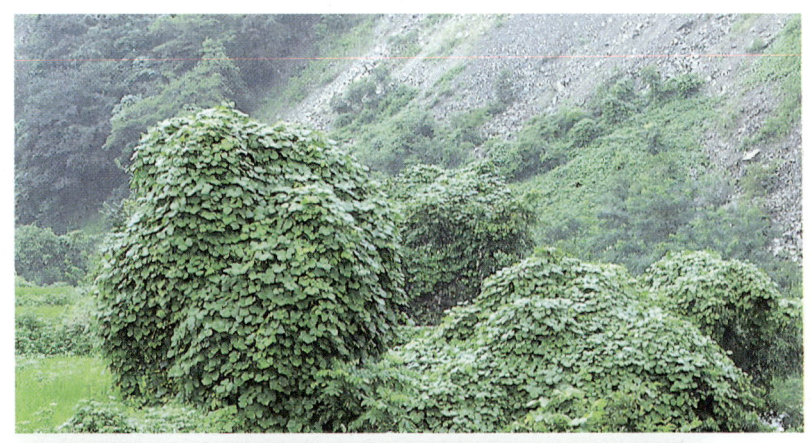

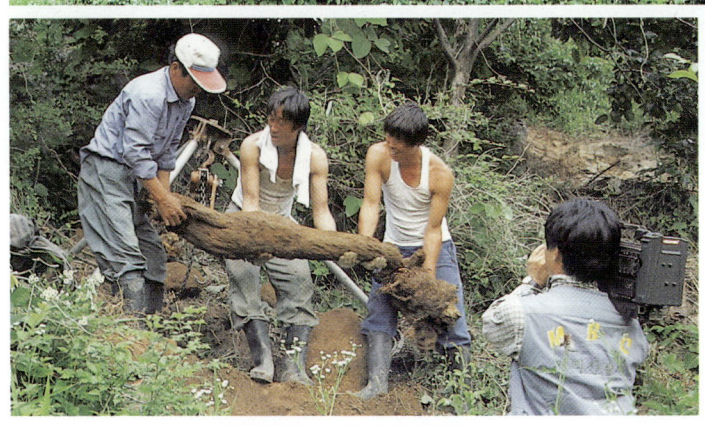

칡자생(상)   칡뿌리 채취(하)

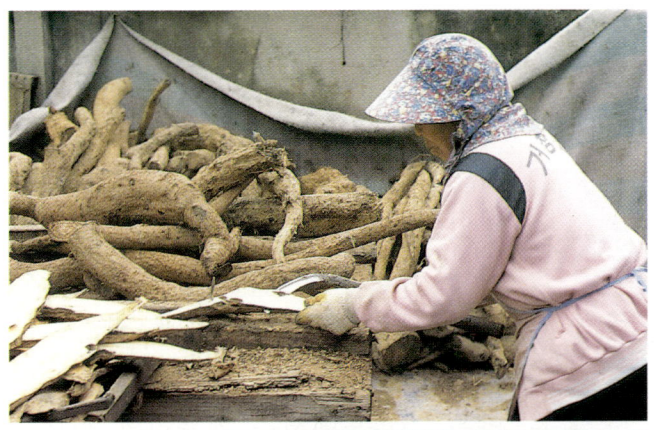

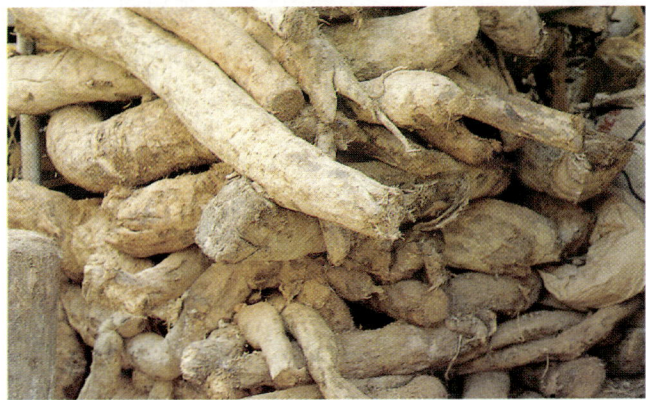

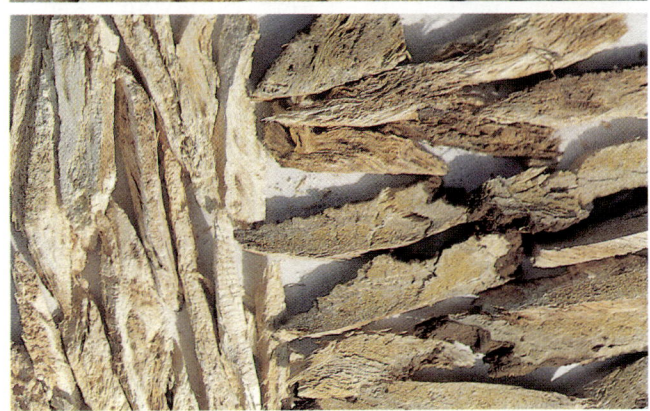

편갈근 작업(상) 암칡(중)과 수칡(하)

이란 곧 혁(革)이란 뜻과 같다. 중국에 갈(葛)과 혁(革)은 모두 양평성(陽平聲)으로 발음이 꼭 같다. 혁(革)이란 덩굴껍질로 곱게 짠 칡베나 굵게 짠 칡베란 뜻이다.

옛날에는 칡줄기가 봄에 돋아나 가을이 되면 가는 줄기가 뻗어 나가게 되는데, 이 줄기의 껍질을 벗겨 끓는 물에 데쳐 찬물에 담가 표피의 겉껍질을 벗겨버리고 흰속껍질을 잘게 찢어 말려 베옷을 만들어 입었던 것이다. 이 속껍질은 청울치라고하여 옷이나 노끈으로 사용하였는데, 삼베옷보다 얇은 황색을 띠며 작은 검은띠가 박혀있는 것이 특징이다. 이 콩과식물의 뿌리를 갈근(葛根)이라고하여 한약에서는 매우 중요하고 다량으로 소비되는 약재중의 하나가 된다. 이 약은 전라도에서는 칡뿌리의 형태와 갈분, 색의 품질에 따라 쌀칡, 보리칡이라고 부르고 강원도에서는 전분이 많고 알통이 살찐 것은 암칡(=쌀칡)이라고 하고, 속살이 황색을 띠며 섬유질이 많고 알통이 없이 긴 뿌리를 수칡(=보리칡)이라고 한다.

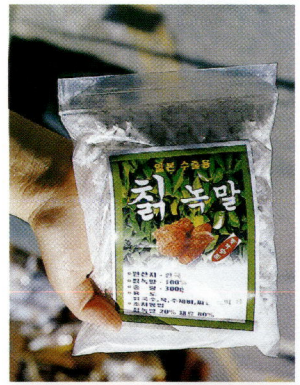

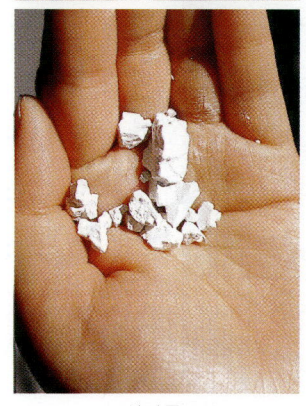

칡가루

암칡은 전분립이 많아 식용으로 많이 쓰고, 수칡은 isoflavone 성분이 많아 알러지성 콧물감기에 좋다. 늦가을이나 겨울에 생칡을 채취하여 낫으로 쪼개 흐르는 찬물에 담가 쓴 맛을 어느정도 뺀 다음 망치로 두들겨 물에 흔들어풀면 전분이 빠져나와 몇 시간동안 침전시켜놓으면 밑바닥에 흰가루가 침전되는데 이를 정가루라고 하고 바로 그위에 누런가루를 뜬물이라고하여 차품(次品)으로 구분하여 민간에서는 밀가루와 섞어 국수를 만들어 별미로 먹거나 음주후의 갈증, 주독, 속쓰림, 구토 등 위장병에 이용하고 여름에 땀띠분으로 사용하고 특히 양약 제조에 부형제로 사용한다. 옛날에는 정가루 1되가 쌀 1말과 맞먹는 비싼 가격으로 거래하였다.

　옛날 강원도 산골에서는 약의 이용이 쉽지않은 시절에, 체하여 오랫동안 명치부위가 붓는 경향이 있어 막히는 기분이 있으면 새해 돋아난 칡줄기를 잘라 칼로 국화꽃 모양으로 조각하여 참기름을 발라 입을 통해 직접 위로 넣었다가 빼는 치료행위도 있었다고 한다. 그런데, 이 칡뿌리는 한방에서 일반적으로 발한제로 쓰는 경향이 있다. 이것은 잘못된 해석이다. 이 약은 양명경(陽明經)의 약으로 체표(體表)에 표열(表熱)의 사기(邪氣)가 표(表)와 리(裏)의 중간 즉, 반표반리(半表半裏)의 근육에 열이 있어 긴장성을 가질 때 열을 내려 긴장을 완화시켜줄 때 땀이 저절로 배출되게 한다. 마황이나 소엽처럼 성이 따뜻하고 맛이 매운 발한시키는 약이 아니다. 칡은 성(性)이 조금 냉한 약으로, 음주후 내열이 있어 다음날 갈증이 있거나 또는 체질적으로 체열이 높은 고혈압이나 급성간염이 있어 열이 있는 경우에는 복용할 수 있으나 체질이 냉하여 소화력이 약하고 손발이 찬 체질에는 부작용을 일으킨다. 특히 만성간염이 지속되어 간기능이 떨어져 뱃속이 냉하고 소화가 잘되지않을 때는 칡을 복용하면 몸이 차져서 혈액순환이 잘 되지 않아 몸이 저리고 소화불량이 나타나고 설사가 생기고 몸에 기능이 저하되어 기력(氣力)이 떨어진다. 그러나, 반대로 급성간염으로 열이 있을 때는 인삼(人蔘)과 복령(茯笭), 백출(白朮)과 같은 다른 약과 배합하여 복용할 수가 있다. 칡은 감기약에 필수약이며 소화, 지사, 지갈 등 다양하게 이용하는 약이다.

건조한 갈근은 감기중에 열이 있고 근육이 긴장되고 눈에 충혈이 나타나고 조갈증이나 콧물, 두통이 있을 때 이용할 수 있다.

이와같이 식용이나 약용으로 다양하게 많은 양을 소비하는 칡은 옛날에는 그 뿌리를 파기 위해서는 주위의 땅을 깊이 파헤쳐 주위 환경을 손상시키고 산사태를 유발한다고 하여 캐는 것을 문제삼았으나 요즘은 낙엽진 늦가을이나 봄에 삼각대를 설치하고 도르레를 사용하여 간단하게 칡뿌리를 채취하여 농가의 부업이 되는데, 이는 냉면재료나 식품으로 다양하게 개발하여 쓰고있다. 그외에도 쌍화탕이나 다른 제약에 대량 소비하고있다. 그러나 몇 년전까지만 해도 이 식물의 번식이 강하여 다른 식물에 해를 주고 산을 망친다고 하여 산림청에서는 이 식물을 죽이기 위해서 수억원의 예산을 책정하여 칡에 농약을 쓰는 등 국민의 혈세를 낭비했던 통탄할 일도 있었다.

칡은 뿌리에서 잎에 이르기까지 사슴이나 소의 사료는 물론 한약이나 양약의 자원에 절대 필요한 약일뿐만 아니라 옷이나 제지에도 필요한 대단히 중요한 우리의 식물자원이다. 이러한 자원을 체계적으로 보호 육성하여 소비와 생산을 적절하게 조절하는 정책이 필요하다.

17. 맹종죽(孟宗竹)과 왕대죽(剛竹)

 우리나라에서는 약 10여종의 대나무 종류가 중부 이남의 따뜻한 지역에서 자라고있다. 부산에서 고속여객선을 타고 거제도에 도착하여 하정리에 있는 성덕마을을 찾아 갔다. 그곳에는 죽순을 처리하여 가공하는 하정농협가공공장이 있

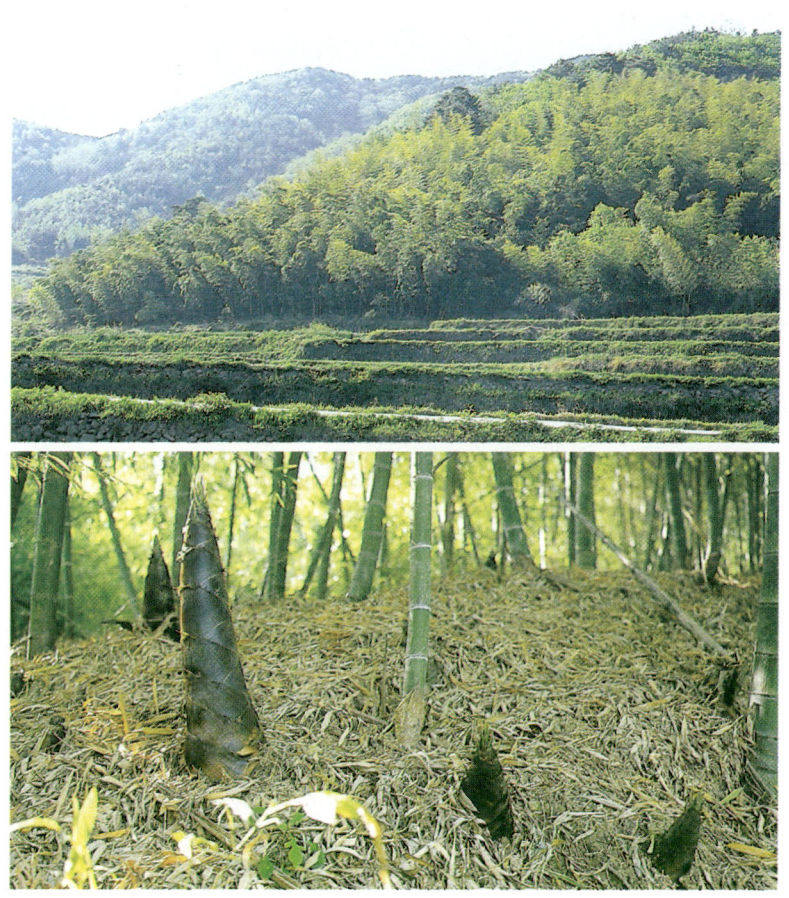

맹종죽과 죽순(덕성마을)

으며 이 마을 주위에 맹종죽이 널리 자생하고 있다. 주영포 공장장의 안내를 받아 맹종죽을 처음 이 마을에 재식한 고 신용우씨 손자 신동주씨와 같이 맹종죽이 자생하고 있는 생가 뒷산에 올라가 채취과정을 보고 사

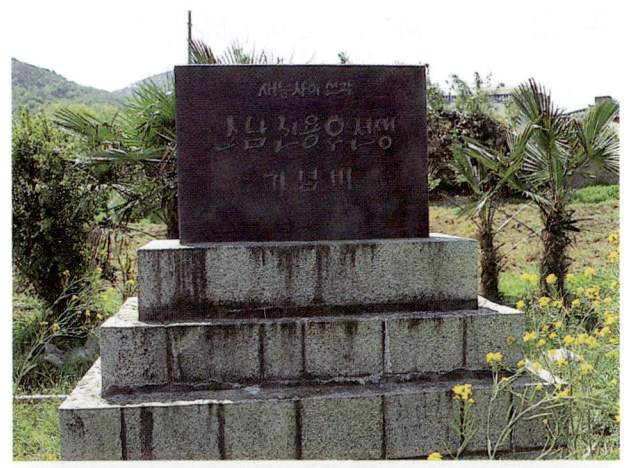

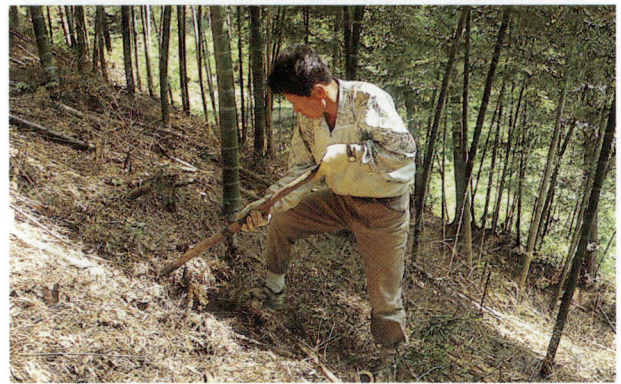

신용우씨 기념비와 후손

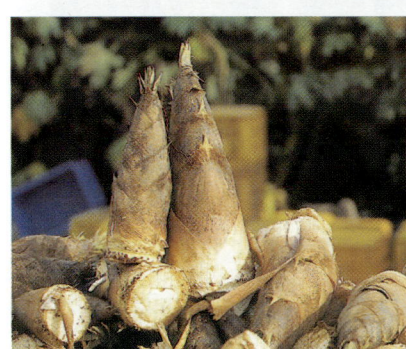

맹족죽 죽순

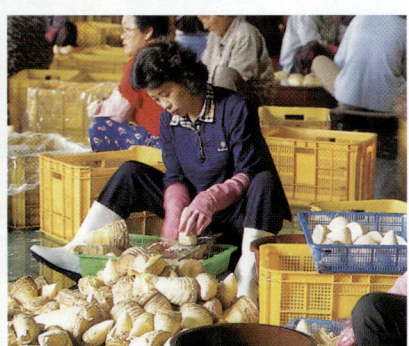

하정농협가공공장 작업현장

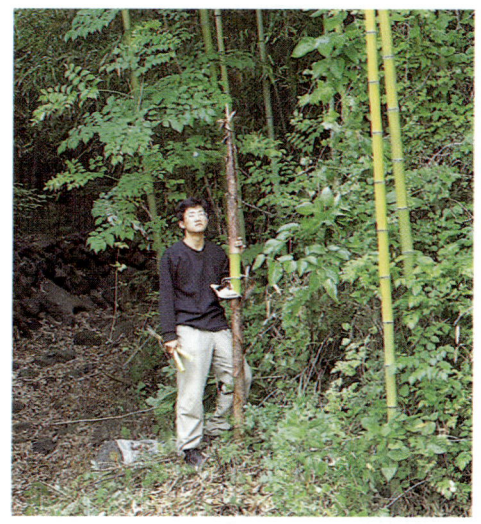

왕대죽

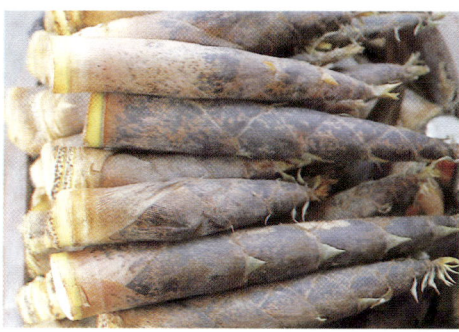

왕대죽 죽순

진을 찍었다. 맹종죽을 처음 이식한 신용우 선생은 몇 년전에 돌아가셨다. 그 분이 이 지역에 가져오게 된 동기는 일본에 징용으로 나갔다가 돌아올 때에 맹종죽 3뿌리를 고향에 갖고 와서 1뿌리는 다른 사람에게 주고 2뿌리는 주위에 심어서 80여년간 번식시킨 결과 지금의 덕성 마을은 1년간 130ha에서 약 1500톤의 죽순을 생산한다고 한다. 이러한 결과 이 지역에 경제적 도움이 커서 가정마다 교육에 힘써 지금은 다른 지역과 달리 20~30명의 훌륭한 인재들을 배출시켰다고한다.

왕대죽은 담양에서 많이 생산되고있다. 담양에는 물론 맹종죽도 있지만, 왕대죽을 이용한 죽제품이 많이 생산되는데, 특히 강변을 중심으로 전국 제일의 죽시장이 마련되어 구경거리가 되고있다. 왕대죽은 잎이 달리는 아래 부위에 짧은 털이 많이 나있는 것이 특징이며, 대나무중에서 가장

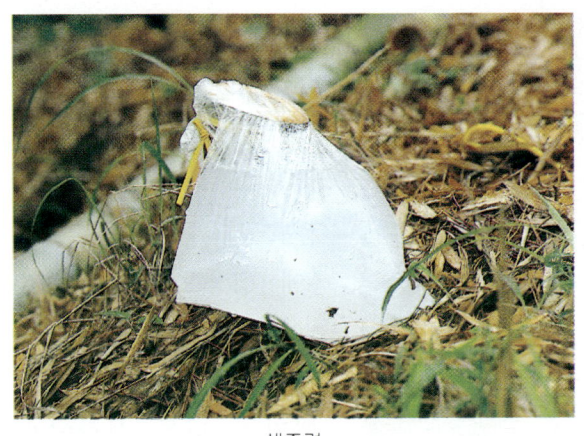
생죽력

키가 크고 굵은 것으로서 죽제품에 흔히 사용하고 죽순은 식용으로도 이용한다.

맹종죽은 줄기가 굵고 특히 마디와 마디 사이에 간격이 짧고 재질이 물러 죽제품으로는 사용하지 못하는 반면에 죽순은 굵고 맛이 달아서 죽순중에 제일 좋은식품으로 인정받고있다.

왕대죽이나 맹종죽은 1년에 키가 다자라며, 수령이 올라갈수록 속살이 두꺼워지고 단단해진다. 왕대죽은 맹종죽의 죽순에 비하여 육질이 가늘고 맛이 약간 쓰다. 성질은 모두 냉하여 장복하거나 많이 먹는 것은 속을 냉하게하여 소화력을 떨어뜨린다. 특히, 거제도에서는 4월 15일에서 5월 15일까지 약 1달간에 걸쳐 죽순을 채취한다. 싹이 거의 땅에 묻혀있는 것이 양질의 죽순으로 부드럽고 맛이 달다. 이미 땅위로 순이 나와있는 것은 육질에 섬유질이 많이 생겨 품질이 떨어지는데, 5월에는 땅속이 따뜻해져 순이 많이 자라버린 시기이다. 죽의 순(筍)이란 죽(竹)과 순(旬)이 결합한 글자로서 10일을 사이에 두고 자란 순을 먹는다는 의미를 갖고 있다. 이 시기에 그곳에 가면 마치 땅속에서 생명력이 돋아나는 신비감을 맛볼 수 있다.

거제도 하정리에서는 농협에서 죽순을 쪄서 캔으로 가공하

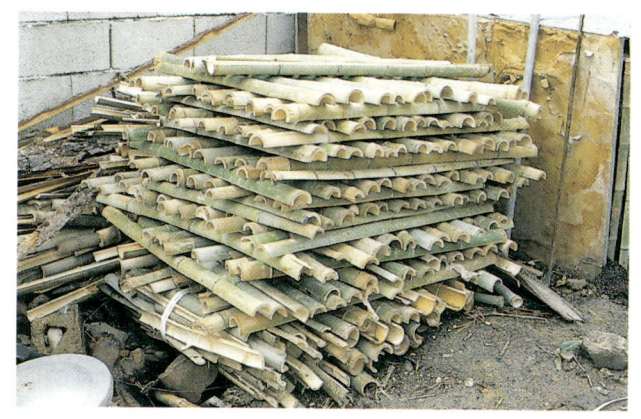
왕대

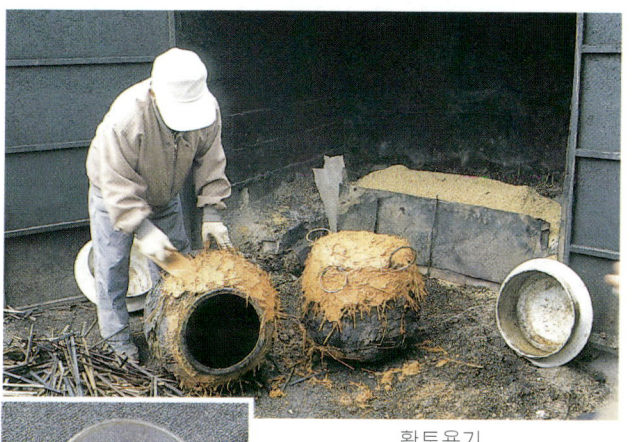
황토용기

여 시중에 보급하고 있다. 이 죽순은 약용으로 이용할 수 있는데, 열병의 번갈증(煩渴症)이나 술 해독, 열담(熱痰)을 삭히는데 좋으며 이뇨작용이 있고 다혈질의 고혈압 환자에게 좋다. 특히 5월에 대나무 밑을 잘라 비닐 팩을 부착하면 대나무 액을 받을 수 있는데, 이것을 생죽력(生竹瀝)이라고 하여, 열이 있고 조갈증(燥渴症)이 심할 때 이용할 수 있다. 죽력(竹瀝)을 인공적으로 만드는 방법은 대나무를 불에 직접 처리하여 얻는 방법, 간접적으로 독안에 넣고 불을 가하여 얻는 방법, 그리고 대나무 진액을 졸여 얻는 방법이

죽력

있다.

  그런데 전남 담양군 남산리에 가면 이상호옹은 경동시장에서 약재 거래를 하다가 죽력(竹瀝)을 부탁받아 오랫동안 만들어왔다. 옹기에 황토흙을 바르고 왕대죽을 잘라 속에 넣고 옹기를 맞대고 밑바닥에는 그릇을 묻고 그 위 밖에는 왕겨로 덮고, 톱밥을 다시 얹은 다음 불을 지펴 하루 정도 지나면 속에 열을 받아 진액이 밑으로 가라앉을 때 참대 속을 넣은 독을 제거하면 밑바닥에 고인 그릇을 채취하여 죽력(竹瀝)을 얻게된다. 내가 직접 방문하여 죽력 맛을 보았을 때 단내가 나고 매워서 환자가 도저히 먹을 수 없을 것 같았다. 그래서 이옹에게 참대를 잘라 넣기 전에 하루동안 찬물에 충분히 담갔다가 물을 많이 머금은 상태에서 제조하도록 한 후 다시 먹어보았으나 아직 맵고 단냄새가 나기 때문에 우선 중풍 환자가 복용할 수 있도록 맛을 내주고 효능에 도움을 줄 수 있는 벌꿀을 적당히 타서 맛을 내도록 하였다. 그후 그런데로 고혈압 환자나 중풍 환자에게 쓸만한 제품을 만들게 되었다. 죽력은 냉(冷)하고 끈끈하여 소화가 잘 되지 않고 중풍 환자는 가래가 많이 발생하기 때문에 반드시 죽력과 생강즙을 5:1정도의 비율로 혼합하여 사용해야 혈압이 내리고 담을 삭히는 좋은 효과를 볼 수 있다.

18. 참죽나무와 가죽나무

춘목(椿木)을 참죽나무라하고 저목(樗木)을 가죽나무라고 한다. 초여름이 되면 텃밭의 가쪽이나 담울타리 주변에 유난히 겉껍질이 검고 담황색을 띤 어린잎이나 가지를 아낙네들이 따거나 꺾는 모습을 볼 수 있다. 이 나무는 멀구슬과에 속하는 낙엽교목의 춘목(椿木)을 말한다. 춘(椿)이란 나무의 결이 아름답고 견고하고 향기가 있다는 뜻이다. 꽃은 20~30년이 되지 않으면 잘피지 않는다. 특히 봄에 어느 나무보다 맨 먼저 싹이 발생하게 되므로 모든 나무에 으뜸인 신비스러운 나무라는 뜻이다. 이 나무는 가구재목으로 귀하게 쓰일뿐 아니라 초여름에 잎은 나물로 먹고 가는 가지는 특히 겉껍질을 벗겨 된장에 파묻어 두었다가 자반으로 사용하면

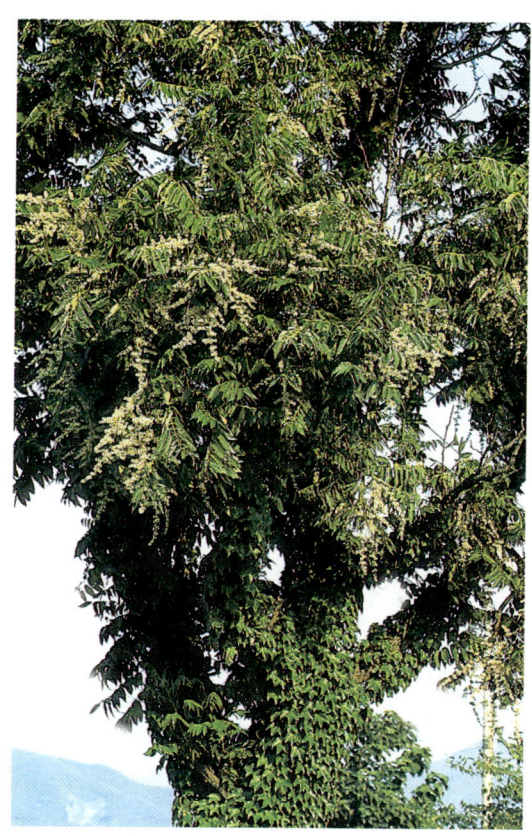
참죽나무와 꽃

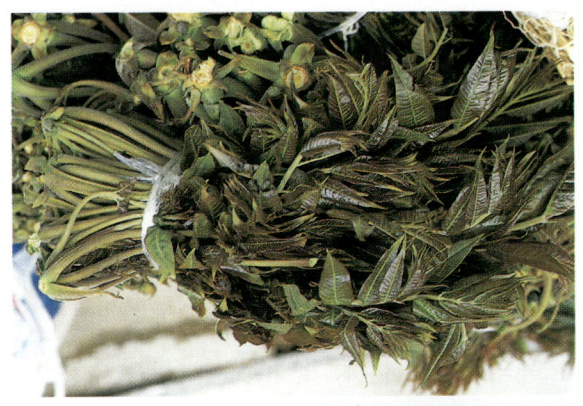

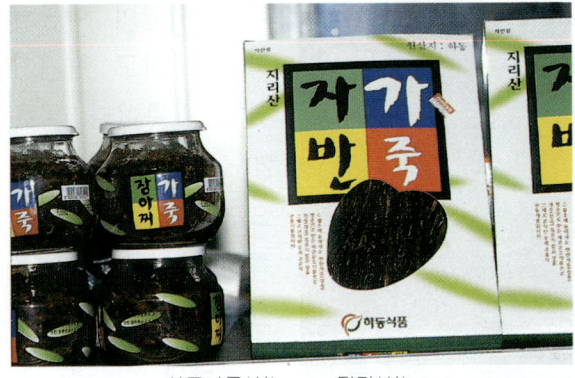

참죽나물(상)   튀각(하)

씹는 맛이 매우 독특하며 가죽을 씹는 감각과 비슷하고 맛 또한 독특한 향기가 있다. 잎은 찹쌀죽에 묻혀 튀각을 만들어 먹는다. 일반인들이 흔히 같은 과(科)에 속하는 가죽나무라고 잘못 알고 있는 경우가 많다.

가죽나무는 나무결이 춘목(椿木)보다 성글고 질이 약하며 꽃도 잘피며 협과(莢果)를 맺고 일종의 취기(臭氣)가 심하게 난다. 그러나, 춘목은 나무결이 아름답고 견고하여 가구용으로 많이 쓰이며 20~30년이 되면 6월에 작은 흰꽃이 피며 10월에 결실을 맺는다.

특히 참죽나무는 연중 수시로 수피(樹皮)나 근피(根皮)를 채취하여 약으로 쓰는데 한방에서는 수피(樹皮)를 춘피(椿皮)라고 하고 그 뿌리의 껍질을 춘백피(椿白皮)라 한다. 이 춘백피를 채취하면 외면의 겉껍질을 벗기고 방망이로 가볍게 두들겨 외부와 내부의 목질을 격리시켜 목질을 거심(去

心)하고 내면의 흰부분을 햇빛에 잘마르도록하여 곰팡이가 번식하여 검게되지않도록 특히 주의해야 한다.

대개 시중에서는 수피와 근피를 같이 사용하는 경우가 많으며 수피를 약으로 사용할 때는 피부의 코르크층을 제거하고 물에 담가 수분이 충분히 스며들게하여 어느정도 말린 다음 잘게 썰어 햇빛에 말려쓴다. 특히 약이 냉하고 쓰고 떫기 때문에 초(炒)해 쓸 때는 냄비에 밀기울을 넣고 가열하여 약간 연기가 날 때 춘백피를 넣고 같이 볶아 황갈색이 날 때 밀기울을 체로 쳐서 버리고 춘백피를 걸러 사용한다. 이 춘피는 기미(氣味)가 냉하고 고삽(苦澁)하여 내열을 청열시키는 효능과 하부의 변출혈이나 여자의 자궁출혈 또는 설사나 이질을 치료하는 효능이 있다. 특히 외용에는 종기나 백선 치료에 즙액을 피부에 직접 바른다.

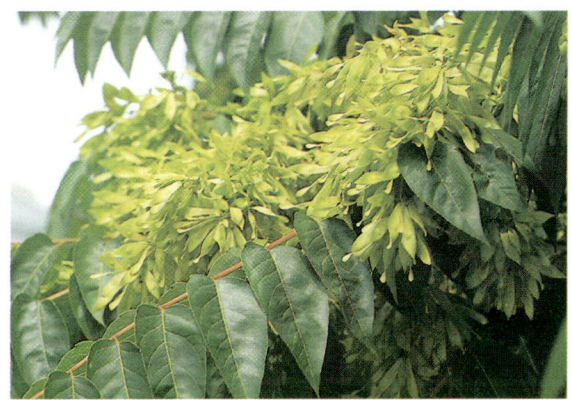
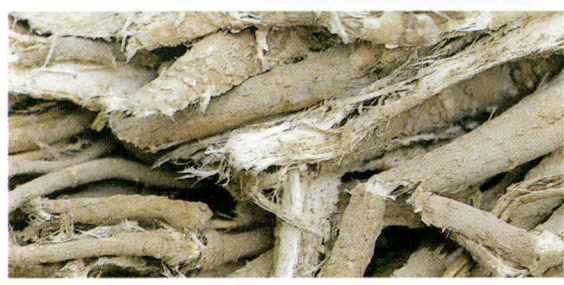
가죽나무(상)　저근백피(하)

가죽나무의 뿌리의 껍질을 저근백피(樗根白皮)라고 하여

내열을 청열시키고 출혈, 설사, 이질을 치료하며 살충 효과가 있다. 외용으로 쓸 때는 전탕(煎湯)으로 세척하거나 또는 졸여서 고(膏)로 만들어 붙인다.

효능에 있어서 춘목(椿木)과 저목(樗木)은 거의 유사하지만 춘백피는 성미가 쓰고 삽(澁)하고 냉(冷)하며 혈분(血分)으로 들어가고 저근백피(樗根白皮)는 성미가 쓰고 삽(澁)하고 한(寒)하여 기분(氣分)으로 들어간다. 다같이 청열(淸熱), 조습(燥濕), 삽장(澁腸), 지혈(止血), 살충(殺蟲)하는 효과는 비슷하지만 춘목(椿木)은 저목(樗木)보다 효능이 비교적 강하다. 특히 이 두 약은 열이 없는 증상이나 기혈(氣血)이 허약하거나 비위(脾胃)가 약한 환자는 쓰지 않는 것이 좋다.

19. 분꽃과 나팔꽃

한여름 시골길을 걷다보면 담장 주변이나 텃밭 주변에 아름답게 피어난 분꽃이나 나팔꽃을 볼 수 있다. 두 꽃은 관상용으로 이용할뿐 아니라 분꽃의 씨앗은 얼굴 미용에 쓰고 나팔꽃 씨앗은 변비(便秘)나 복수증(腹水症)에 이용한다.

한방에서 얼굴이란 경락학적으로 모든 양기가 모여있고 위(胃)의 경락이 많이 분포되어 있다. 그러므로 위장에 열이 있으면 얼굴이 붉어지고 얼굴에 발진이 생기거나 사춘기에 여드름이 악화되는 경향이 있다. 또한 노인이 되어 위 기능이 떨어지게 되면 얼굴에 차가운 기분을 느낀다. 특히 사춘기의 청소년들이나 여자들의 얼굴에 여드름이 생기면 한방에서는 위열을 치료하는 승마위풍탕(升麻胃風湯) 같은 것을 써서 치료하고, 특히 기미, 주근깨, 여드름이 생기면 외용으로 중요하게 이용하였던 약이 분꽃의 씨앗이다.

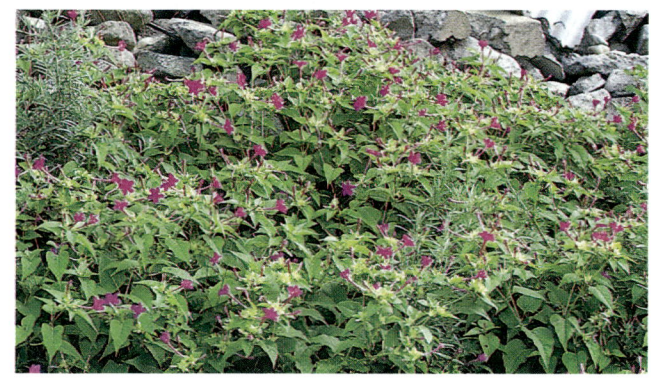

분꽃

분꽃은 남미가 원산으로 분꽃과에 속하는 일년생 초본으로 꽃은 작은 나팔꽃 모양으로 다발적으며 야간에

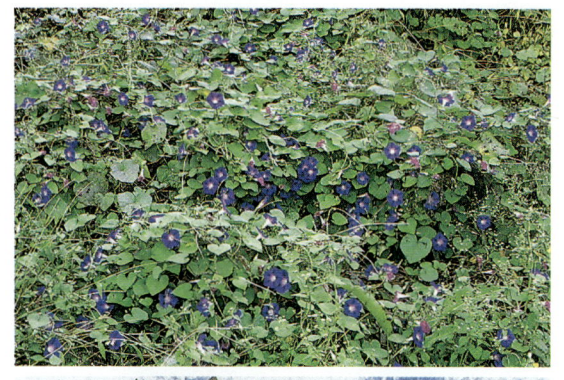

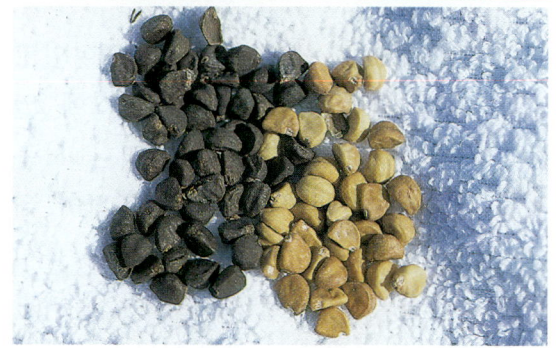

나팔꽃(상)　흑축과 백축(하)

는 짙은 향기를 내뿜어 모기를 구제할 정도로 향기가 강하고 팥알 정도의 검은씨앗이 달린다. 그 속에는 다량의 흰전분이 들어 있고, 그 외에 조지방, 지방산, Oleine, Lino-lein, Quercetin 등이 들어있다. 이러한 분꽃의 씨앗 속에 들어 있는 흰분말을 채취하여 옛부터 여자들의 얼굴 미용에 그 가루를 찬물에 개어 얼굴에 발라 치료하던 귀중한 약이다. 특히 뿌리는 햇빛에 말려 이뇨(利尿), 각혈(咯血), 옹종(癰腫)에 내복하고, 잎은 생으로 찧어 종기와 옴에 외용(外用)하고 그 수액(水液)은 수종(水腫)에 내복하기도 한다.

　또한 나팔꽃은 메꽃과의 덩굴성 초본으로 분홍색 등 다양한 종류가 있으며 늦가을에는 장관을 이룬다. 한방에서는 씨앗을 색에 따라 흑축(黑丑) 또는 백축(白丑)으로 구분하고 또한 견우자(牽牛子)라고도 한다. 흑(黑)이란 수(水)를 의미하며 신(腎)에 속하고 축(丑)이란 방위를 나타낸다. 백(白)이란 희다는 의미로써 폐(肺)에 속하는 방위를 뜻한다.

또한 견우자(牽牛子)란 한 농부가 각기 부종에 걸려 이 약을 구하기위해 소를 끌고가서 바꾸었다는 전설에 의하여 이름이 지어졌다고한다.

이 씨앗 속에는 Pharbitin이란 성분이 들어 있어 아주 강력한 설사와 이뇨시키는 작용이 강하다. 그러므로 체력이 약하거나 특히 노인, 임산부에게는 사용할 수 없으며 복부가 팽만하고 미열이 있고 변비가 있는 실증(實證) 환자에게만 사용할 수 있다.

이 씨앗을 사용할 때는 특히 독성이 강하여 반드시 수치(修治)를 하여 사용해야 한다. 종자를 물에 띄워 뜨는 것은 버리고 가라앉는 것을 채취하여 대개 600g정도 견우자를 햇빛에 말린 것을 술에 담갓다가 다시 시루에 3시간 정도 찐 다음 다시 후라이팬에 초(炒)하고 다시 짓찧어 겉껍질을 버리고 두말(頭末) 즉 가루만을 약 150g정도 정선하여 변비에 사용한다.

생씨앗을 그대로 사용하면 신경 과민이나 혈뇨(血尿), 변혈(便血), 또는 심한 복통(腹痛)을 일으킨다. 특히 실증 복수에 사용할 때는 마른 씨앗을 까지 않고 그대로 다른 약과 배합하여 사용하면 효과를 볼 수 있으나 속 씨앗을 까서 쓰면 심한 독성이 발생한다. 이와 같이 두 약은 우리 주변에서 볼 수 있는 아름다운 꽃이면서 또한 약으로 이용하였던 친근한 식물이다.

20. 복분자(覆盆子)와 정력제(精力劑)

한약의 각각 이름은 그약의 효능을 나타내는 의미를 갖고 이름지어진 것이 많이 있다. 그중의 하나가 복분자란 약이다. 본초학에서는 줄기가 땅으로 뻗고 7월에 붉게 큰 열매가 익는 것을 봉류(蓬蘽:멍석딸기)라 하고, 나무줄기에 백색가루가 있고, 열매가 익으면 검게 되는 것을 복분자 딸기라고 한다. 복분자는 익으면 형태가 작아지고 봉류는 커지는 경향이 있다. 그러나 효능이 유사하여 다 같이 복분자와 같이 이용된다. 신농본초경(神農本草經)에 처음으로 기록된 것은 멍석딸기인데, 후대에 잘

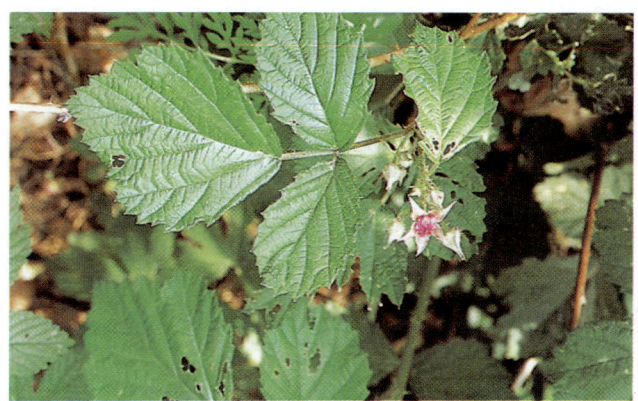

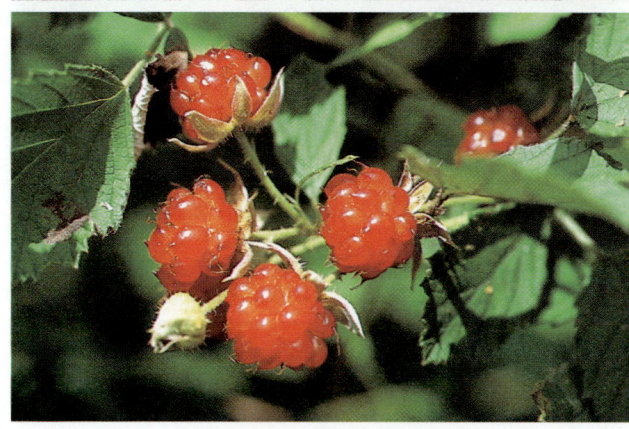

멍석딸기 꽃과 열매 - 〈송홍선〉

못 이용되면서 한국에서도 복분자 딸기를 많이 이용하고 있다. 그러나 전문가의 입장에서 보면 복분자 딸기보다는 멍석딸기가 효능이 더 좋을것으로 생각할수도 있다.

복분자는 식물학적으로 장미과에 딸린 갈잎 떨기나무 (Rubus coreanum)에 속한다. 5~6월에 분홍빛 꽃이 피고 7~8월에 붉은 열매로 익고 뒤에는 검은 색으로 변한다. 이 열매는 아주 작은 알갱이가 여러개 모인 취합과(聚合果) 또는 위과(僞果)라고도 한다. 위과(僞果) 속에 각각의 알갱이는 육(肉)으로 쌓여 있고 그 속에는 아주 작은 씨앗(子)이 들어 있다. 한방에서는 신의 기능이 허하고 정액이 고갈 되었을 때에 이 씨앗(子)을 장복하면 신장(腎臟)을 따뜻하게 하고 자양(滋養)하여 양기(陽氣)를 왕성

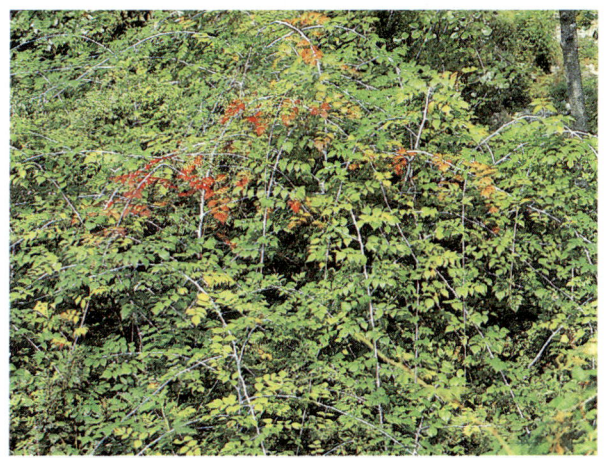
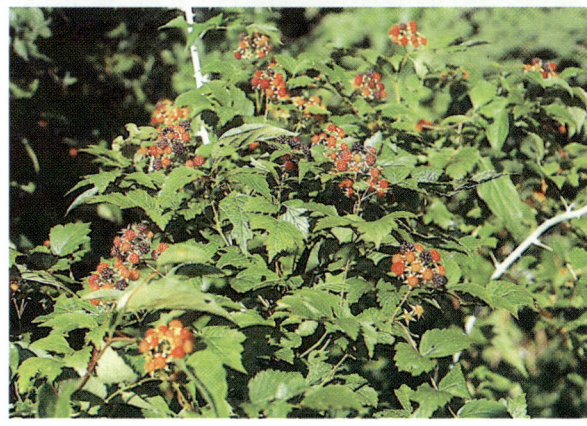
복분자나무와 열매

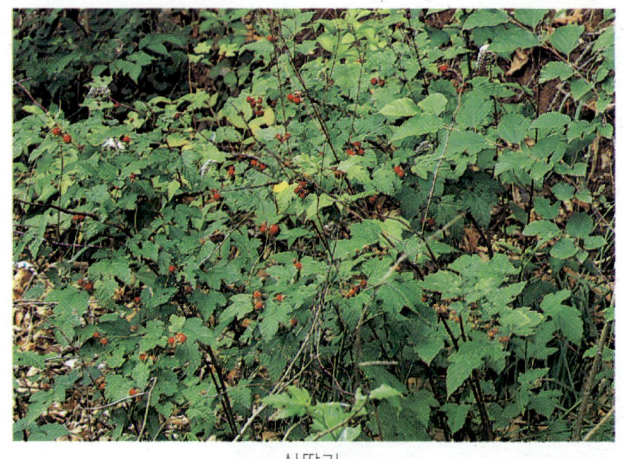
산딸기

하게되어 소변을 힘차게 뻗어나가 요강을 엎어지게 한다는 뜻에서 엎어질 복(覆), 요강 분(盆), 아들 자(子)를 넣어 복분자(覆盆子)라고 하였다.

  이 열매는 한약 이외에도 식용과일로 먹기도 하고 잘익은 복분자를 술에 담가 쓰기도 한다. 특히 고창 선운사 주변에는 설록차, 풍천장어, 복분자 술이 나기 때문에 삼미(三味)의 특색있는 고장이라고 한다.

  복분자의 종류는 우리 나라에도 16종이나 있다. 딸기나무는 종류에 따라 꽃과 열매의 맺는 시기가 다르며 잎의 모양이나 색깔도 다양하다. 우리 나라에는 주로 고창 선운사 주위의 복분자 딸기와 포항

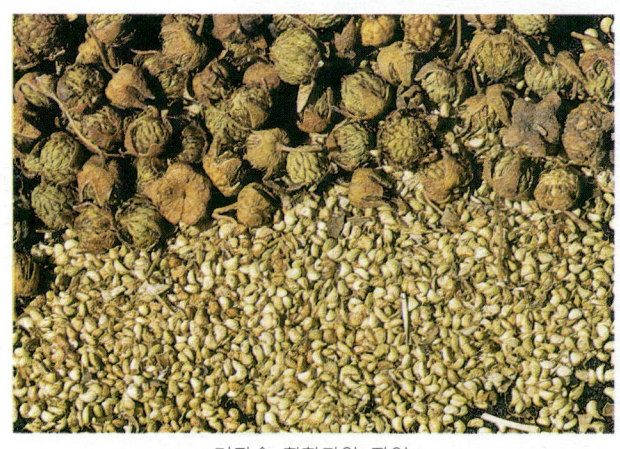
미과숙 취합과와 자인

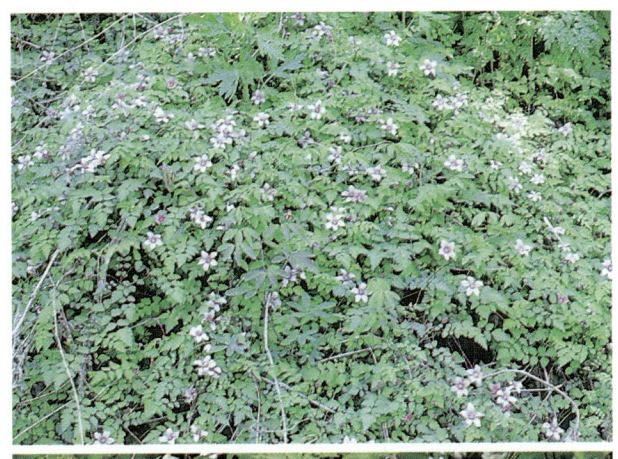

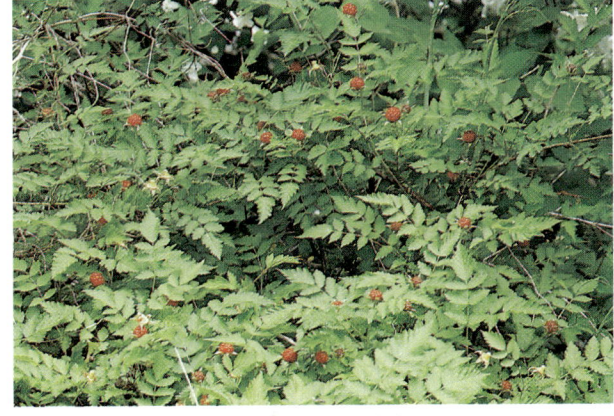

줄기딸기 꽃과 열매

수정리에 나무딸기를 대량재배하여 국내에 공급하고 있다. 즉 산딸기는 초여름에 흰 꽃이 피고 붉은빛 줄기로서 가시가 있으며, 잎은 3~5갈래로 거칠게 나와 있다.

복분자 딸기는 줄기 딸기와 유사하지만 전체적으로 크고 무성하며 잎과 줄기가 좀더 크다. 줄기에는 흰가루가 있고 늘어지며, 꽃은 연한 붉은색을 띤다. 그러나 줄기 딸기는 5~9장의 작은 잎들이 좌우로 나란히 달린 복엽으로 복분자 딸기보다 분홍빛 꽃이 피고 덩굴로 되어 있다. 멍석딸기는 잎이 3장이고 뒷면이 흰 털로 덮여 있다. 장딸기는 섬에 자생하며 키는 1m 정도이며 반상록으로 겨울을 나며 흰꽃이 비교적 크다. 곰딸기는 줄기에 붉은 가시가 많이 나있는 것이 특징이다.

잘 익은 복분자의 위과(僞果)는 성분적으로 구연산, 사과산, 살리질산, 서당, 과당 등이 들어있다. 이 과일을 물에 깨끗이 씻어 꼭지와 잎을 제거하고 술과 설탕을 배합하여 외부공기가 들어가지않게 밀봉하여 오랫동안 삭혀 특주를 만들어 먹는다.

특히 한약으로 쓰기 위해서는 지금까지 한방계는 잘익기 직전인 황색일때 (50-60%)취합과를 따서 끓는 물에 데쳐 햇빛에 건조하여 약으로 쓸때는 다시 슬을 넣고 찐다음 사용한다. 본초학 분류상 고삽약(固澁藥)에 속하며 속과 겉이 다른 두가지 효능을 갖고 있다.

한편으로는 속씨앗은 성질이 따뜻하여 신장기능을 활성화하고 정액을 보충하는 효능이 있으며 또다른 한편 겉껍질은 수렴하는 작용이 있어 신이 허하여 정액이 배설되는 것을 억제하는 양면성의 효과가 있다. 그러나 복분자란 자(子)는 취합과(聚合果)나 또는 위과(僞果)가 아니라 그 속에 있는 아주 작은 수십개의 과(果) 중에서 한 개의 과육을 제거한 아주 작은 씨앗(子)을 말한다. 그러므로 시중에서 취합과(위과)를 그대로 쓰는 것은 잘못된 것이다.

특히, 신장기능을 따뜻하게 활성화하고 또한 정액을 보충하여 남자의 양기를 활성화하고 여자의 불임을 치료하기 위해서는 완숙한 취합과를 따서 끓는 물에 데쳐 건조한 다음 사용할 때에는 술에 쪄서 과육(果肉)을 비벼서 제거하고 씨앗만을 취하여 짓찧어 쓰는 것이 올바르게 사용하는 방법이다.

복분자는 크게 효능을 나누어보면 그 하나는 신장 기능을 따뜻하게하고 정액을 보충하고 양기(陽氣)를 돕고 다른 하나는 간기능을 강화하는 작용이 있다.

즉, 남자의 양기를 활성화하고 여자의 임신을 치료하기 위해서는 파극천, 육종용, 녹용, 오미자 등을 배합하여 보신장양익정(補腎壯陽益精)시키는 복분자환(覆盆子丸)을 쓴다.

또한 간신(肝腎)에 혈이 부족하거나 기능이 나빠져 시력이 캄캄하고 동공이 맑지 못하고 피로할 때 복분자, 오미자, 토사자, 숙지황, 제실자등을 배합하여 간신을 보하고 피를 보충하여 눈을 맑게하는 사물오자환(四物五子丸)을 쓴다.

이와같이 복분자의 효능은 야누스와 같은 양면성의 기능을 갖고있다. 즉 몸에 양기(陽氣)를 발생하고 또한 정액을 보충하기도 하고, 반대로 정액의 배설을 수렴하는 양면성의 효능을 갖고있다.

복분자는 보신(補腎)에 좋은 효능이 있는 반면에 또한 부작용도 갖고있다. 소변을 잘누지못하거나 음액(陰液)이 부족하여 열이 있는 증상 즉 간양상항(肝陽上亢)의 고혈압 증상이나 또는 양기의 항진증이나 결핵성 미열 또는 위산과다나 위염이 있는 경우에는 사용하지 않는 것이 좋다.

21. 경주의 조각자와 오수유

우리나라에는 유명한 한약의 자생지나 재배지가 여러 곳에 있다. 구례에는 산수유, 청양의 구기자, 거제도의 맹종죽, 진부의 당귀, 의성의 작약, 고창선운사의 복분자 등이

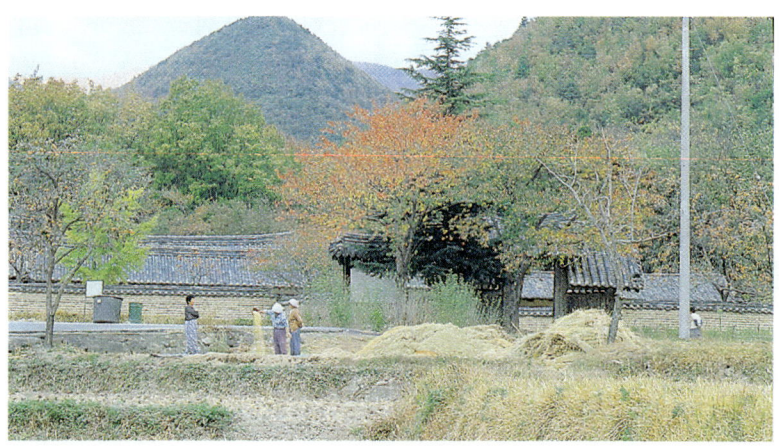

독락당 전경

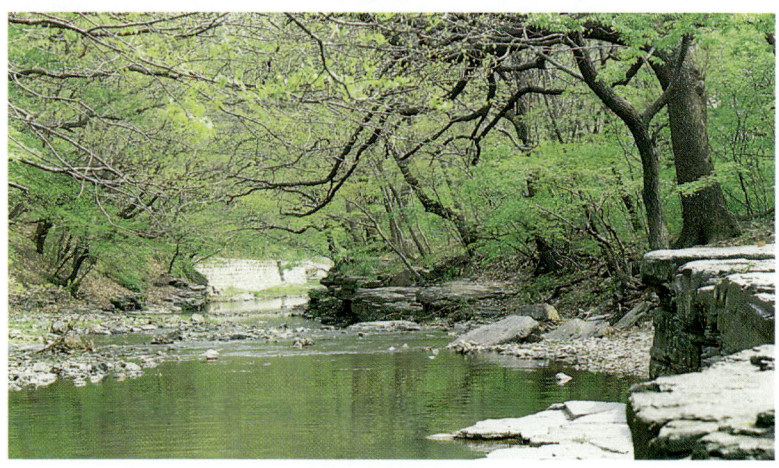

옥산서원으로 가는길

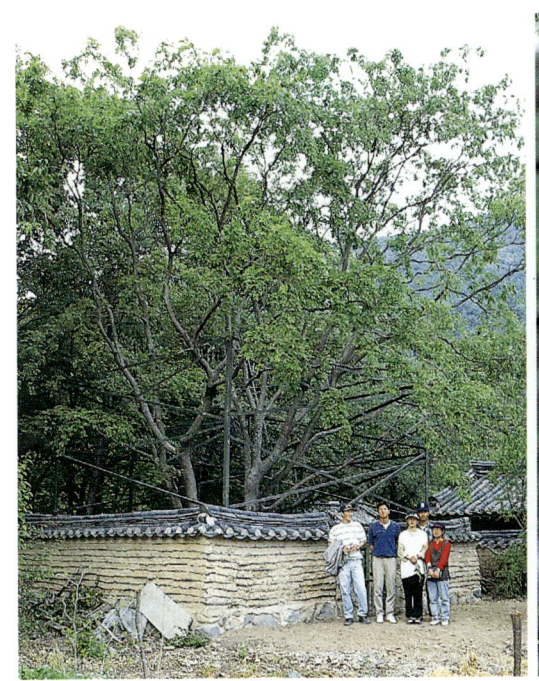
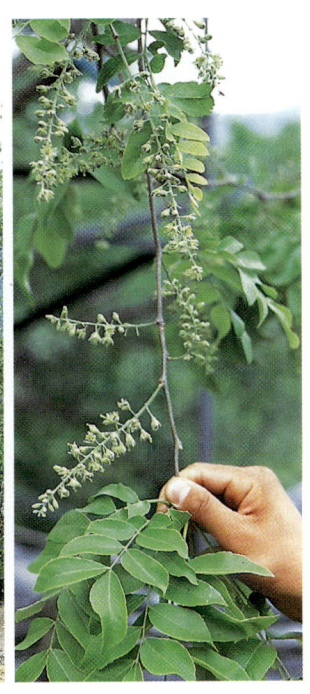

독락당내 당조각나무와 꽃

유명한데 기후와 토질에 따라 오래동안 특산품으로 산출되고 있다.

  특히, 경주지역에는 고약에 많이 사용되었던 조각자(皂角刺)가 있고, 오수유(吳茱萸)는 식물도감에 자생하는것으로 기록되어있다. 그런데, 이 조각자의 기원식물은 주엽나무로서 경주지역에는 중국에서 들어온 당조각자와 자생하는 아재비줄 조각자나무가 자생하고있다. 경주시 안강읍 옥산 1리에는 조선 중엽때 조선 도학의 시조인 이언적(李彦迪)선생이 중앙에서 벼슬을 하다가 고향인 안강으로 내려와 자옥산(紫玉山) 아래 조선 중종 11년(1516)에 독락당(獨樂堂·보물 제413호)을 짓고 뒷마당에 중국에 사신으로 갔다

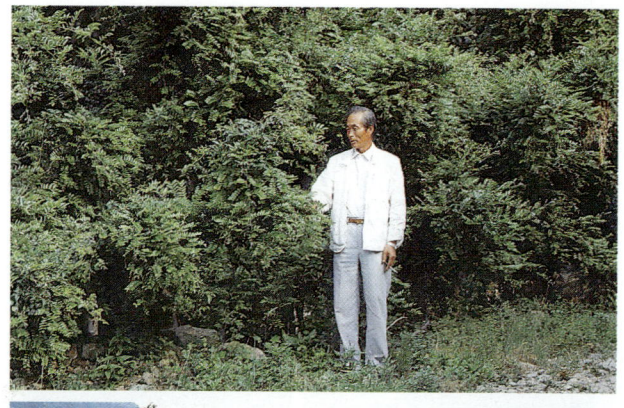

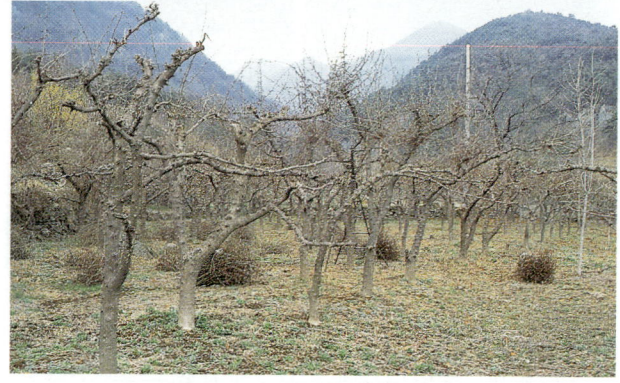

손영우옹(상)과 건천 조각자나무(하)

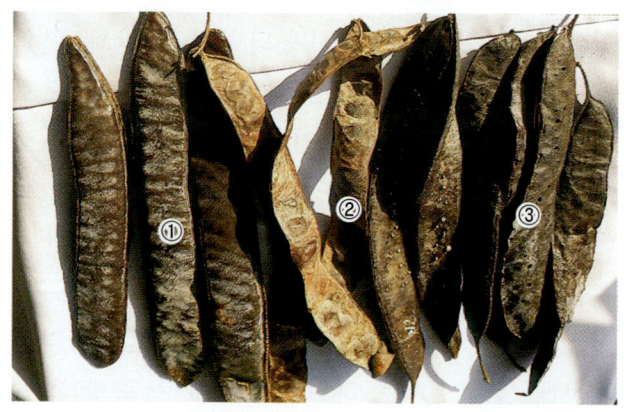

①당조협 ②주엽나무 꼬투리 ③아재비줄 조협

돌아온 친구로부터 조각자를 기증받아 산수유, 약쑥과 함께 심었다고 한다. 이 조각자나무는 사라호 태풍때 원줄기가 부러져 나가고 곁가지가 자라고 있으며 수령이 400여년이 넘어 가시와 꼬투리가 적게 열리고 있는데, 그 후손들이 독락당 입구에 묘종을 받아 20여년생이 자라고 있다. 독락당의 당조각자는 꼬투리가 두껍고 살

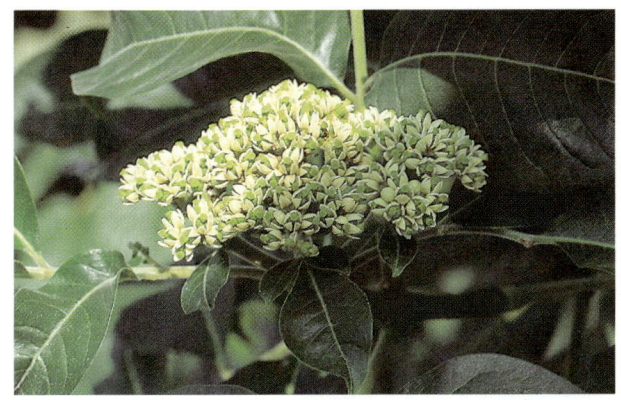
오수유나무 꽃

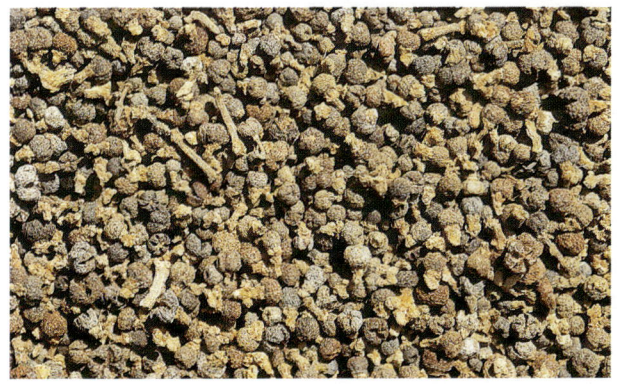
열매

찌고 곧바르다. 그러나 울주군이나 건천지역의 조각자는 꼬투리가 약간 얇고, 뒤틀려져 있어 아재비쥴조각자에 속한다.

경주 근처 건천 조각자는 처음 손영우옹이 화천(건천 근처)에서 묘종을 구하여 건천지역 밭과 인가 근처 둑에 많이 심고 여름과 가을에 조각자를 전등가위로 잘라 고약이나 축농증약으로 전국에 보급하였는데, 수령이 대개 60~70년 정도 되었다. 그러나 중국에서 값이 싼 조각자가 많이 수입되면서 요즈음은 모두 베어버렸다. 또한 인가나 밭근처에 자생하는 조각자나무는 가시가 많아 거추장스러워 농민들이 잘라버리는 경향이 있다. 그러나 이 식물은 경주 특산물이라고 생각하여 본인이 포항 MBC에 조각자의 중요성을 이야기하여 방송된 적이 있다. 이때 PD와 같이 건천에 나가 처

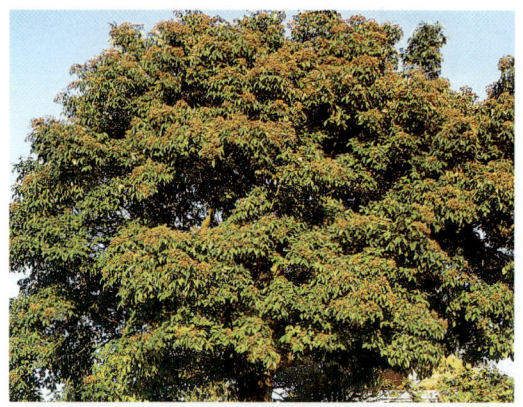
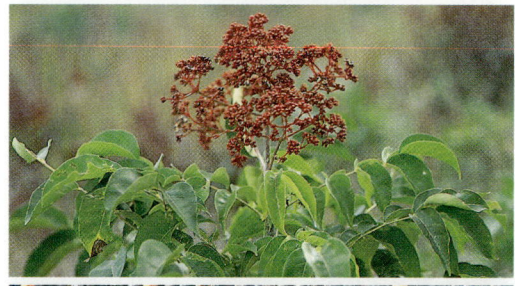
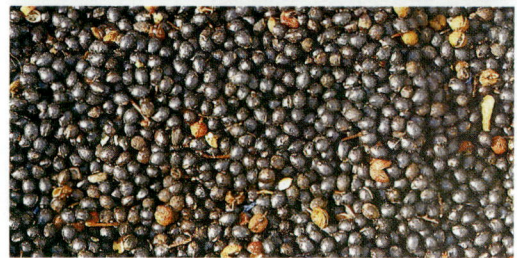

취나무꽃과 씨앗

음 묘종을 화천에서 건천에 재배한 손영우 옹과 같이 사진을 찍고 돌아와 내가 마련한 주엽나무 꼬투리, 당옥당 당조각자 꼬투리, 아재비줄조각자 꼬투리를 비교하여 보았는데, 이 꼬투리 껍질 안에는 점액성이 강한 특이한 냄새가 나는 물질이 각각 다르게 들어있다. 중풍으로 졸도하였을때, 이 약을 가루를 내서 붓통에 넣어 코에 불어넣으면 재채기를 하며 각성시켜 일반적으로 깨어나지만 재채기를 하는 각성이 되지 못하면 중풍환자는 중증이 되어 대개 사망하게된다. 특히 축농증환자의 코에 이 가루를 불어넣으면 부비강이 자극을 받아 콧물과 농이 배출되는 치료 효과가 나타난다.

경주 조각자가 값싸다고 모두 베어버리고 쓸데없다고 생각하지만 그것은 잘못된 생각이다. 조각자의 꼬투리는 옛날에는 거품이 잘나서 때를 빼는 비누 대용으로 썼고, 중국에서는 비누에 혼합하여 무좀이나 곰팡이성 피부병에 특수약으로 이용된다.

　자원은 보호하고 자생력을 키워 대량 재배할 때, 자원화와 산업화를 할 수 있어 경제적 도움을 받을 수 있다는 것을 명심해야 한다.

　또한 우리나라에서 발행된 여러 식물도감 목본부에 경주의 오수유나무가 특산물로 되어 있다. 나는 이 약을 경주지역에서 찾아보기 위해 문헌기록이나 산행 답사를 통하여 여러번 찾아보았으나 조선오수유라고하는 쉬나무만 볼 수 있었다. 쉬나무는 여름에는 흰꽃이 피고 가을에는 빨간빛으로 변하여 열매가 익는데 모양이 오수유와 비슷하다. 아마도 이것을 옛 선배들이 오수유라고 착각했던 모양이다. 우리나라에 자생하는 오수유는 없으며 단지 수원 농업진흥청 안에 일본에서 가져온 오수유나무 한 그루가 있고 부산대 약대 약초원에 몇 그루의 오수유나무가 있을뿐 경주지역에는 쉬나무(일명 조선오수유)외에 오수유나무는 없다고 생각된다. 농가에서는 쉬나무 열매를 따서 기름을 짜 식용으로 쓰고 복통이 있거나 손발이 찰 때 먹는다고 한다. 결론적으로 경주의 오수유나무는 없으며 식물도감에서 삭제되어야한다고 생각된다.

22. 우리 나라에 상기생(桑寄生)은 있는가

우리나라 문헌상 상기생에 관한 기록은 여러 곳에 나타나고 있다. 조선왕조실록(朝鮮王朝實錄)에 의하면 세종 13년 3월 10일에 김자견이란 의원이 황해도 백령도와 대청도에서 자란 뽕나무 겨우살이 50斤을 채취하여 조정에 보냈다는 기록이 있으며 특히 광해군 7년(1614) 1월 8일에는 뽕나무 겨우살이 종자를 없어지게한 김기명 첨사를 처벌하여 달라는 상소가 사간원으로부터 올라왔다. 그 이유는 첨사 김기명이 관재(棺材)로 쓰기 위하여 뽕나무 겨우살이가 매달린 늙은 뽕나무를 베려고 할 때 주민들이 일제히 베지 못하게 하였으나 첨사는 베어 관재(棺材)로 썼기 때문이었다. 그후 내국의원으로부터 뽕나무 겨우살이를 보내라는 독촉에 가짜 뽕나무 겨우살이를 올려보냈으나 그 내용이 발각되어 문책을 받게 된 것이다.

그후 동의보감에도 상기생은 예로부터 귀하여 진품을 구하기 힘든 약이라고 기록되어 있다.

현재 우리나라에서 자생하는 겨우살이에는 지금까지 알려진 것으로는,

① 겨우살이(Viscum album L.Var. Colortum Ohwi), 붉은 겨우살이(Viscum album Linne Var. rubro-auran hacum (makino) obwi)
② 꼬리 겨우살이(Loranthus tanakae Fr. et Sav)
③ 동백나무 겨우살이(Pseudixus Japonicus Hayata)

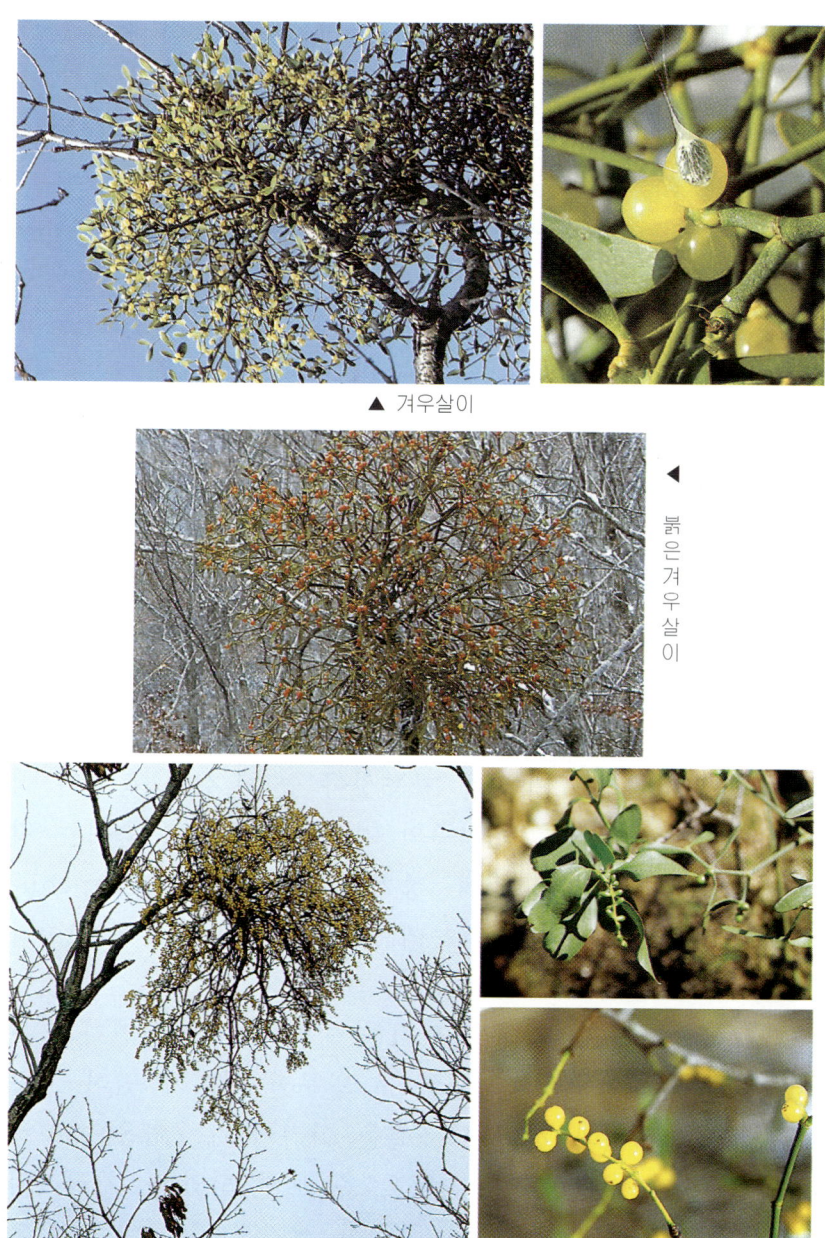

▲ 겨우살이

◀ 붉은겨우살이

▲ 꼬리겨우살이와 열매

④참나무 겨우살이(Loranthus yadoriki Sieb)등이 있다.

한의학에서 약재로 사용하는 중국의 기본식물 상기생(桑寄生)은 Loranthus parasiticus L.merr이며 곡기생(槲寄生) 은 Viscom album L.var. coloratum Oh wi로서 우리나라에는 중국의 기본 상기생(桑寄生)은 없으며 근연식물인 참나무 겨우살이, 꼬리겨우살이 등이 대용 상기생(桑寄生)류에 속하며 곡기생(槲寄生)은 중국에서 사용하는 기본종과 같다고 이해된다.

그러나 뽕나무에 기생하는 겨우살이는 식물 분류학적으로 어떤 종류의 것인지는 지금으로서는 정확히 알수 없다.

원래 뽕나무의 겉표면을 확대하여 보면 솜털모양의 표피로 되어있어 멧비둘기나 산새들이 그 종자를 먹고 변을 배설할 때 종자 속에는 점액성이 많아 잘 부착되어 발아할 수 있는데 겨우살이나 꼬리 겨우살이, 참나무 겨우살이 중의 한 종이 뽕나무에 기생한 것을 우리나라에서는 일반적으로 상기생이라고 불렀을 가능성이 높다. 현재 북한의 식물도감에도 남한에 있는 4종의 겨우살이 종류에 속하는 것 밖에는 없으므로 중국에 상기생 기본종인 Loranthus Parasiticus L.merr가 뽕나무에 기생한 상기생(桑寄生)이라고는 볼 수 없다.

다행히 대만 고산지대에 위치한 대만성임업시험연화지 분소(臺灣省林業試驗蓮華池分所)를 방문할 기회가 있어 그곳에 가서 안내원과 같이 약초원을 따라가던중 처음으로 동백나무에 기생한 상기생(桑寄生)을 보게 되었다. 지금까지 그토록 보고싶고, 궁금했던 중국산 상기생(桑寄生)을 보고 정신없이 황홀감에 빠져 떨리는 가슴으로 사진을 몇 장을

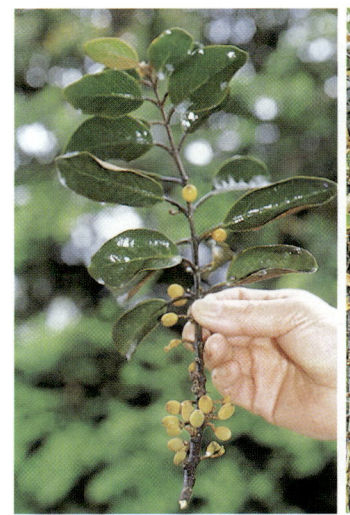
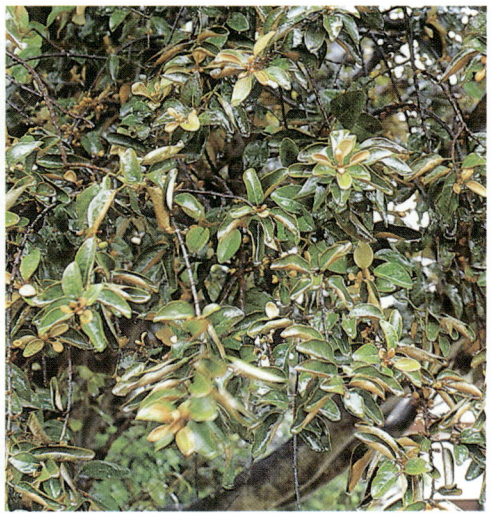

▲ 참나무겨우살이(毛葉 桑寄生)

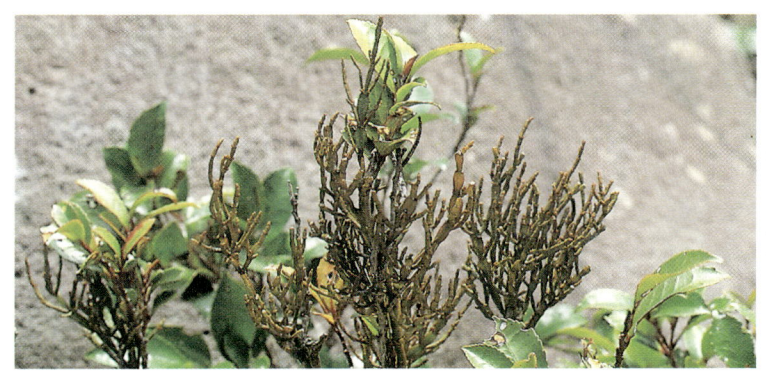

◀ 동백겨우살이

찍고 다른 곳으로 순회한 후 사택으로 다시 돌아왔을 때 좀더 자세히 찍지 못한 것을 후회하였다.

또한 그곳에는 대엽상기생(大葉桑寄生 Scurrula liguidam-baricdus(Hay.) Danser)도 있다고 하였으나 시간이 없어 확인하지 못하고 돌아왔다.

우리나라 제주도에 자생하는 참나무 겨우살이(Loranthus

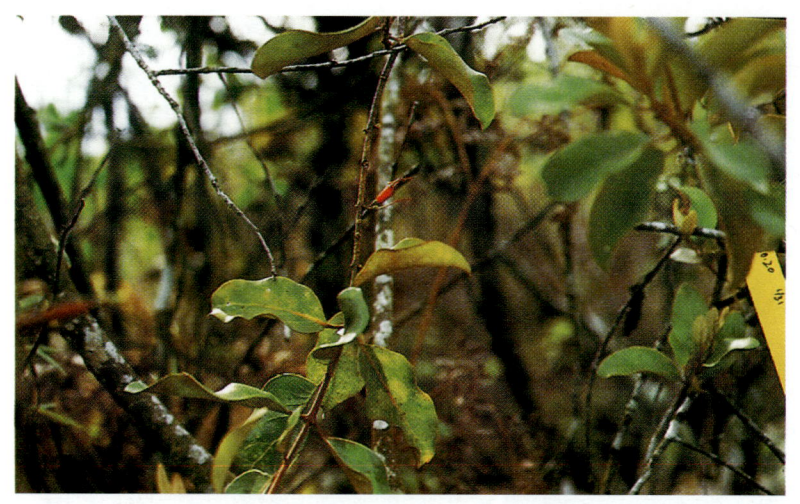

동백나무 상기생

yadorikisieb)와 중국의 기본종인 상기생을 비교하면 다같이 붉은꽃이 피고, 엽의 형태와 크기가 비슷하지만 엽의 앞뒤의 색상이 다르다.

중국 상기생은 꽃은 양성(兩性)이고 1～3개가 액생한 취산화서를 형성하며 총꽃 자루는 길이가 4～10mm이고 적갈색의 별모양의 털이 덮여있다. 그러나 참나무 겨우살이(毛葉桑寄生)는 꽃에 1～2mm의 꽃자루가 있고 꽃차례에는 2～5개의 꽃이 있고 단일한 총꽃자루에서 난다.

참나무 겨우살이는 잎의 앞면은 청록색이고 뒷면은 황색을 띤다. 그러나 상기생은 잎의 앞뒤가 모두 청록색이다. 그러므로 참나무 겨우살이와 상기생은 품종이 다른 근연식물이다.

특히 우리나라 본초의 태두(太頭)인 신씨본초학(申氏 本草學)에 의하면 상기생(桑寄生)은 반드시 뽕나무에 기생한 겨우살이만이 약용으로 사용할 수 있으며 이 약이 없을 때는 속단(續斷)을 대용으로 쓴다고 하였다.

그것은 기생하는 식물이 모체식물(뽕나무등)의 수분과 영양물질을 흡수하여 살아가기 때문에 모체식물의 수분과 영양성분이 상기생(桑寄生)의 성분과 독성을 좌우하기 때문이라고 볼 수 있다.

뽕나무에 기생하는 상기생(桑寄生)과 참나무에 기생하는 곡기생(槲寄生)은 기미와 효능, 독성이 전혀 다르다. 즉 곡기생은 고(苦), 미한(微寒), 미독(微毒)이 있다.

그러나 상기생은 미고(微苦), 감(甘), 평(平), 무독(無毒)하다. 그러므로 곡기생은 상기생에 비하여 쓰고 한(寒)하고 독성이 있다.

효능에 있어서도 곡기생은 거풍습(祛風濕), 서근활락(舒筋活絡)하고 풍습비통(風濕痺痛)에 효능이 있다.

그러나 상기생은 청열해독(清熱解毒)하고 간신음허(肝腎陰虛)를 보(補)하고 혈압을 낮추고 근육을 튼튼하게하고 안태(安胎)를 시키며 산후붕루과다(産後崩漏過多)에 쓴다. 특히 곡기생(槲寄生)은 그 성분이 단백질의 혼합물로서 독성성분인 miscotoxin, Lectim, Veccumin, Acetlcholin등이 있으므로 이 성분액을 구강으로 투여했을 때는 소장에서 소화분해효소에 의하여 독성성분이 대부분 분해되어 독성이 없어지지만 만약 이 액을 근육이나 혈관에 직접 투입했을 때에는 강한 독성을 나타내어 혈압을 떨어 뜨리거나 동맥혈관수축, 심장근육 수축을 나타내고 위염을 일으킨다.

특히 한방 임상에 있어서 국내에서는 상기생(桑寄生)이 없으므로 곡기생(槲寄生)을 상기생 대용으로 주로 사용해 왔는데 곡기생(槲寄生)은 환자의 병증에 따라 위장기능이 약하거나 냉하거나 위염이 있거나 소화가 잘되지 않는 경우 특히 임신부에게 안태목적 또는 자궁출혈에 사용할 경우에는 부작용을 일으킬 가능성이 매우 높다.

그러므로 풍한거습(風寒祛濕)하는 신경통이나 관절통에 독활기생탕(獨活寄生湯)을 사용할 경우에도 곡기생(槲寄生)은 반드시 증숙(蒸熟)하여 독성을 완화시켜 사용하여야 한다. 특히 대량(10~15g) 사용할 경우는 환자의 증상에 따라 체질적으로 열(熱)이 없을 때에는 사용할 수 없으며 특히 임부는 복용할 수 없다.

유럽이나 미국에서 겨우살이(槲寄生)는 관상용이나 약용으로 개발하여 오래전부터 사용하여 왔다. 특히 독일에서는 겨우살이(槲寄生)에서 항암성분을 추출하여 제약으로 사용하고 있다.

요즘 우리나라에서도 미슬바이택(www.mistlebio.co.kr)의 한동대 김종배 교수가 겨우살이(槲寄生)에서 면역증강 항암성분 추출에 성공하여 제품으로 개발한다고 발표하였다.

근자에 들어 우리나라 4종의 겨우살이 식물은 민간에서 또는 한방, 생약재에서 약재로서의 소비 증가 추세에 따라 멸종위기에 처하게 되었다.

또한 우리나라는 참나무에 기생하는 겨우살이(槲寄生)는 비교적 광범위한 지역에서 자생하고 있지만 상기생(桑寄生)류에 속하는 참나무 겨우살이, 꼬리 겨우살이는 현재 우리 주위의 산에서는 전문가도 찾아 보기가 힘들다

특히 상기생(桑寄生)에 속하는 근연식물로 대부분 뽕나무가 아닌 참나무, 참식나무, 후박나무, 느릅나무 등에 기생한 것은 실제 한약으로는 사용할 수 없지만 장풍(腸風)이나

치루(痔漏)에는 사용하는 경우가 있다.

　앞으로 상기생(桑寄生)을 약용으로 사용하기 위해서는 뽕나무를 재배하여 수령을 높이고 상기생(桑寄生)에 씨앗이나 지엽(枝葉)을 봄에 적절한 시기에 접을 붙여 양산하는 노력이 절대 필요하다고 생각한다.

　우리나라 향약을 기술한 향약집성방 본초 부분에 상상기생(上桑寄生)내용을 기술한 것을 보면 촉본초도경(蜀本草圖經)에는 이 약은 잎은 초용담과 같으나 두껍고 넓으며 줄기는 짧으면서 닭의 다리 또는 나무 모양으로 생겼고, 음력 3~4월에 황백색 꽃이 피고, 6~7월에 황록색의 소두(小豆)같은 열매가 달리고 속은 걸죽하고 점성이 있는 즙이 나온다고 되어있다. 또한 도은거(陶隱居)에는 뽕나무에 붙어 있는 것을 상기생이라고 하는데, 나무가지 사이에 기생하며 뿌리가 수피에 박혀있고 잎이 둥글고 흑청색을 띠고 두껍고 윤이 나며 잘 부러지고 음력 4월에 흰꽃이 피고, 5월에 붉은 소두(小豆)만한 열매가 달린다고 되어있다. 그리고 도경에는 잎이 귤나무와 같아 두껍고 연하며, 줄기는 회화나무가지와 같지만 살이 많고 연하다. 음력 3~4월에 황백색의 꽃이 피고 6~7월에 팥알만한 황색열매가 달린다. 도토리나무, 버드나무, 떡갈나무, 단풍나무, 수양버들에 기생하지만 오직 뽕나무에 기생하는 상기생만 약으로 쓴다.

　이상의 내용으로 보아 옛날에는 곡기생류와 상기생류의 여러 종류를 혼용하여 썼으나 다만 뽕나무에 기생하는 것만을 약용으로 이용하였다.

　동의보감중 본초부의 기록에 의하면 늙은 뽕나무에 기생하는 잎모양이 귤잎과 같이 두껍고 연하며 계화나무 가지와 같이 줄기가 살찌고 연하며 음력3-4월에 황백색의 꽃이 피고 6-7월에 팥알 크기의 열매가 맺으며 다른 나무에도 기생하지만 오직 뽕나무위에 기생하는 것이 약으로 좋은데 진품을 구하기가 매우 어렵다고 하였다. 이러한 기록 내용으로 보아 남북한 전역에 상기생 대용은 있어도 진품은 없다고 생각된다.

다만 상기생의 대용은 기미(氣味)효능을 비교하여 볼 때 참나무겨우살이보다는 꼬리겨우살이가 가깝다고 이해된다.

23. 소나무와 복령(茯笭)

　우리나라는 전국토의 75%가 산악으로 되어있다. 이 중 임야가 66.8%로써 소나무가 그 주종을 이루고있다. 특히 일정말기의 벌채 남용과 6·25를 겪으면서 소나무를 주로 땔감 대용이나 잡목으로 사용하기 위해서 벌목하였다.
　요즘도 광산의 갱목 또는 일반목재로 사용하기 위하여 태백산이나 강원도지역에서는 사계절 항시 벌채를 하고 있는 실정이다. 6·25동란을 거쳐 지금까지 사찰 주변이나, 역사적유물이 있는 산림은 승려들이나 종가의 후손들이 잘지켜 왔기 때문에 울창한 송림이 잘 유지되어왔다.
　그러나 근자에 조선왕조 이씨의 종가에 대한 막대한 국토산림이 국유화되었다.
　이 문제는 특히 조선왕조의 전통적 위상을 떨어뜨리기위하여 수백년 묵은 소나무들이 계절에 관계없이 벌채할 수 있도록 허가를 내주어 국유지의 송림들이 무차별하게 남획되어 소중한 복령자원도 없어지게되었다.
　우리나라는 60년대만 하더라도 복령의 생산이 국내소비를 충족하고도 500톤을 해외로 수출할 수 있었으나, 70년대에 들어오면서 한방의료의 붐이 일어나 제약계의 한약제품이 양산됨에 따라 가격이 상승하고 물량이 부족될뿐 아니라 저질품이 유통되기 시작하였다. 80년대에 들어서면서 수출도 60톤 정도로 격감하면서 질 좋은 복령은 자취를 감추고, 85년에는 중국이나 북한으로부터 각복령(角茯笭)을 수입하는 시대에 접어들게 되었다.

이러한 역현상을 대비하기 위해서는 산림청이나 보사부와 관련하여 20여년 전부터 그 대책과 방법을 계획하여 실천하지 못했기 때문에 한방약의 자원에 많은 문제점을 갖게 되었다.

우리나라의 소나무는 재래종과 수입종을 합쳐 40여종이 된다고 하는데 그 주종은 적송과 흑송, 그 외 해송 등 인데 주로 흑송과 적송에서 복령이 생긴다고한다. 강원도 삼척군 미로면에 사는 채약자에 의하면 보통 20년 이상의 소나무가 줄기가 잘려진후 대개 6-7년이 지나야 복령(茯笭)이 생성되는데, 경험에 의하면 잘려진 곳에 나이테가 있는 부위에 송지(松脂)가 많이 나타나는 방향의 뿌리에는 복령이 나오고, 썩고 검게 나타난 표면 방향의 뿌리에는 복령이 생성되지 않는다고 한다.

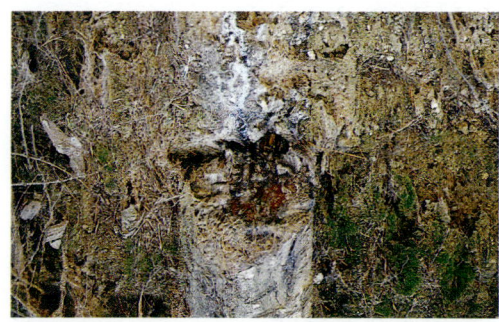

나무와 수액(송진)

이러한 현상은 소나무의 수지가 광합성 작용을 할때 잎에서 만들어진 영양액수지가 잎, 줄기, 뿌리를 따라 계절이 변하는 동안 대사이동을 하면서 순환이 이루어진다는 것이다. 즉 3월 중순이 지나 초가을까지는 잎과 줄기에 수지가 많이 분포되

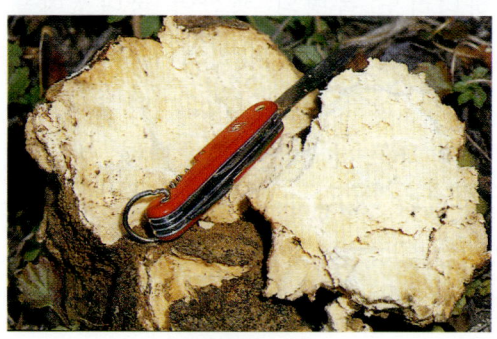

생복령 내면

어 있고 늦가을에서 이른봄까지 사이에는 뿌리에 수지가 많이 저장되어 있기 때문에 이때 벌목한 소나무 뿌리에서 복령이 생성된다. 소나무는 봄이 되면서 따뜻한 햇살과 지온(地溫)이 높아지면 식물성호르몬의 활성이 왕성해지면서 수지가 뿌리에서 줄기로 상승하다가 잘려진 줄기로 올라갈 수 없으므로 다시 뿌리로 내려와 뿌리 밖으로 터져 새

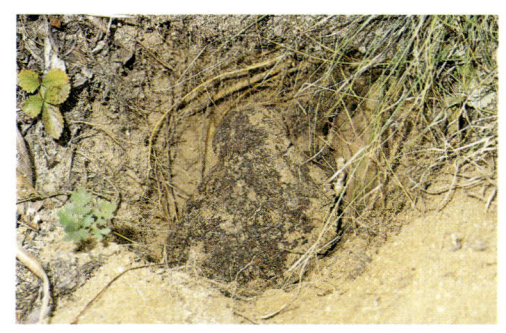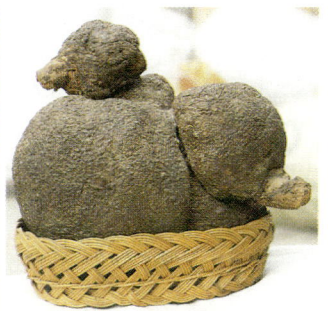

복령과 오리형

어나와 고무마 형태의 복령이 생성되는데 그 수액에 Hoelen cocos균이 들어가 발효된 정도에 따라 백복령(白茯笭)과 적복령(赤茯笭)으로 구별된다.

복령에는 백복령과 적복령이 있는데 한 문헌에 의하면 흑송(黑松)에서 백복령이 생기고 적송에서 적복령이 생성된다고도 하였고, 또 다른 설에 의하면 소나무 뿌리의 수지가 토양에 존재하는 균(菌)에 의하여 발효과정이 오랫동안 이루어질 때 잘 숙성하여 발효된 균사는 백복령이고 기간이 짧아 아직 덜 발효된 균사는 적복령이란 설이 있으므로 앞으로 규명되어야 할 문제라고 생각된다. 특히 시중에 적복령과 백복령은 효능에 차이가 있어 질병에 따른 사용이 각각 다르고 가격에도 차이가 난다.

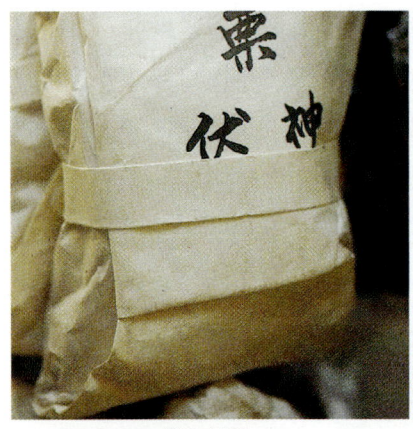
율복 봉지

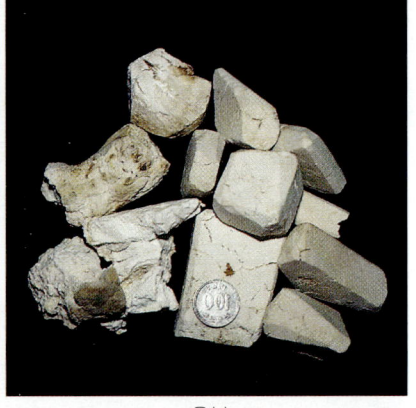
율복

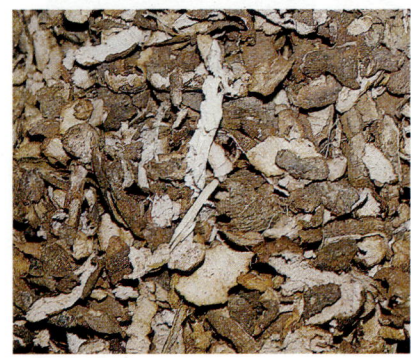
복령피

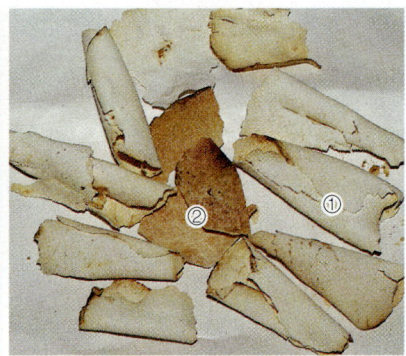
①백복령 ②적복령

　백복령이 소비도 많고 가격도 비싸므로 업자들이 적복령을 표백제를 사용하여 백복령으로 둔갑하여 시중에 유통시키기도 한다. 복령을 물에 담가 겉껍질을 칼로 벗긴 다음 그 속살을 어느정도 말려 대패질을 하여 썬 것이 백복령과 적복령인데 이 균사체는 특히 한방에서는 햇빛에 말리지 않고 음지나 아침 이슬이 내릴 때 말려 쓴다. 상품의 복령을 이화복(梨花茯), 운복령(雲茯笭), 설복령(雪茯笭)이라고 하였고 그 효능은 안심(安心), 이뇨(利尿), 건비지사(健脾

止寫), 제산(制酸) 등의 효과가 있으며 특히 임상에서는 항생제(抗生劑)와 같은 효능을 갖는다고 하여 백일해(百日咳)를 치료하는데 이용하는 경우도 있다.

그 외에 근자에 복령을 재배하는 기술이 보급되어 적은 양이나마 생산되고 있으나 한약재로 이용하기에는 품질이 좋지 않아 업계로부터 환영받지 못하고 있는 실정이다.

결론적으로 복령은 다른 약재에 비해서 생산기간이 20년 이상 걸리고 특히 소나무의 벌목기간을 늦가을에서 겨울 사이 채벌해야 복령을 생산할 수 있으므로 소나무의 벌채하는 시기를 산림청이 법적 제도로 규정하는 것이 절실히 요구된다.

복령은 한약재중 가장 중요한 치료약 중 하나로서 사용빈도가 높고 절대적으로 많은 물량이 필요하다. 늦었지만 지금부터라도 대책을 세운다면 그 효과는 20년 후에 나타난다는 것을 깊이 인식하고 국가적 차원의 그 대책 수립이 절실히 요구된다고 하겠다.

제Ⅱ편 한의학의 길

1. 한의사와 인술(仁術)

  옛날과 같이 한의사가 무보수로 치료해 주던 농경시대가 지나고 오늘날에는 의료보험제도, 과다한 한의사의 배출, 양한방 의료 공급의 과잉 등 이윤추구의 산업정보화시대에 살아남기 위해서 경영 위주의 의료사업이 될수 밖에 없는 것이 현실이다. 그러나 그 밑바탕에는 고유한 의료정신이 존재하지 않는다면 한의학은 현대의학과 대등한 전통의학으로서의 위치를 찾을수 없으며 한의학의 미래도 존재하지 않는다고 생각된다.

  한방인의 의료정신은 과연 무엇인가? 그것은 곧 인술(仁術)이라고 말할 수 있을 것이다. 이러한 인술 정신이 없다면 그것은 곧 민간요법이나 토속요법이라고 밖에 할 수 없으며 그 시술자는 진정한의미의 의사라고 할 수 없을 것이다. 그러므로 인술 사상은 대단히 중요하며 그 역사적 발전 과정은 어떻게 발전하여 이루어졌는지 고찰해보지 않을 수 없다.

  흔히 우리 사회에서 의(醫)는 인술(仁術)이라고 한다. 이러한 인술이란 사상 속에는 고유한 유교의 정신이 담겨져 있다. 공자의 추기급인(推己及人) 즉, 자기 몸에서 나와 남에게 미치게 하는 사상은 곧 효도와 우애의 효제(孝悌)가 인(仁)의 근본이라고 하여 덕을 쌓는 행위가 가까이는 혈연에서 멀리는 사회 그리고 국가를 다스리는 왕도론까지 나아간다. 이러한 사상은 지금까지 중국의 전통 사상이 되었으며 비록 그 역사 속에는 외침에 의하여 불교나 서구의 문화와 문명이 유교 사상에 자주 접촉하여 자극을 주고 도움을 주었을지언정 한족(漢族)이 쌓아 놓은 유교적 문화와 정신을 근본적으로 바꾸는 일 없이 그대로 전승되어 유교적 인(仁)의 사상은 한의학 정신에 그대로 스며들게 되었다.

특히 한의학 발전에 관여한 도가(道家), 불가(佛家), 음양술수가(陰陽術數家), 의가(醫家)들의 제학설은 한의학 이론 발전에 지주가 되었다.

즉 상고시대(上古時代)의 의성(醫聖)인 복희(伏羲), 신농(神農), 황제(黃帝)로부터 유의(儒醫), 명의(名醫), 세의(世醫), 덕의(德醫), 선선(仙禪), 도가(道家)들을 배출하였다. 그러나 그들 모두가 의도(醫道)의 전통을 호생(互生)의 정신으로 삼았고 음공(陰功)을 쌓는 덕을 기르는데 힘썼다.

의학입문(醫學入門)에 의사는 환자의 생명을 보존하는데 힘쓰고 인함과 청결의 기개를 나타내야한다고 기술하고 있다. 특히 본초강목(本草綱目)서문에 의술의 도(道)는 군자가 이를 써서 생명을 보위하고 그것을 미루어 세상을 구제하기 때문에 인술이라고 부른다고 하였다. 즉 의학과 유학은 공동의식을 갖는다. 의학을 수행하는 치병(治病), 구인(救人), 제세(濟世)의 공통의 의술을 인술(仁術)이라고 부르기 때문에 옛부터 의술을 겸비한 정치가가 많았다.

인술이란 세 가지 뜻으로 요약하여 그 의미를 찾을 수 있다.

첫째, 인술(仁術)의 자의(字意)가 처음 시작된 것은 중국 전국시대 칠웅(七雄)의 하나인 위(魏)나라 혜왕(惠王 BC 380~318)이 진(秦)나라를 피하여 대량(大梁)으로 옮기게 되어 그를 양혜왕(梁惠王)이라고 하였다. 어느 날 그가 맹자를 불러 왕도(王道)의 덕치(德治)를 하려는데 도대체 어떤 덕이 있어야 훌륭한 왕이 될 수 있습니까? 하고 맹자에게 물었다.

그때 맹자는 제가 여기 오다가 호흘(胡齕:백정)에게 들으니 왕께서 당상(堂上)위에 앉아 계실 때 소를 끌고 당상 아래로 지나가는 백정을 보고 그 소는 어디로 가는 소냐?고 물었을 때 그 백정은 대답하기를 내일 흔종(釁鍾=종에 소의 피를 발라붙쳐 신에게 제사지내는 의식)하는데 쓰려고 푸주간에 가는 길입니다하고 말씀드리니 왕께서 그 소가 떠는 모습이 몹시 측은해 보이니 그만두는 것이 좋겠다고 하시니 그 백정은 그러면 흔종하는 것을 그만 둘까요? 하니 왕께서 그러면 양으로 대신하는 것이 좋겠다고 하였다. 이 사실을 맹자가 오는 길에 호흘에게 전해듣고 왕께서 그렇게 소를 보시고 측은하게 남을 생각하는 마음이 덕치를 하는 인술이라고 하였다. 이것은 곧 의사가 환자의 병을 측은하게 생각하여 치료해 주는 행위를 인술이라고 하는 맥락과 같은 의미를 같고 있다.

둘째, 仁이란 본래 人과 二의 결합 문자로 사람과 두 개 즉, 사람과 사람 둘 사이의 상대적 관계로 서로 돕는다는 의미이다. 특히 의학에 있어서 의사와 환자의 병에 대한 관계 즉, 의사는 환자의 병을 자기의 아픔으로 측은하게 생각하고 의술을 정성껏 발휘하여 치료해 주는 행위를 인술이라고 한다.

셋째, 식물의 열매는 핵(核), 과(果), 인(仁), 자(子) 중에 씨앗의 겉껍질이 얇은 것은 소자(蘇子), 나복자(蘿菔子),

개자(芥子)와 같이 子자를 붙인다. 이 子자를 붙인 씨앗은 물기에 오래 닿으면 썩어서 싹이 나지 않는다. 그러나 도인(桃仁), 행인(杏仁), 산조인(酸棗仁)과 같이 껍질이 두껍고 땅에 묻으면 2~3년이 되어도 썩지 않고 있다가 언젠가 새 생명이 돋아나는 씨앗은 仁자를 붙인다. 사람이 50대가 넘으면 대개 고혈압, 중풍이 발생하게 되는데, 이 때 뇌혈관이 터지거나 막히면 한쪽에 마비 현상이 나타나고 반신불수(半身不隨)가 되면 마목불인(痲木不仁)증상이 나타나는데 이때에 마목(痲木)이란 신경이 마비되어 근육이 굳어져 딱딱한 마른 나무와 같이 무감각한 상태를 말하며, 불인(不仁)이란 생명력이 없어 움직이지 못한다는 뜻이다.

즉 인(仁)이란 식물의 씨앗 속의 씨눈이 있는 배와 배젖이 있어 장차 봄에 새싹이 돋아나는 생명력을 갖고 있는것을 의미한다.

이와 같이 인술이란 의사와 환자 사이에서 환자의 질병의 고통을 의사가 측은하게 생각하여 생명에 대한 존귀한 애착을 갖고 치료해 주는 행위라고 말할 수 있다. 이러한 의료(醫療)의 정신을 갖고 자력(資力)을 얻기 위해 우리들의 선배들은 매일 구선활인심법을 통하여 정좌조식, 도인법을 실행하여 정신적 안정과 집중력을 갖고, 효경, 소학, 논어, 사서 삼경을 읽으면서 양식(良識)을 갖는 도덕성과 항상심을 기르며 인격 수양에 힘쓰면서 의술을 연마하였던 것이다. 이것이 우리 선배들의 구도(求道)에 대한 대의적 정신이요 생활이요, 자기 삶의 가치관이었다고 말할 수 있다. 이러한 정신이 곧 한의학의 인술정신(仁術精神)이라고 말할 수 있다.

2. 한의사와 항상심(恒常心)

사람이 세상을 살면서 마음이 흔들리지 않고 올바르게 살아가기 위해서는 항상심이 있어야 자기가 옳다고 생각하는 것에 대하여 항구성을 갖고 고집하여 유지해 나갈 수 있다. 의학입문(醫學入門)중에 첩경(捷徑)과 뇌공(雷公)에 의해서 편찬한 본초인(本草引)중에 사람은 천지간에 출생하여 몸의 외부는 풍・한・서・습(風・寒・暑・濕)의 사기가 침입하여 찌(蒸)고 안으로는 희・노・우・사(喜・努・憂・思)의 감정적 울기(鬱氣)가 뭉치고 또한 고락과 영화와 근심으로 인하여 몸이 마르게 되고 정신을 감손하고 또한 배고픔, 포만감과 몸이 편안함과 노동으로 피로하게 되는 것은 모두 인체의 기혈을 상하게 하는데 생명이 있다면 피하기가 어렵다. 특히 사람은 천부적으로 타고난 원기의 허실(虛實)이 각각 다르기 때문에 반드시 항상심(恒常心)이 있어야만 이러한 약점을 구제할 수 있을 것이다. 오직 의자(醫者)만이 항상심이 있어야 하는 것이 아니라 비록 병자(病者)라도 항상심이 있어야 복약, 기거, 음식을 일상생활에서 반드시 택선고집(擇善固執)하는 항구성을 갖고 능히 한 몸을 건강하게 거느릴 수 있다고 하였다. 이와 같이 사람이 일생을 살아가는데 가장 중요한 것은 항상심을 갖는 것이다. 이러한 항상심은 사람을 상대하는 직업을 가진 사람에게 특히 필요하다.

공자는 논어(論語)에서 인이무항이면 불가작이 무의(人以無恒 不可作以巫醫)라고 했다. 즉 의사나 무당은 많은 사람을 상대하여 환자의 고통이나 인간적인 갈등을 받아들이고 이해하면서 감정에 흔들리지 않기 위해서는 항상심을 갖추지 않으면 마음이 흔들려 실행할 수 없다는 말이다.

언젠가 중년 남자 환자 한 분이 서울의 모 한의대 종합병원에 찾아가 진료를 받기위해 진찰실에 들어갔는데 가운을 입고 대면하는 젊은 교수님의 태도를 보고 미덥지 않아 돌아서 나왔다고 하면서 옛날에 덕망 있고 인자한 마음씨를 가진 한의사는 다 어디에 갔느냐고 말하는 것을 들은 적이 있다.

내가 잘아는 허준 기념회회장으로 있는 문모 선배님이 들려준 이야기가 생각난다. 문선배님은 한의학계에서는 자타가 인정하는 훌륭한 임상가이며 서예가로서도 일가를 이룬 분인데 그와 이웃에 사는 정모 한의원이 있는데 항상 그의 한의원에는 환자가 문전성시를 이루는데 환자들의 말을 빌면 그는 신통력을 가진 의원으로 소문이 나있다는 것이다. 가끔 문선배도 그 원장을 찾아 질병에 대한 의견을 나누고 대화도 해 보았으나 자기의 식견과 큰 차이를 발견할 수 없다는 것이다.

단지 이상한 것은 자기와 대화 중에 시간이 되면 이층 독방으로 올라가 몇 시간이고 혼자 지내다가 다시 나타나는데 그가 독방에 들어가 무엇을 하고 있다가 나오는지 궁금하다는 것이다. 지금 와서 생각하면 그는 매일 독방에 들어가 구선활인심법(臞仙活人心法)같은 참선을 한 것이 아닌가 한다. 그는 참선이란 수련을 통해서 항상심을 기르고 지혜를 닦아 환자를 대할 때마다 환자의 마음을 볼 수 있는 신통력을 발휘했다고 볼 수 있다.

평소 나는 오령지(五靈脂)는 하늘다람쥐(천연 기념물 328호), 날다람쥐(백두산 주위에 서식)의 똥이라고 알고는 있

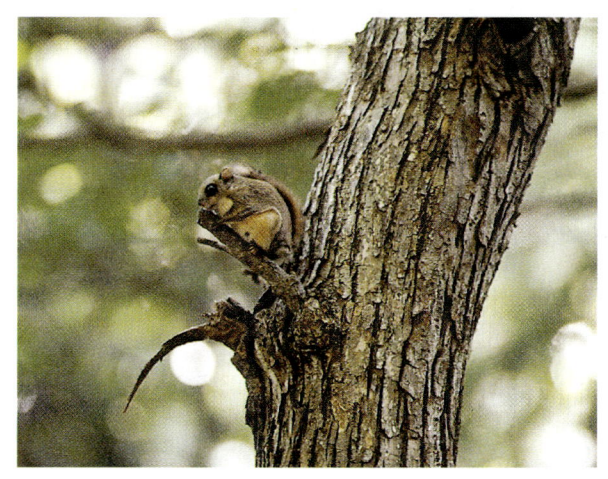
하늘다람쥐

었으나 이 날짐승을 볼 수 없어 궁금하던 차에 어느날 안동 MBC 방송국에서 하늘다람쥐가 날아다니는 모습을 MBC뉴스 시간에 보여주었는데 이 날짐승은 야행성(夜行性)이여서 일반 사람들은 잘볼 수가 없었는데 하늘다람쥐는 죽은 나무에 구멍을 뚫고 들어가 낮에는 자고 밤에는 활동을 하는 야행성 날짐승이기 때문에 낮에 자고 있는 나무통을 두들겨 날아가는 모습을 보여줄 수 있었던 것이다. 나는 이것을 직접 보기 위해 아는 사람에게 부탁해 안동방송국 사진기자와 같이 일월산을 올라 그곳에 찾아가는 도중 산중턱 7부능선쯤에 있는 울창한 숲 사이 큰 절모양의 집에서 요란하게 굿을 하는 소리가 구성지게 온산을 울려 동행한 분들에게 이곳에도 무당들이 찾아와 굿을 하느냐고 물었더니 그것이 아니라 무당들이 사회에 나가 무당일을 오래하다 정신이 산만해지고 신통력이 떨어질 때 이곳에 다시 찾아와 정신수양과 신을 내리는 굿을 하여 재충전하는 수련도장이라는 것이다.

우리 한의사도 복잡한 사회 생활속에 환자의 고통을 같이 느끼면서 진료를 하다보면 많은 스트레스가 쌓이고 항상심과 지혜가 떨어져 재충전하기 위한 수련 도장이 필요한데 요즘 보수교육은 단지 년 1-2회 몇 편의 논문발표와 임상 치료에 대한 강의를 듣고 끝낸다.

　한의사는 현대의사들과 같이 기계나 검사에 의한 진료가 아니라 한의학적 지식과 지혜를 닦아 인품과 덕망을 갖출 수 있는 정신수련이 더욱 필요하다는 점에서 보수교육도 그내용이 달라져야 한다고 이해된다.

　옛날 나는 선친으로부터 한의사가 되는 과정을 자주 이야기로 들은 적이 있다.

　선친은 70년전 평남 안주에서 해춘국(海春局)이란 한의원을 크게 운영하였다. 그때 최문용(崔文龍)이라는 의원과 동업을 하였는데 그 동기가 선친이 살던 시대는 일본에 강점을 당하여 사회적으로 혼란한 격동기로 많은 젊은이들이 신학문의 지식을 얻기 위해서 일본으로 유학하는 층과 나라 잃은 독립에 대한 울분을 참지 못하여 중국으로 가는 젊은이들이 있었던 때였다. 선친은 중국에 독립군을 따라 중국 쏘야하로 가게되었다. 그곳에서 공부와 일을 병행하다가 처자가 있어 부모님이 간곡히 귀국을 종용하여 압록강의 찬물을 건너오다가 일본헌병들에게 잡혀 고문을 받아 집에 돌아와 투병하던 중 더욱 악화 되어 개천에 명의가 있다고 하여 할아버지와 같이 그곳에 찾아가 진료를 받으러 갔다.

　그때 할아버지는 학식과 덕망을 갖춘 지방유지로서 그분의 식견에서 볼 때 최의원이 초면이긴 하지만 대면해보니 그의 인품이나 학식과 의술이 뛰어났지만 이곳 산골에서 초라하게 진료하고 있는 그의 모습을보고 안타까워하셨다.

떠나오시면서 당신의 의술은 훌륭하지만 이런 산골에서 당신의 의술을 발양하기는 힘들터이니 만약 당신이 안주(安州)에 가서 내 아들과 같이 동업을 하면 개업자본과 내 기반을 갖고 성공시켜 주겠다고 하시면서 마음에 결정이 되면 기별하라고 전하고 돌아오셨다. 몇 달이 지난 후 소식이 닿아 안주에 찾아와 그 때부터 아버지와 같이 22년 간 동업을 계속하여 대성한 후 각각 분가하여 여생을 보내게 되었다. 그때에 최 의원이 아버지와 같이 지내면서 그의 자라온 내력을 들려준 내용이다.

최의원이 태어나기전 어머니는 훌륭한 옥동자를 낳기 위해서 태교를 철저히 지키면서 독에 구리 젓가락을 갈아 그 물을 먹고 자랐다고 한다. 그래서인지 체구는 적으나 음성이 쇳소리가 나고 체력이 단단하고 다혈질의 성격을 갖고 총명하여 주위에서 신동으로 관심을 끌었다고 한다.

그가 성장하던 시대는 구한말 사회적으로 불우한 환경이었고 그에게는 정치가나 학자로 입신하기가 어려운 시대였으므로 그가 쉽게 할 수 있는 의도에 꿈을 안고 19세때 의학공부를 하기 위해서 평북개천 먹방산에 혼자 들어가 공부를 시작했다. 그곳은 산세가 험하고 냉기가 흐르는 음습한 환경으로 스님이 산사를 지어놓고 살다가 뱀과 지네가 집안에 들어와 해를끼쳐 사람이 도저히 살수 없으므로 하산한 조그마한 빈절이었다 한다. 그는 이 절에서 심신단련과 의학공부를 시작하기로 결심하고 집에서 콩한말과 솔잎을 같이 갈아 미숫가루로 만든 것을 아침과 저녁으로 물에 타서 한잔씩 요기를 하고 3개월씩 이곳에 지내면서 공부를 계속했다고 한다.

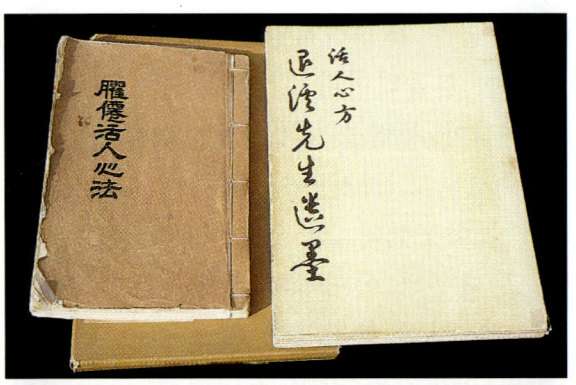

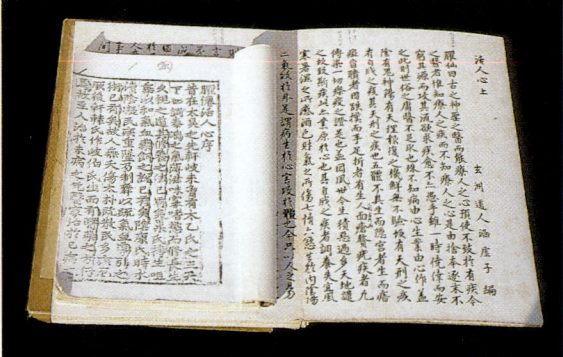

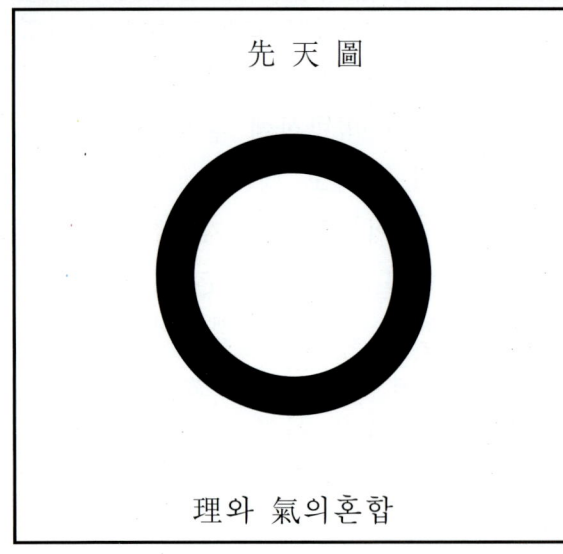

先 天 圖

理와 氣의 혼합

그때 그가 기본으로 삼았던 책이 의학입문(醫學入門)인데 그 내용이 칠언시구(七言詩句)로 된 대자를 외우고 잔주를 보고 그 내용을 파악하게 되어 있다.

그는 매일 4시에 일어나 정화수를 떠다 놓고 먼저 선천도(先天圖)를 향하여 눈을 감고 우주원리를 생각하고 구선활인심법(臞僊活人心法) 내용에 정좌조식(靜坐調息)을 하고 소주천(小周天)의 의식 순환 운동을 하였다. 그리고 논어, 소학등 경서를 몇줄 읽고 상투를 풀어 천정 대들보에 매어놓고 옆에는 화로불에 인두를 넣어 놓은 다음 입문을 읽고 외웠다. 그 후 시간이 지나면서 졸릴 때는 대들보에 매어 놓은 상투가 잡아당겨 잠을 깨우게 했고 다시 잠이 올 때는 인두로 자기의 허벅지를 불로 지져가면서 의학입문을 통달하게 되었다고 한다. 그는 저녁때 입문에 큰대자를 다 외우고 나면 밤이 되었다고 한다. 이것을 기초로 하여 황제내경(黃帝內經), 중경상한론(仲景傷寒論), 동의보감(東醫寶鑑), 경악전서(景岳全書), 의종손익(醫宗損益)등 다른 의서를 읽으면서 한의학의 지식을 넓혀 나갔다고 한다.

　이러한 강인한 정신훈련과 한의학 지식을 닦으면서 3년이 지나는 어느날 새벽에 꿈을 꾸었는데 자기의 가슴에 해가 들어와 그것을 안고 크게 놀라 잠을 깨었다고한다. 그는 보통 때와 같이 새벽에 정화수를 뜨기 위해 신을 신고 문 밖으로 나갔는데 길을 걸을 때마다 사람의 시신이 누워있어 발을 한 발짝씩 옮길때마다 시신은 한 발짝씩 물러나고 하여 결국 우물까지 도달하여 샘물을 떠가지고 돌아올 때 길 옆에서 금침 3개를 발견하여 주워가지고 돌아왔다는 것이다.

　그때부터 자기는 전보다 정신이 환하게 맑아지고 환자를 보면 병뿐만 아니라 환자의 마음까지 꿰뚫어보는 판별력이 생겨 환자의 예후까지 알아맞추는 명의가 되었다는 것이다.

　이러한 선철들의 정신 수련과 공부하는 방법은 오늘의 현대한의학을 공부하는 학생들에게 우화같은 신비의 세계처럼 생각될지 모르지만 그 시대는 평범한 의사로서 정신세계의 수련을 쌓으면서 한의학을 공부하기 위해서 외길을 걸어왔다는 사실을 잊어서는 안된다.

　옛날 우리들의 선배들은 정신수양의 기초 위에서 지혜를 닦고 그위에 책을 외우고 이해하는 공부였지만 오늘날에는 현대 공부와 같이 먼저 이해하고 다시 외우는 정반대의 공부를하는 방식이여서 오늘의 한의대 학생들은 의식구조에 갈등을 느끼는 경향이 많이 있다.

　그러한 갈등과 이해부족을 해소하기 위해서는 현대적 학문에 대한 의식구조와 학문은 잠시 접어두고 선배들의 지혜와 정신수련을 닦아온 방식을 깊이 이해하는것이 필요하다.

　이러한 시대적 고민을 슬기롭게 수용하고 올바르게 재인식하여 이 시대에 맞게 정신수련을 통하여 항상심(恒常心)을 갖고 한의학을 공부하여 훌륭한 한의사가 되도록 노력하는 것이 필요하다고 생각된다.

3. 한의학을 왜 전통의학이라고 하는가

청운의 꿈을 안고 한의학과에 입학한 학생들을 모아 놓고 첫 강의 시간에 여러분은 인생의 어떤 목적을 갖고 한의과 대학에 입학하게 되었습니까? 라고 몇 사람에게 물어보면 한 사람은 아버님이 한의원을 하고 있는데 가통을 잇기 위해서 입학하였다거나 또는 안정된 생활을 하기위해서 들어왔다고하고 또 다른 학생은 한의학이 심오하고 재미있다고 생각하여 들어오게 되었다고 대답한다.

그러면 여러분은 한의학을 현대의학과 달리 전통의학이라고하는 의미를 알고 계십니까? 라고 물어보면 어떤 학생은 우리 조상들이 하던 한의학을 우리들이 계승하기 때문이라고 하고 또 다른 학생은 할아버지가 하던 한의원을 자기가 이어가기 때문이라고 한다. 이러한 생각은 현대의학에 있어서도 같은 맥락에서 이어져 내려오고 있으며 사회적 개념에서 누구나 상식적으로 이해하고 있는 사실이다.

그러나 유독 한의학을 현대 의학과 달리 전통의학이라고 하는 이유는 스승의 밑에서 같이 생활하면서 그의 사상과 기술을 전수받아 소화하여 자기의 좀더 새로운 이론과 기술을 창출하여 이어져 발전되어온 학문이기 때문이다.

한의학 역사상 치료의학의 아버지라고 불리우는 장중경(張仲景)은 남양성(南陽城)에 살고 있던 친족 200여명중 7할이 10년간에 걸쳐 상한(傷寒, 전염병)에 의하여 죽게 되자 이에 충격을 받고 의학을 공부하게 되었고, 장백조(張伯祖)란 스승 밑에서 의술과 정신을 이어 받았다. 그 후 금원

시대(金元時代)에 들어와서는 사대가(四大家)에 의하여 전통 의학의 역사가 확립되었다.

　북방계의 유완소(劉完素)는 금(金)나라 하북(河北) 하간(河間)에서 태어났기 때문에 유하간(劉河間)이라고 하였다. 그는 모친이 병에 걸려 죽게 되자 의학에 뜻을 품고 빈곤한 백성들에게 인술을 베풀고자 의학을 공부하게 되었다. 그가 살던 하북(河北)지방은 중국 서쪽에 위치하여 지대가 높고 기후가 한랭(寒冷)하였고 그곳에 살던 주민의 체질은 장대하고 식생활은 후탁(厚濁)하였다. 그러므로 모든 병의 기틀이 운기(運氣)에서 발생한다고 생각하여 풍·한서·습·조·화(風·寒·暑·濕·燥·火)가 모든 병의 근원이 된다고 주장하였고, 그중에 특히 풍(風)이 중요하여 인체의 병은 화(火)와 열(熱)에 의한 것이 많다고 하였다. 그의 육기론(六氣論)과 주화론(主火論)은 금원 사대가는 물론 후세 의학자들에게 많은 영향을 끼쳤다.

　한편 장종정(張從政)은 유완소(劉完素)를 존경하여 그의 이론을 추종하여 한랭(寒冷)한 사기(邪氣)에 이하여 발생한 병을 한·토·하(汗·吐·下)삼법으로 치료하는 새 요법을 주장하였다.

　남방(南方)의학에 영향을 끼친 장원소(張元素)는 이주(易主)의 의학인으로서 운기학에 밝았고 고방(古方)을 잘 쓰지 않았다.

　이 고(李杲)는 흉년과 전쟁으로 전염병이 만연하던 시기에 모친을 잃어 의학에 뜻을 품고 장원소(張元素)의 학풍을 전수하여 비위론(脾胃論)을 주장하였다.

　마지막으로 주진형(朱震亨)은 원(元)나라 사람으로 그의 고향인 적안(赤岸)에 단계(丹溪)라는 개울이 있어 후일 주단계(朱丹溪)라고 불렸다. 나이 40세까지 유학(儒學)을 배우다가 모친이 병고에 시달리다가 죽자 의학에 뜻을 품고 진사문(陳師文)의 태평혜민화제국방(太平惠民和劑局方)을 공부하다가 고방만을 고집하는 것은 사람을 죽이는 일이라고 생각하여 이 공부를 접어두고 제하(濟河)를 건너 오중(吳中)으로 달려가 훌륭한 스승을 찾아 공부하려고 했으나 찾지 못하고 오랫동안 여러 곳을 방황하다가 다시 오중으로 돌아왔다. 이 때 어떤 사람이 태무(太無)를 단계에게 알려주었는데, 태무 나지제(羅知弟)는 성격이 과묵하고 거만하여 그의 학문을 계승할 제자가 없었다. 그 때에 주단계가 항주로 돌아가 나지제를 십여 차례나 찾아가 뵙기를 간청하였으나 만나주지 않자 단계는 나지제의 문전 앞에서 종일토록 서서 움직이지않고 기다렸다. 그 때 태무가 그의 태도를 가상히 여겨 제자로 받아들여 유수진(劉守眞)등 제가의 이론을 경전에 맞추어 두루 익히도록 하였다. 그는 청금강화지법(淸金降火之法)을 전수받아 후일 담화론(痰火論)과 자음론(滋陰論)을 주장하게 되었다.

우리나라에도 동의보감(東醫寶鑑)을 저술한 허 준(許 浚)선생에게 유의태(柳義泰)라는 스승이 있었고 동국대 전 이종형(李鍾馨)교수님도 최근세에 어의(御醫)였던 김영훈(金永勳)선생 밑에서 배웠다. 그는 후일 청강의감(晴崗醫鑑)을 저술하여 스승의 아호를 붙여 스승을 기념한 일이 있다.

최근에 북경과 대만의 한의과대학을 방문하여 그곳 교수들과 의견 교환을 나눌 기회가 있었다. 북경 한의과대학의 교수들은 대개 교장이나 종신(終身) 교수님들의 제자들이

하고 있으며 대부분 학생들을 가르치는 교수 위에 부연구원, 연구원이 있으며 그 위에 종신 교수가 있어서 철저하게 전통의학의 정신과 기술을 가르칠 수 있도록 제도화 되어 있다.

특히 중국의 불가와 도가에서 하는 참선이나 도인법은 문화혁명 이후 구태의연한 행동이라고 말살될 위기에 놓여있었다. 그러나 중국 공산당에 참가했던 유귀진(劉貴珍, 1920~1983)이란 당원이 악성 위궤양에 시달리다가 유노주(劉渡舟)란 스승 밑에서 기공(氣功)을 수련하여 완쾌된 후 당국을 설득시켜 1954년 당산기공요양원을 설립하여 기공요법실천이란 저서를 출간하고 기공의 과학적 연구도 진행시켜 중국 기공의료의 발전과 정신혁명을 이룩할 수 있었다.

요즘 중국이나 대만에 가면 한의학이 발전되어온 역사관이나 약재 전시관이 최첨단 시설로 막대한 투자를 하여 관리되고 있는데 이러한 시설들은 이곳을 둘러본 방문객들의 한의학에 대한 선입관을 바꾸는데 일조를 한다. 그것은 곧 한의학에 대한 자부심과 정신적 정통성을 보여주는 사례인 것이다.

그들의 병원 운영은 비록 경제력이 부족하여 우리나라 60년대를 연상케하는 보잘 것 없는 실정이지만 동서의학을 협진체계로서 상호 교류와 협동체계는 또 다른 새로운 의료문제를 창출하여 발전시킬 수 있다는 자신감을 불러 일으키기에 충분했다.

그렇기 때문에 서울 K 한의대를 다녀온 북경 한의대 교수들이 학교 건물이 아름답다는 말은 해도 학문에 대한 이야기는 하지않으며 한국의 총장님이 내방하여도 교장이 영접하는 경우는 거의 없다고한다. 그들의 전통의학과 자긍심은 하루 아침에 이루어진 것이 아니다.

　우리 한의학계는 선배들이 발전시켜온 학문과 정신을 계승하기 위한 노력을 얼마나 하고있다고 생각하는가 ? 또한 한국한의학의 역사관이나 약재전시관이 얼마나 소중하게 유지되고 있는지 의심스럽다. 전통의학을 발전시키기기 위해서는 특히 한의학과 현대의학의 비교 연구를 통한 차세대 한의학에 대한 구상과 전통한의학을 현대적으로 발전시킬 정신과 학문 그리고 국제적 자격을 갖춘 인재 양성이 무엇보다 중요한 과제라고 생각한다.

　오늘날 우리 한의과대학의 교육 내용이 중국한의학의 답습이 아닌 한국적 전통한의학의 내용을 창의적으로 계승하여 교육할 수 있도록 연구와 지원이 반드시 선행되어야 한다고 강조하고 싶다. 보이는 거창한 시설보다 보이지 않는 전통의식과 전통의학자들의 소중한 유산을 받아들일 수 있는 정신적 아량과 노력이 있을 때 한국 전통한의학의 미래를 약속할 수 있다고 생각한다.

4. 맥(脈)으로 본 한국 한의학사

한국 한의학의 역사는 자생적 경험의학의 발전과 불교의 전래와 더불어 중국으로부터 유입된 의학이 같이 협동하여 이룩한것이 한국 한의학의 발전 역사라고 볼 수 있다. 삼국시대에도 우리 의학의 발전을 볼 수 있었는데 고려 태종 17년 의흥에서 간행된 향약구급방(鄕藥救急方)이 현존하는 최고(最古)의 의서이며 그 이후 의림촬요(醫林撮要)를 편집한 정경선(鄭敬先)이 향약방(鄕藥方)을 편집하여 두메산골 백성들이 많이 이용하여 장수하였다는 기록이 있다. 삼국시대 지총(知聰)으로부터 불경과 중국의 원전 의서들이 많이 유입하여 고유의 우리 의학과 공존하게 하고 이들 의서(醫書)를 기초로 하여 의방유취(醫方類聚)를 편찬했는데 이는 우리나라 의학을 총정리한 대사(大事)였다. 그 후 향약집성방(鄕藥集成方)은 의방유취(醫方類聚)의 불편한 점을 수정하고 향약의 이용을 위주로 하여 다시 정리한 의서(醫書)로서 우리나라 본초학의 획기적 발전에 기여하였다고 생각한다.

그 후 임진왜란을 전후하여 백성들의 질병에 의한 고통을 덜기 위해 선조는 방서 500권을 주어 태의 허준으로 하여금 우리 체질, 우리 풍토에 맞는 의료 시혜를 할 수 있는 새로운 의서의 편찬을 요구하였다. 이에 허준은 전대의 의방유취와 향약집성방의 중풍(中風), 상한(傷寒) 중심의 중국 의학체계를 벗어나 이를 축소하고 잡병 중심으로 오직 임상과 합리적 이론을 중심으로 그 시대에 유(儒), 불(佛),

선(仙)의 새로운 분야를 의학에 폭넓게 도입하여 인체를 정신과 육체로 연관하여 체계적으로 이해하려는 의학체계를 새롭게 완성했다. 이는 중국 의학 체계를 벗어나 한국 한의학의 자립성과 주체성을 확립하는 효시(嚆矢)가 되었다.

임진왜란의 혼란한 시기에 이 책이 그 시대의 숭명(崇明) 사상이나 여러 의가(醫家)의 의견 논쟁 없이 오직 허 준의 범역사적 임상 중심의 이론으로서 체계를 확립되었다는 것은 역사적으로 참으로 다행스런 일이었다. 이후 동의보감의 체계는 계속 제중신편, 의종손익, 의감색정요결, 방약합편으로 계승되지만 그 시대의 음양 오행, 운기론 등의 학술 이론의 논리는 결국 학술적 표현에 한계성을 나타내 더 이상 학문적으로 발전하지 못하게 되었다. 특히 일제치하에서는 현대의학에 대한 맹신적 과신의 분위기 속에서 일제는 특히 민족의학의 말살정책을 시작하여 서의약(西醫藥)에 편중하고 한방의약(漢方醫藥)을 등한시(等閑視)하게 되었다.

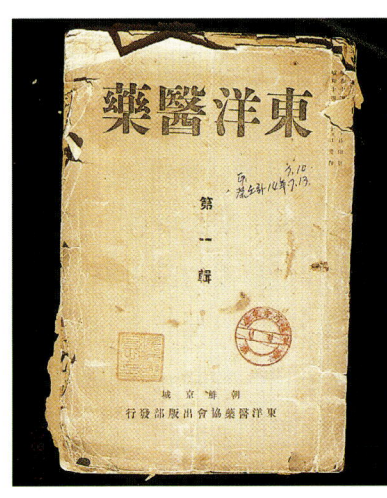
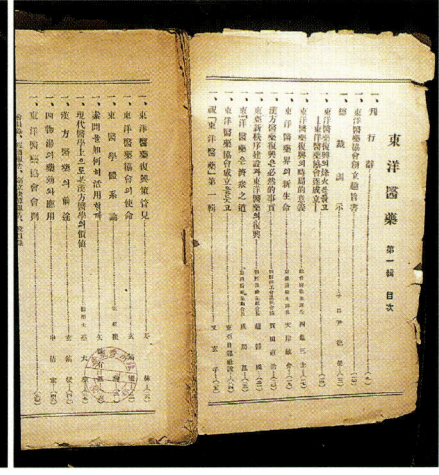

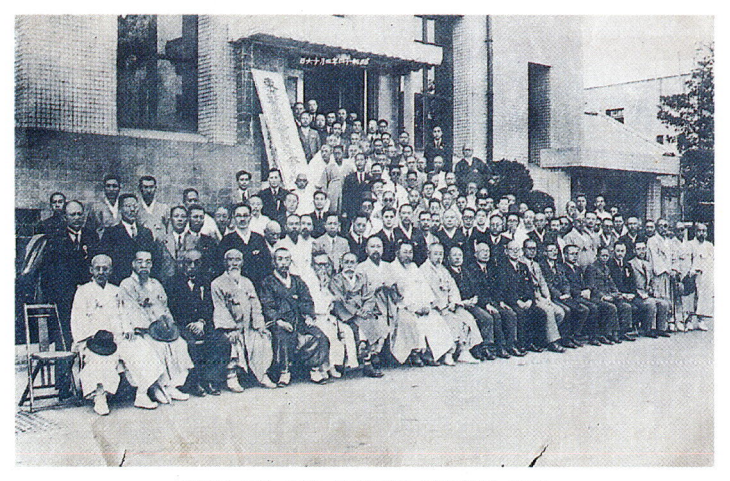
1942년 7월 10일 동양의학 재건위원 결성

　더욱이 한방의학의 진료를 봉쇄하기 위해서 대정(大正) 3년 의생(醫生)규칙 제정 당시에 면허를 받은자 외에는 면허기간 3년의 임시 한지의사로 벽지로 내몰아 도시에서 의료업을 할 수 없게 하였고, 그후에는 현대 의학에 흡수되게끔 정책을 유도해 나갔다.
　또한 한약종상도 한지의사의 숙명적 지위와 운명을 같이 하도록 되었다. 이러한 일제의 한의학 말살정책에 대하여 소화 14년(1942년) 7월 10일 전국에 의생과 약종상 300여명이 모여 동양의약의 재건을 위해 동양의약협회(東洋醫藥協會)를 결성하고, 한방의학 전문학교와 부속병원 설립도 추진하는 내용을 검토하였다. 1937년 4월 경기도립 의생강습소가 설립된 후 경기도 의생회 회원들의 모임은 한의학에 대한 명맥을 유지하여 후일 김영훈 등 여러분의 후원으로 1954년경 동양의학전문학원이 개설되었다.
　이후 대한민국이 건립된 후 서양의학의 도입과 발전으로

한방의학의 학문적 문화적 방법의 차이로 인하여 학문에 대한 이견이 대립상태로 격화하여 한의학 말살 정책을 시행하는 정책을 펴나갔다. 한방의학의 존망의 기로에 서 있었을 때 당시 국회의원으로 한의학에 깊은 관심과 논리성을 갖고 있던 조헌영씨의 활약과 한의학의 임상적 우수성에 대한 사회적 인식이 높아 겨우 존립하게 되었다. 특히 1934년 5월 조선일보에 동서의학의 비교 비판하는 난에서 양방의사인 정근양씨와 조헌영씨의 논쟁은 사회적으로 큰 화제(話題)를 일으켜 후일 한의학의 비평과 해설이란 책자가 향림서원에 의해서 1946년에 출간되어 한의학 발전에 정신적으로 많은 영향을 끼쳤다고 생각한다.

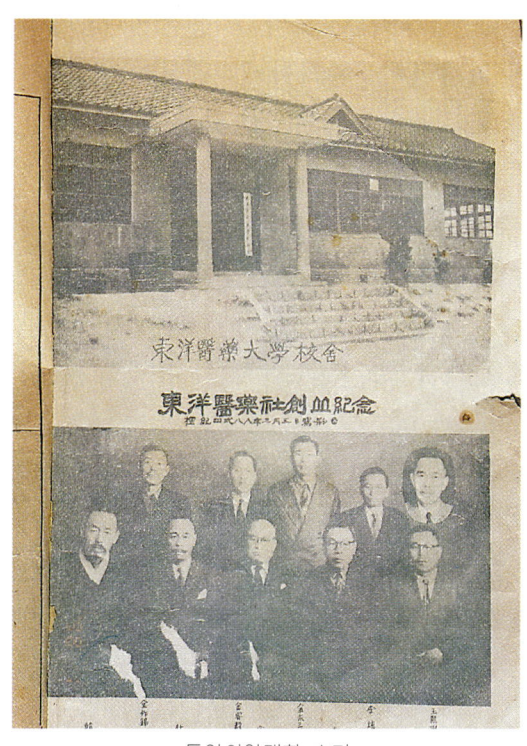

동양의약대학 초기

그후 한의학에 몸담고 임상을 하였던 여러 선배 한의사들의 모금 운동과 희사된 돈으로 후일 안암동 동양의약대학이 설립되어 많은 인재들이 배출되고 후일 경희대학과 합병하여 경희한의과대학의 전신이 되었다. 동양의학대학이 설립되어 대외적인 악조건 속에서도 명맥을 유지하여 이때 졸업한 선배들이 후일 11개 대학의 교수요원으로 한의학을 발전시키는데 많은 기여를 하게 되었다. 시대의 흐름에 따라 현대 의학의 한계성과 한의학의 장점이 잘 표출되면서 사회적 인식이 높아짐에 따라 한의학은 의료제도와 사회적인 어려움 속에서도 명맥을 유지해 오다가 중국의 침마취로 세계적 관심과 서양의사들이 한의학에 관심이 높아져 붐이 일기 시작했다. 대내외적으로 차츰 한의학에 대한 연구와 관심이 높아짐에 따라 국내에서도 사회적인 관심과 인식이 높아지고 한의학에 많은 관심을 갖게 되어 전국의 우수한 인재들이 20여년간에 걸쳐 많이 입학하게 되었다. 그 후 11개 대학으로 증가되었고 보사부 내에 한방과를 두게 되어 우리나라 의료사회에 확실한 위치를 정립하게 되었다.

그러나 이러한 한의학의 붐은 이권단체들이 학문과 법적 영역을 침범하였고 정부는 학문적, 법적 정책의 확실한 학문적 도덕적인 기준없이 경쟁 논리에 힘겨루기를 시켜 나누어먹기식으로 발전하여 전통민족의학 발전에 악영향을 끼치게 되었다. 앞으로 한의학은 혼란과 문제점이 많이 발생할 것으로 예상되며 의료정책상 양한방이 서로의 장단점을 보완하여 국민의료에 도움을 주는 공존협진시대에 접어들게 되어 모든 국민이 양·한방을 선택하여 치료받을 수 있는 새로운 시대에 접어들었다고 생각한다. 앞으로 한의학이 발전하기 위해서는 기초학 연구에 필요한 국제적 능력을 갖춘 인재 양성에 좀더 힘써야 할 것으로 생각된다.

5. 한의학이란 System 경영 요법이다

한의학에서는 인체를 국가의 체제와 기능을 같은 형태로 보았다. 그러므로 통치자가 국정을 운영하는 방법과 의사가 인체를 치료하는 방법을 같은 개념으로 이해하였다. 즉 포박자(抱朴子)에 사람의 몸은 국가와 같고, 배는 궁궐(宮闕)과 같고, 사지(四肢)는 들(郭)이나 성곽(城郭)과 같고, 골절은 백관(百官)과 같으며, 신(神)은 임금이요, 혈(血)은 신(臣)의 역할과 같으며, 기(氣)의 역할은 민(民)이니 몸을 다스릴줄 알면 나라를 다스릴 수 있다고 하였다.

또한 소문(素問)에 심(心)은 군주(君主)의 역할을 맡았으니 신명(神明)이 여기에서 나오고, 폐(肺)는 전달하는 역할을 맡았으니 이치를 다스리고 조절하며, 간(肝)은 장군(將軍)의 역할을 맡았으니 모려(謀慮)의 기능이 있는 등 주(周)시대의 관직인 십이관(十二官)을 인체의 내장 기능과 관련지어 설명하였다. 또한 인체에 적용하는 양생법(養生法)을 정치에 이용하면 천하가 크게 번창할 수 있다고 하여 정치와 인체의 운영기법을 같은 맥락으로 보았던 것이다.

특히 의학(醫學)과 유학(儒學)은 공동 의식인 치법(治法), 구인(救人), 제세(濟世)의 관점에서 인체를 치료하는 것과 세상을 구제하는 방법을 다같이 인술(仁術)이라고 하였다. 즉 인체의 치료와 건강을 다루는 것을 국가와 사회를 다루는 것과 같은 경영기법으로 보았던 것이다. 그런 의미에서 한의학이란 인체의 질병에 대한 System 경영 요법이라고 할 수 있다.

 system이란 두 개 이상의 객체가 연합하여 객체 상호간에 논리적 연관성을 갖고 특정 목적을 수행하는 유기적 집합체를 말한다. 즉 인체는 정신적 뇌기능과 여러 개의 내장 기관, 신경 조직 및 홀몬 기능을 갖고 복잡하게 구성되어 있다. 이들 상호간에는 협조와 견제로써 항상성을 갖도록 균형을 조화시켜 건강을 유지하게 한다. 만약 인체에 병이 발생하면 균형이 깨져서 병리학적으로 어느 장기(臟器)나 조직기능이 저하되어 병적 증상이 나타나면 원인을 찾아 약물 system과 침 system을 연결하여 치료하므로써 항상성을 유지되도록 조절하는 방법을 system 경영요법이라고 할 수 있다.

 현대의학은 환자가 호소하는 증상과 상태를 관찰하여 병인을 찾을 수 있는 routine check 즉 소변, 혈액, x-ray, 가래 검사나 질병에 따른 특수 검사를 하여 결과가 나오면 치료 방법과 치료약을 투여할 수 있을 것이다.

 이와 같이 현대의학은 과학적이고 객관화된 실험 방법에 의해서 증명된 것을 치료법에 이용한다. 그러나 한의학에서는 과학적인 검사 방법이나 기구도 없이 한의사가 진단하는 망진(望診), 문진(聞診), 문진(問診), 절진(切診=脈診, 腹診)등 각기 다른 진단 방법의 총체적 결과를 판단하여 처리한다. 약물의 성분이나 약리 작용도 규명되지 않은 약을 짓고 과학적으로 입증되지 않은 경혈에 침을 놓았음에도 불구하고 치료가 잘되었다는 것은 여기에 어떤 비법이 숨겨져 있다고 생각할 수 있다.

 다시 말해서 한의학이란 인체를 구성하고 있는 뇌의 기능과 오장육부(五臟六腑), 기혈(氣血), 경락(經絡)에 나타나는 병적 현상에 대하여 원인과 증상에 관한 병리 system을 짜서 여기에 대응하는 침구 system과 약물 system을 같이 처리하여 항상성을 되찾을 수 있도록 치료하는 방법을 한의학의 system 경영요법이라고 할 수 있다.

예를 들어 어떤 환자가 신경을 많이 쓰고 있는 중에 감기에 걸렸다고 하자. 이 때 환자는 겨울에 풍한(風寒)의 사기(邪氣)가 살갗에 침입하여 발열(發熱)·해수(咳嗽)·두통(頭痛)·비색(鼻塞)과 칠정(七情)으로 인한 담성(痰盛)·조열(燥熱)의 증상이 겸하여 나타나게 된다. 이때에 침구치료로서는 경락 system에 나타나는 열을 내리기 위해서는 풍부(風府), 풍문(風門)혈과, 두통을 치료하기 위해서는 백회(百會), 천주(天柱), 풍지(風池)혈을, 비색(鼻塞)을 치료하기 위해서는 영향(迎香)혈, 지해(止咳)시키기 위해서는 열결(列缺)혈을 구성하는 침치료로서 경락에 밸런스를 잡아주는 치료를 하고, 약을 쓰기 위해서는 군신좌사(君臣佐使)라는 system으로 처리해야 된다.

인체의 여러가지 증상에 대한 효율적인 치료를 하기 위하여 약의 효능을 서로 선양(宣揚)하고, 포섭(包攝)하고, 묘합(妙合)하고, 화해(和解)하는 system을 구성하여 쓴다. 즉 군(君)은 하나, 신(臣)은 둘, 좌(佐)는 셋, 사(使)는 다섯으로 짜는 경우도 있고, 또는 군(君) 하나, 신(臣) 셋, 좌(佐) 사(使)는 아홉으로 구성하여 병의 원인과 증세에 따라 약의 분량과 수를 짜서 사용한다.

감기 증상에 나타나는 열사(熱邪)를 약물로 처리하기 위해서는 소엽(蘇葉)·갈근(葛根)을 군약(君藥)으로 쓰고, 폐의 열을 내리고 담을 삭히기 위해서 전호(前胡), 황금(黃芩), 반하(半夏)를 신약(臣藥)으로 하고, 건비(健脾)·소화(消化)·울체(鬱滯)를 풀어주는 복령(茯苓)·진피(陳皮)·길경(桔梗)·산사(山査)를 좌약(佐藥)으로 배정하고 감초(甘草)를 사약(使藥)으로 넣고 기미(氣味)와 분량을 알맞게 차별하고, 인체에 투여할 때 잘 흡수하여 침투할 수 있도록 신온(辛溫)한 생강(生薑)·파뿌리(蔥白)를 인경약(引經藥)으로 쓴다. 이러한 군·신·좌·사(君·臣·佐·使) system을 짜서 처리함으로써 열이 내리고 비염과 두통, 기침이 사라지고 정신이 안정되어 생체 리듬이 제자리로 돌아와 항상성을 유지하여 건강을 되찾게 되는 것이다. 즉 각각 하나의 약물은 기미(氣味), 귀경(歸經), 인경(引經), 효능(效能), 주치(主治), 부침승강(浮沈升降), 보사(補瀉), 유독(有毒), 무독(無毒) 등 본초학적 이론에 맞는 내용을 정리하여 분량(分量), 수치(修治), 품질(品質), 배합(配合)의 정확성과 기능성을 갖는 약의 요소를 갖추게 된다. 이러한 약의 요소들을 구성하여 다시 군·신·좌·사(君·臣·佐·使)란 system에 맞게 짜서 병증 system과 연계하여 환자에게 투여되기 때문에 인체는 밸런스를 다시 찾아 항상성을 갖게 된다.

 이와 같이 함축된 system 경영의 치료방법이 있기 때문에 한의학적 치료가 소위 서양의 과학적인 실험 방법이 아니라고 하여도 인체를 합리적으로 경영하여 치료할 수 있는 것이다.

 한의학의 임상 치료에 가장 근간을 이루었던 상한론(傷寒論)은 육경병증(六經病證)의 전경(傳經)·월경(越經)을 표리(表裏), 한열(寒熱), 허실(虛失), 음양(陰陽)의 치병(治病) 8요(八要)를 응용하여 인체의 항상성(恒常性)과 진액(津液)을 보존을 할 수 있도록 system 경영 치료를 가장 합리적으로 이용한 분야이다.

또한 인체의 12경락(經絡), 365혈(穴)의 운기(運氣)적 내용을 인체의 체표에 가설로 적용시켜 내부의 병증이 나타나는 것을 경락 이론을 통한 침향(鍼響), 오행(五行), 직침(直鍼)으로 대처하는 수법이 있다. 특히 약물에 있어서 지금까지는 과거 경험한 지식을 나열식으로 표현하고 단방(單方), 복방(複方)을 이용하여 비방으로 쓰던 애매 모호한 개념을 70년대 이후 중국에서는 약물의 유사한 효능을 통합 계열화하여 정리·분리하고 체계화된 내용을 가지고 이론적으로 처방을 배합하여 임상 응용을 할 수 있는 system 방법을 이용하고 있다. 한의학은 이와 같이 실험이 아닌 system 개념을 도입하여 인체를 경영하는 학문으로 발전시켜 왔다.

그러나 침구학에서 보는 것처럼 경락(經絡)의 유무(有無)나 경혈(經穴)의 기능에 정확성이 떨어져 임상적 실용에 다양성과 허구성이 많이 나타나는 것도 사실이다. 상한론도 병리나 처방구성 요소에 결점이 많아 역사적으로 임상치료에 많은 문제점이 발생하게 되었다. 앞으로 한의학이 발전하기 위해서는 system을 구성하고 있는 요소들의 정확성, 기능성에 대하여 현대과학적 사고와 방법이 뒷받침되어 객관성을 갖출때 system 경영요법은 앞으로 한의학 발전의 새로운 연구 방향이된다고 생각 한다.

6. 보약(補藥)이란 어떻게 쓰는 약인가

보약은 한방의 대명사처럼 인식되어 있다. 겨울이 되면 감기나 잔병에 걸리지 않도록 면역력을 기르기 위해서, 봄이 오면 여름에 기운이 떨어져 힘들게 될 것을 예방하기 위해서, 계절이 바뀔 때마다 보약을 요령껏 쓰는 사람이 있다. 또한 정력이 약하거나 또는 좀 더 왕성하게 성생활을 즐기기 위해서 녹용에 사향을 배합한 공진단(拱辰丹)이나 보신약(補腎藥)에 녹용을 가하여 정력제로 쓰는 경우도 있다. 그 외에 선가(仙家)나 도가(道家)와 같이 불로장생(不老長生)할 수 있는 보약을 원하는 환자도 있다.

그런데 이 보약이란 표현중에 보(補)한다는 것은 한방적인 치료법의 하나로 몸에 허(虛)한 증이 나타나면 원기(元氣)를 보(補)하고, 반대로 실(實)한 증이 나타나면 사(瀉)한다는 것은 치료법대한 용어라고 볼 수 있다. 보약 처방을 찾아 쓰려고 할 때는 동의보감이나 방약합편 허로문(虛勞門)에서 양허(陽虛), 음허(陰虛), 음양허(陰陽虛), 심허(心虛), 간허(肝虛), 비허(脾虛), 신허(腎虛), 그리고 통치(通治) 부분을 참고하여 환자의 체질과 증상, 병인(病因)에 맞게 찾아 써야한다.

70년대 이전까지는 농경사회로서 채식위주의 생활을 해왔기 때문에 모든 국민이 단백질 영양부족 상태이어서 보약을 많이 이용하였으나 70년대 후반에 들어 산업 사회로 전환되면서 소, 돼지, 닭을 양산하면서 반대로 서구적 육식생활은 영양 과다 현상이 나타나 성인병, 비만 환자들이 늘게 되어 보약보다는 비만을 제거하는 약이 필요한 시대에 접어들게 되었다.

옛날 60년대 개업의들의 이야기를 들어보면 서울 근교 변두리의 환자는 기혈(氣血)이 허(虛)하여 숙지황(熟地黃), 인삼(人蔘)이 많이 든 보약을 주로 썼고, 도시 중심가의 부유층은 녹용이 든 정력제 보약을 주로 사용했다고 한다.

몇년전 경찰서에서 공문(公文) 한 장을 보내와 뜯어보니 어느 한의원에서 결핵 3기 환자에게 부자가 든 처방을 쓴 후 환자가 사망하여 그 원인을 알고자 대학에 자문을 요구한다는 내용이었다. 환자는 63세의 결핵 3기 환자로 오랫동안 투병생활을 하면서 기력이 부족하고 폐기종, 자한(自汗), 해수(咳嗽), 미열(微熱) 등이 나타나는 양허증(陽虛證)으로 판단하여 숙지황(熟地黃), 당귀(當歸), 황기(黃芪), 지각(枳殼), 길경(桔梗), 오미자(五味子), 그 외 부자(附子) 2g을 배합하여 6첩을 지어주고 3첩을 복용한 후 사망하였던 모양이다. 부자에 특히 숙지황을 많이 배합하면 부자의 더운 기운이 빨리 퍼져 나가는 것을 억제하고 침정시키는 효과가 있어 이 처방의 부자 2g 정도로는 사망의 원인이 될 수 없다고 판단하여 환자의 오랜 기간 투병중 병적 원인에 의한 사망으로 추정된다고 회신하여 보낸 적이 있다. 옛날부터 궁중에서 대역죄를 처벌할 때 의금부에서 부자나 초오를 끓인 약물을 사약으로 많이 써왔고, TV 등 사극에서 일반인들이 이런 사실을 많이 보게 되어 부자를 넣은 한약을 먹고 부작용이 있으면 부자 때문에 발생했다고 정신적으로 과민 반응을 일으키는 경향이 있다.

특히 요즘은 영양과다뿐 아니라 음주문화가 문란하여

30~40대에는 심근경색이나 간경화, 간염 환자들이 많고 또한 스트레스가 많이 쌓여 피로를 호소하는 환자들이 특히 많다. 이들 환자에게 일반적으로 옛날 의서(醫書)에 있는 침중(沈重)한 보약을 쓰면 오히려 간이나 위장 기능에 장애를 일으켜 피로를 더 느끼고 병적 현상이 악화된다. 즉 엔돌핀 등의 수용체에 감수성이 항진되어 가려움증이 나타나거나 심할 때는 급성 간괴사를 불러올 수도 있다는 것이다. 즉 간세포를 둘러싼 교원질 침착이 가져오는 섬유화 반응의 결과로 간세포로 드나드는 혈류가 차단되어 간세포에서 이루어져야 할 신진대사가 정상적으로 작동하지 못하기 때문에 피로를 더 느낀다고 한다. 그래서 의사들이 한약을 먹으면 간이 나빠진다고 보약을 쓰지 못하게 하는 이유도 여기에 있다.

피로하다는 증상만 보고 보약을 쓰는 것은 매우 위험한 치료법이기 때문에 한의학적인 정확한 진단과 처방이 필요한 것이다. 피로의 원인을 분석하여 염증을 치료하고 간 기능을 도와주고 소화를 시키고 기를 순환시키는 약으로 system을 짜서 치료하면 부작용 없이 좋은 효과를 볼 수가 있다. 옛부터 보약 한 제를 부작용 없이 효과있게 지을 수 있는 한의사라면 명의라고 하지 않았는가? 환자의 입맛, 체질과 원인 증상에 맞게 처방을 짓는 것이야말로 참 보약이라고 생각된다.

7. 약이 써야 병이 낫지만 쓴약은 먹지 않는다

옛날 속담에 약이 써야 병이 낫는다는 말이 있다. 병을 치료하기 위해서 처방을 선택해 쓰다보면 약맛이 쓴 것도 있고 단 것도 있고 무미건조한 것도 있게 마련이다.

요즘 우리들의 식생활을 보면 옛날과 같이 담백한 전통 음식을 위주로 하는 가정이 적은 것 같다. 아침에 된장국이나 시레기국을 먹는 가정은 노인이 있거나 아니면 비만이나 변비를 치료하는 가정 밖에는 없을 것이다. 문밖에 나가면 입맛을 돋구기 위해 조미료가 섞여 달콤하거나 매운맛 나는 음식이나 햄버거 피자와 같이 달고 감미로운 서양 음식이 대부분이다.

그런데 옛사람들은 병을 치료할 때 약을 지어주면 집에 가서 질그릇에 물 몇 대접을 넣고 끓이다가 생강, 대추를 넣고 다시 1시간 정도 끓인 후 베헝겊에 짜서 눈 질끈 감고 한 대접 다 먹어야 한약을 먹는 것으로 생각했다.

그러나 요즘은 식생활이 서구화되고 정신력도 약해져서 한약을 먹는 습성도 많이 달라졌다. 특히 어린아이들이 병에 걸렸을 때 한약을 달여놓고 약을 먹일 때면 부모들이 야단을 치고 사탕을 주고 장난감을 사주겠다고 약속을 하는 등 한바탕 애를 먹인다.

그런데 우리동네 어느 약사님은 어린이들의 한약을 맛나게 잘 지어주어 돈을 많이 벌었다고 소문이 나 있다. 그는 어린 아이들이 부모의 손에 이끌려 약국에 찾아 왔을 때 흔히 밥을 잘 먹지 않고 복부가 딴딴하고 가끔 복통이 발생하는 경우에는 소건중탕(小建中湯)에 생강, 대조를 넣고 끓이다가 베헝겊에 짜서 나온 약물에 교이(膠飴)라고 하는 수수엿을 넣어 다시 끓여 먹는 처방 대신 찹쌀엿을 넣어 다시 끓여 맛좋게 복용하고 또 엿도 먹으라고 주니 아이들이 환성을 지를 수밖에 없지 않은가? 아이들이 자고 깨면 그 약국에 가겠다고 부모를 졸라 자주 약국에 가서 약을 짓게 되었다고 한다.

그러나 한의학적 입장에서 보면 맛만 추구하다가 허증(虛症)이 아닌 실증(實證)이 나타나는 경우 즉, 편도선이 커서 미열이 있거나, 소변을 잘 보지 못하는 비만 환자가 먹었을 때에는 약주고 병주는 격이 될 수도 있다.

언젠가 나의 한의원에 건장하게 생긴 30대 전후의 청년이 감기에 걸렸다고 찾아와 진찰해 보니 열이 심하고 목이 붓고 아파서 양약을 썼으나 낫지 않아 한약을 먹으려고 찾아왔다기에 진맥하고 가미패독산(加味敗毒散)을 10첩 지어 주었다. 그런데 두 첩을 먹고 그의 어머니가 찾아와 더 먹지 못하겠다고 약을 가지고 왔기에 병이 나으려면 약이 써도 먹어야 하지 않겠느냐고 했더니 역해서 못먹겠다는 것이다. 약을 받아놓고 돈을 주어보내고 생각하니, 체질이 다혈질에 얼굴색이 검고 예민한 체질은 패독산(敗毒散)에 들어간 강활(羌活), 독활(獨活)의 향기가 거부감을 주고 구토를 일으키는 경우가 책에 기록되어 있던 것이 떠올랐다. 특히 패독산은 독감에 의한 후두에 염증성 고열 환자가 아니면 일반감기에는 잘 사용하지 않는 처방이다.

특히 여성 중에는 한약을 복용하면 눈두덩이나 손발이 붓는 경우 또는 소화력이 약하여 약을 토하거나 비위가 약하여 한약을 먹지 못하는 환자가 많이 있다. 그렇기 때문에 여성 환자들은 약이 쓰면 먹기 곤란해요, 쓴 약은 짓지 마세요하는 환자가 많다.

그러므로 한의사는 처방을 구성할 때 약 맛이 어떻게 될지를 잘 구상하여 처방을 만들거나 또는 선택하는 것이 중요하다. 또한 물의 양을 얼마를 넣고 몇 시간 졸여서 얼마의 양을, 언제 복용하느냐 하는 것도 중요하다. 물의 양을 많이 넣고 끓여 많이 먹으면 체하거나 붓는 경향이 있다.

요즘은 병만 생각하고 약 맛이나 분량을 조절하지 않고 짓는다면 아무리 좋은 약이라도 먹지 않으므로 병을 치료할 수 없다. 병치료에도 환자의 구미에 맞추어 맛갈나는 약을 지을 줄 알아야 환자가 좋아하는 별난 세상이 된 것 같아 마음이 씁쓸하다.

8. 구(灸)와 자(炙)는 어떻게 다른가

한방에서는 약을 수치(修治)하는 것을 전통적으로 구(灸)한다고 하고 중국에서는 자(炙)한다고 한다. 구(灸)란 뜸 구, 즉 약쑥으로 병소의 살갖을 데게하여 병을 고치는 방법을 말하며 자(炙)란 고기를 불에 굽는다는 뜻이다. 구(灸)자에서 구(久)의 의미는 사람이 걸어가려는 것을 뒤에서 잡아당겨서 머무르게하는 모양으로 시간을 경과하게 하여 오래 끌게한다는 의미가 있다. 또한 그 밑에 불(火)이란 용어를 쓰고 있다. 즉 아픈 혈(穴)에 뜸쑥을 놓아 불을 붙여 오래 지진다는 의미를 내포하고 있다.

자(炙)란 月 즉 육(肉)의 의미로 고기 따위를 불에 굽는다는 의미가 담겨져 있다.

한국은 농경사회였기 때문에 솥뚜껑을 엎어놓고 들기름, 돼지기름을 바르고 녹두지짐이나 생선전을 지지는 음식문화가 일반적이지만, 중국인은 통닭이나 돼지고기 따위를 양념과 향료를 발라 불에 구워서 먹거나 어육을 양념을 하여 대꼬챙이에 꿰어서 불에 구워 먹는 경우가 많다. 이러한 식문화 방식의 차이 때문에 한약에 수치(修治)를 하는 방법을 달리 표현하는지도 모르겠다. 구(灸)란 단순한 의미가 있고 자(炙)란 다양한 수치 방법을 의미하는 것 같다.

다시 말해서 한국에서는 뜸쑥을 사용하는 것과 같은 의미를 갖고있다면 중국에서는 고기를 처리하는 것처럼 불에 수치한다는 의미를 갖고있다고 할 수 있다. 전통 한의학자들도 이 단어를 놓고 논쟁을 벌인 사실이 있다고 전해진다.

한약에 수치란 매우 흥미있는 내용으로 효능에 다양한 이용 가치가 있는 아주 중요한 의미가 내포되어 있다. 즉 약의 독성과 부작용을 완화시키거나 약의 성질을 변화시켜 치료 효과를 증진시키는 작용이 있기 때문이다.

예를 들면 함수유산(含水硫酸)나트륨을 함유한 자연 초석(硝石)을 한 번 구워서 만든 것을 박초(朴硝)라고 하고, 이것을 다시 더운 물에 넣고 끓여 반으로 줄인 것을 합(盒=놋그릇)중에 넣고 24시간 후에 결정된 것은 망초(芒硝)라 하고 박초를 끓는물(沸湯)에 담가 녹인 후 생사(生絲)에 여과하여 병에 담아 우물속에 넣고 매달아 일박(一泊) 후 아자(牙子)처럼 결정된 것을 풍화초(風化硝)라 하고 박초를 불에 달구어(火煉) 돌과 같이 굳게 결성한 것을 불에 살라 불꽃 연기를 나게 한 것을 염초(焰硝)라 하고 특히 겨울에 박초를 취하여 무우와 같이 각각 600g을 달여서 무우가 익으면 들어내 종이에 여과하여 노천에 일숙(一宿)한 것을 현명분(玄明粉)이라고 한다.

이와 같이 초석을 초전(初煎), 재전(再煎), 불탕(沸湯), 전련(煎煉), 화련(火煉), 나복(蘿蔔:무우)에 수치를 함에 따라서 박초는 효능이 빠르고 함·신(鹹·辛)하여 대변을 사하(瀉下)하고 이뇨(利尿)하는 작용이 강하게 나타나고 망초는 비교적 완화되고 풍화초(風化硝)와 현명분(玄明粉)은 더욱 완중완(緩中緩)으로 변하여 각각 다르게 이용한다. 즉 박초는 대열(大熱) 정담(停痰)을 치료하고 망초는 변비(便秘)와 적취(積聚)에 쓰고 풍화초는 담화증(痰火症)에 마아초(馬牙硝)는 오장적취(五臟積聚), 구열(久熱), 정담(停痰), 어혈(瘀血)을 제거하고 염초(焰硝)는 인후염(咽喉炎)

에 쓰고 현명분(玄明粉)은 구강염(口腔炎)이나 학질(瘧疾)에 쓴다. 또한 향부자(香附子)라는 약은 사초과(莎草科) 식물로 뿌리 옆에 근경이 달려 향기가 강하게 나므로 향부자라고 한다. 이 약은 성질이 약간 차고 맛이 맵고 약간 달면서 쓴 맛이 돈다. 겉껍질이 쓰고 수렴성이 강하여 복통이 생기므로 거피(去皮)하여 향부미(香附米)를 만들어 쓰는데 특히 수렴성의 증가를 막기 위하여 철기 사용을 금하고 있다. 이 약을 부작용 없이 잘 쓰기 위해서는 변향부자(便香附子) 즉 향부자를 12세 미만의 남아의 소변에 하루 동안 담갔다가 가볍게 물에 씻어 햇빛에 말려 쓰는데 이러한 수치는 떫고 강한 맛을 중화하여 순하게 한다. 특히 향부자는 부인의 병을 치료하는 대표약으로 울기(stress)를 풀어주고, 월경부조(月經不調)로 인한 복통(腹痛), 생리통(生理痛)은 물론 소화 불량이나 식적(食積)을 푸는데도 아주 좋은 약이다. 특히 이 약은 특별한 수치를 하여 쓰는데 여자의 월경부조에 사제향부환(四製香附丸)이 있는데 향부미(香附米) 600g를 4등분하여

① 150g을 염수를 탄 생강즙에 담갔다가 삶아서 약간 볶는다. (주로 담(痰)을 내린다.)
② 150g을 식초에 담갔다가 약간 볶는다. (주로 혈을 보한다.)
③ 산치자(山梔子) 150g과 향부미 150g을 같이 볶은 다음 산치자는 제거하고 쓴다. (주로 울혈(鬱血)를 풀어준다.)
④ 150g을 소아의 소변에 씻어 말려준다. (주로 화(火)를 내린다.)

위의 4개의 수치한 약을 합쳐 가루로 만든 다음 천궁(川

궁) 75g, 당귀(當歸) 85g을 각각 분말(粉末)하여 섞어서 물을 넣은 풀로 반죽하여 오자대(벽오동씨)크기로 하여 환(丸)을 빚어 50~70환씩 따뜻한 물에 복용한다. 또한 여자의 월경부조 현상이 오래되어 하부에 어혈성 징하(癥瘕)가 생길 때는 칠제향부환(七製香附丸)을 쓰는데, 향부자 525g(14兩)을 7등분하여,

① 75g을 당귀(當歸) 75g과 함께 술에 담고
② 75g을 봉출(蓬朮) 75g과 같이 소아의 소변에 담그고
③ 75g을 목단피(牧丹皮) 37.5g, 애엽(艾葉) 37.5g과 같이 쌀뜬물에 담그고
④ 75g을 오약(烏藥) 75g와 같이 쌀뜬물에 담그고
⑤ 75g을 천궁(川芎), 현호색(玄胡索) 각각 37.5g을 물에 담그고
⑥ 75g을 삼릉(三稜), 시호(柴胡) 각각 37.5g과 같이 식초에 담그고
⑦ 75g을 홍화(紅花), 오매(烏梅) 각각 37.5g과 같이 염수에 담근 것을 모두 꺼내 봄에는 5일간, 여름에는 3일간 가을에는 7일간 겨울에는 10일간 햇빛에 말려서 향부자만을 골라서 가루로 만들어 놓고 앞의 7가지 약을 담갔던 침수로 풀을 만들어 오자대 크기로 환약을 만들어 자기 전에 술과 같이 80환 정도 복용한다.

이러한 작업이 한약의 대표적 수치라고 할 수 있으며 이러한 수치 작업을 하는 것이 한약의 특징이라고 할 수 있다.

9. 한약(韓藥)의 생리(生理)를 알아야 약값을 정할 수 있다

 한약을 치료약으로 쓰기 위해서는 여러 단계의 철저한 과정을 거쳐야 하기때문에 한약을 제대로 관리하기란 농부가 농사짓는것 보다 어렵다는 속설이 있다.
 예를 들어 십전대보탕(十全大補湯)이나 사물탕(四物湯), 보중익기탕(補中益氣湯) 등에 가장 많이 쓰이고 있는 당귀(當歸)에 대하여 살펴보자. 한의사협회에서 1993년 7월 발간된 가격표에는 당귀 한 근(600g)의 가격이 8천원으로 기록되어 있다. 한의원에서 많이 사용되고 있는 당귀는 대개 1년 정도 보관할 수 있는데 질좋은 치료약으로 사용하기

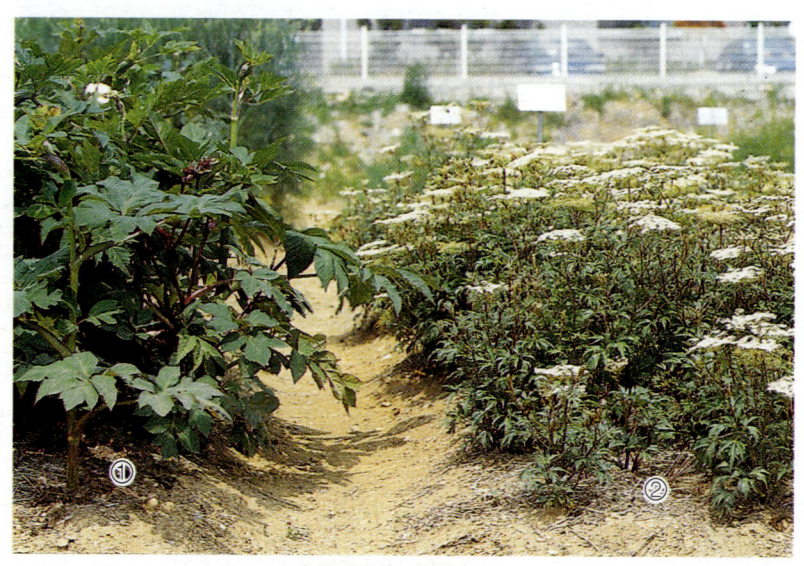

①참당귀 ②일당귀

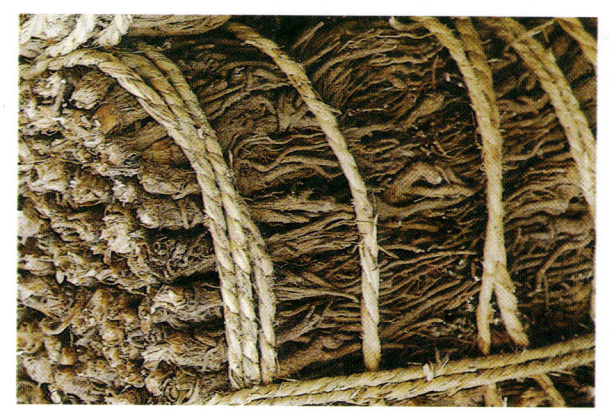
당귀 한짝(백근)

위해서는 늦가을에 도매값으로 한 짝씩(약 100근) 한 근에 6천원 정도로 구입하게 된다. 이 때에 당귀는 습도가 약 22~25% 정도이며 봄에 이르면 약 12% 정도 마르게 되므로 중량에 감량현상이 나타나게 된다. 또한 당귀를 선별하기 위하여 짝의 내용을 헤쳐놓으면 작근할때에 쓰지 못하는 불량한 미(尾)나 두(頭)류를 삽입하여 불량 약재가 5%이상 나온다. 이것을 다시 추려 흙과 농약의 때를 벗기기 위하여 물에 가볍게 씻어 햇빛에 어느 정도 말려 협도로 잘게 썰어 뿌리와 수염, 몸체를 분리하였을 때 쓰지 못하는 약재가 약 10%정도 나오게 되며 순수한 몸체(身)는 전체 당귀의 1/4정도이며 나머지는 뿌리와 수염만 남게 된다.

특히 여기에는 일기 변화에 의하여 추대(bolting)현상이 나타난다.

즉 당귀가 성장하는 과정중에 일기 변화에 의하여 꽃이 피는 현상이 나타나면 그 뿌리가 목질로 변하여 당귀의 5-10%는 약용으로 쓰이지 못하는 뿌리가 포함되어 있다.

이러한 것을 모두 버리고 난 다음 당귀를 햇빛에 3-4일간 잘 말려 부위와 용도에 따라 분리하여 밀폐된 용기에 2중으로 비닐 포장하여 보관하게된다. 이 때에 당귀는 역시 농수산물이기 때문에 저장성 해충인 화랑공 나방의 침입을 받기가 쉬우며 그 일부는 나방의 알이 포함되어 있을 수밖에 없으므로 여름 장마에 그 일부는 유충으로 태어나 당귀를 가해하게 되면 약으로 사용할 수 없을 뿐만 아니라 보관에 철저한 신경을 쓰지 않거나 관리를 소홀히 하게 되면 그 전부를 버려야 하는 경우도 생기므로 일년에 그 손해를 10%는 잡아야 한다.

그 외에도 당귀를 약으로 쓰기 위해서는 여러 가지 조건에 맞는 관리와 인건비를 특히 많이 지불해야한다.

그저 농촌에서 공급된 당귀를 한의원에서 곧 치료약으로 쓰는 것이 아니며 보약의 당귀신(當歸身)을 쓸 때에는 당귀의 가격표보다 3-4배 높게 치료약으로 사용할 수밖에 없는 조건이 이와 같이 많이 포함되어 있다.

시중의 당귀는 치료약으로 쓰기 위한 재료에 불과하다. 당귀를 약으로 쓰이기 위해서는 당귀의 뿌리와 수염과 몸체를 구분하고, 흙이나 농약의 불순물을 제거하기 위하여 반드시 물에 가볍게 세척·햇볕에 완전히 말려 습도 7-8% 보관해야 한다. 치료약으로 쓸 때에 당귀신(當歸身)은 보혈행혈(補血行血)하고 미(尾)와 수(鬚)는 파혈(破血)하고 두(頭)는 지혈(止血)하고 신(身)과 미(尾), 수(鬚)를 섞어 쓰면 화혈(和血)하는 효능을 구분하여 사용하는 것이 치료약으로 쓰는 당귀이다.

이와 같이 시중에 당귀라는 약재와 치료약으로 쓰기 위하여 수치한 당귀는 일반인들이 육안으로 볼 때에는 거의 같지만 실제 내용에 있어서는 전혀 다를 뿐 아니라 3-4배의 가격이 차이 날 수밖에 없다.

특히 한의사는 좋은 약들이 출하되는 가을이 되면 여름에 택사(澤瀉)의 색깔이 흰빛을 띠던 것이 붉은색으로 변하는 등 계절의 온도, 습도 차이에 의하여 약성의 변성이 나타나고 저장해충의 가해로 약재가 손상된 것은 치료약으로 사용하기에 부적당하므로 약장을 모두 털어 청소를 하고 대부분의 약재를 버리고 새로운 가을 약재로 다시 교체하여 사용하는 것이 한의원의 전통적 약재 관리 사용방법이다.

특히 녹용은 품종이 다양하며 국내 시장에 있어서도 꽃사슴, 매화록, 큰붉은사슴, 뉴질랜드 사슴, 엘크, 원용, 마록, 순록 등 여러 가지 종류가 수입 또는 사육되고 있다.

녹용은 원래 사슴 중에 매화록이 그 기본 종으로 이용되어 왔으나 근래에 와서 엘크나 교잡종 사슴을 많이 이용하게 되었다.

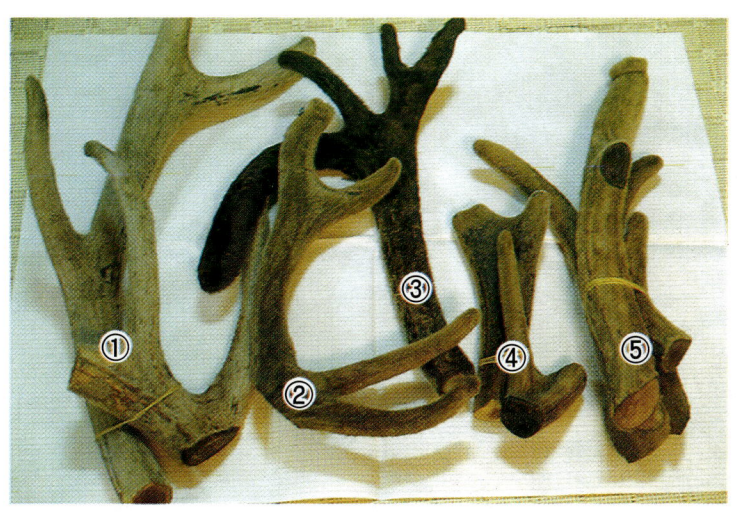

①원용 ②뉴질랜드용 ③순록용 ④매화녹용 ⑤마록

록(鹿)이란 6월을 의미한다. 그리고 용(茸)이란 돋아 나온다는 뜻이다. 녹용이란 꽃사슴이 6월에 대자연의 신선한 식물과 맑은 공기를 먹고 정력이 왕성하여 혈기가 뿔로 발현한 말랑거리는 혈정덩어리가 곧 진정한 녹용으로 산후에 혈허한 악성빈혈과 심약(心弱)으로 사경을 헤맬 때 쓰면 생명의 속으로 젖어들어 생명을 다시 소생시키는 약이다.

그러나 매화녹은 여자의 보음하는 최고의 보혈약이며 남자의 성욕을 항진시키는 보양약에는 백두산의 원용(元茸) 즉 북용(北茸)이 주로 사용되어 왔다. 그 외에 순록은 녹용 물량이 부족할 때에 대용으로 사용하는 녹용이며 그 외 다른 것은 모두 잡종의 품종으로서 녹용의 가격이 각각 다르다.

원래 녹용은 품종에 따라서 발생시기가 각각 다르지만 보통 2-3월에 뿔이 돋아나 7월 중순까지 채취하게 된다.

그런데 요즈음 사슴 사육자들은 근량을 늘려 가격을 많이 받기 위하여 녹각화되기 직전에 채취한 녹용을 시중에 많이 유통시키고 있다. 예를 들면

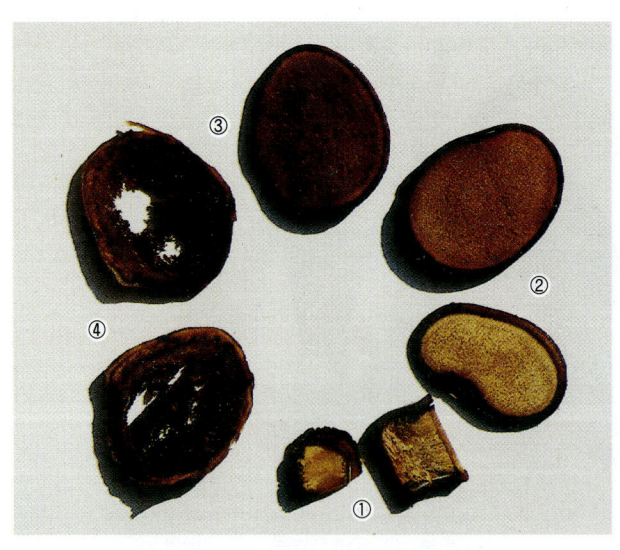

①분골　②상대　③중대　④하대

엘크, 큰 붉은 사슴, 원용의 한 쪽 뿔의 전체 무게가 약 50 냥(1,875)정도 되는 것이 있다. 이들 녹용의 내면 조직이 칼슘화하여 골화되는 상태를 구분하여 상, 중, 하대로 구분할 때 최상단 첨부를 특히 분꽃매지라고하여 주로 보양제나 소아발육부진에 이용하며 상대는 보혈 보양제, 중대는 보혈이나 요부의 허약, 하대는 하지허약이나 골송증(骨鬆症)에 주로 이용된다.

그러나 녹용을 보음, 보혈, 보양제로 사용하기 위해서는 4-5월에 10cm정도(1-2양)자랐을 때 채취하여 양건하여 사용하는 것이 원칙이다. 녹용을 7월에 채취하여 50냥(1,875kg)정도의 녹용과 비교하여 볼 때에 4-5월에 채취한 녹용은 크기와 량수는 적지만 녹용 정혈의 효과가치가 탁월하여 7월에 채취한 녹용의 가격보다 수 배의 가격을 더 받을 수밖에 없다. 또한 녹용은 반드시 유리칼로 털을 깎고 불에 털을 태워 다시 깎고 털을 태워 완전히 털을 제거하고 술에 침습시켜 부드러울 때 썰어 써야 치료약으로 사용할 수 있다.

녹용이란 이러한 품종, 품질, 수치를 정확히 구분하여 처리할 줄 알 때 가격을 정할 수 있다. 이와같이 한약이란 재료를 갖고 가격을 정할때와 약으로 쓰기 위해서 수치를 하였을때는 가격차이가 많이 나타날 수 밖에 없다.

10. 어느 동기생의 임상이야기

　1965년도 동양의학대학 시절에는 한의과대학을 졸업하고 임상실습을 할 수 있는 인턴이나 레지던트 코스가 없어 환자진료를 하기위해선 스스로 무의촌진료나 선배의 한의원에 가서 훈련을 받지않으면 임상실습 할 수 있는 곳이 거의 없었다. 그런데 나의 동기생 이모 원장은 대학을 졸업한 후 군제대를 하고 고향으로 돌아와 문산 어느 선배 한의원에서 한가한 나날을 지루하게 보냈다. 어느 날 부인 환자가 찾아와 선배 원장님이 진료하는 것을 어깨너머로 보면서 그의 처방을 눈여겨보았는데, 그 부인이 약을 6첩 지어간 후 몇일이 지나 다시 찾아와서 깨끗이 나았다고 사례하는 것을 보았다. 그는 원장님께 무슨 처방을 지어 주었느냐고 여쭈어 보았다. 그 원장님의 말씀이 자기는 항상 부인병에는 육울탕(六鬱湯)을 가감하여 좋은 효과를 본다고 하면서 이 처방은 흔히 여자들이 감정에 예민하여 스트레스를 받으면 가슴이 답답하고 소화가 잘되지않고 불면이나 변비 또는 두통이 나타날 때 잘듣는 처방이라고 알려 주었다.
　그후 그는 불광동으로 이사하여 다시 개업을 했다. 그런데 어느날 어여쁜 20대 여자환자가 찾아왔다. 그녀는 낯을 붉히면서 며칠후 시집을 가게 되었는데 요즘 왠지 불안하며 며칠전부터 잠도 오지 않고 머리도 무겁고 변비도 생기고 가슴이 답답하여 죽겠다는 것이었다. 아무리 생각해 보아도 마땅한 처방이 떠오르지 않아 과부나 승려들에게 쓰는 시호억간탕(柴胡抑肝湯)을 쓰는 경우를 생각해 보았지만 이 경우와도 다르고, 책을 찾아보아도 처방을 찾을 수가 없었다. 문산에서 선배원장과 장기를 뜨고 있을때 또다시 찾아온 부인환자를 치료하면서 육울탕(六鬱湯)이 좋다는 생각이 떠올라 방약합편(方藥合編)을 찾아보니 기울(氣鬱), 열울(熱鬱), 습울(濕鬱), 담울(痰鬱), 혈울(血鬱), 식울(食鬱)에 쓰게 되어 있는 이 처방을 기울(氣鬱)에 배합하는 목향(木香), 빈랑(檳榔), 소엽(蘇葉)을 넣어 6첩을 지어주면서 며칠 복용하면 나을 수 있다고 위로하면서 보냈다.

그 후 얼마동안 소식이 없었는데 어느 날 그 환자가 갑자기 상기된 얼굴로 들어오면서 원장님 처음 그 약을 먹고 답답한 가슴이 풀리고 변비와 두통이 없어져 다시 이모님을 시켜 6첩을 더 지어 오게 하여 복용하였는데 오히려 낫지 않고 더 얼굴이 붉어지고 화끈거려 결혼식을 앞두고 다시 악화되어 제가 직접 찾아왔는데 어떻게 했으면 좋겠느냐고 당황스러운 표정으로 말했다. 자세히 물어보니 이모님이 옆골목에 있는 다른 한의원에 가서 시집간다고 하여 약을 지어 달라고 하니까 보약을 지어준 모양이다. 기울에 쓰는 향부자를 할 수 없이 양을 배로 넣고 6첩을 지어주면서 시집 잘 가서 재미있게 살라고 격려해 주면서 돌려보냈다. 그 후 일년이 지난 어느 날 머리는 파마를 하고 애기를 등에 업은 어떤 부인이 찾아왔는데, 그때 그 처녀가 아닌 부인의 모습으로 나타난 것을 보고 멋쩍어 서로 웃기만 하였다. 그녀는 첫돌을 치르러 본가로 가면서 그때 어려운 병을 고쳐준 원장님 생각이 나서 초청할 수는 없고 하여 음식을 장만하여 들고 왔다는 것이다. 그때 원장님이 치료해 주지 않았다면 결혼식도 미루고 시집가는 것 보다 병치료가 더

급했다고 하면서 감사의 인사를 하고 백일 음식을 놓고 떠나갔다. 그녀가 돌아간 후 떡봇짐을 풀어놓고 이웃 친구들과 술잔을 기울이면서 파안대소(破顔大笑)하였다고 한다. 물론 그때 그 처방을 알려준 문산 선배님에게 인사를 전하고 같이 돌떡을 놓고 대작을 하지 못한 것이 서운하였다. 임상이란 이런 모순과 우연속에서 터득된다고 생각할때 동기생의 임상경험담이 어딘가 내 마음에 기억으로 남아 있다

11. 소아 알러지

　알러지는 농경사회에 있어서는 그렇게 많이 나타나는 질환은 아니었으나 산업사회로 발전하면서 식생활의 서구화와 인스턴트 식품, 환경오염, 특히 모유 대신 우유의 섭취, 정신적인 스트레스와 체질의 변화로 인해 성인은 물론 소아에게도 많이 발생하였다.
　알러지체질은 전국민의 약 30%정도 소인을 갖고 있으며 환자의 체질과 항원·항체 물질이 서로 열쇠처럼 자물쇠와 키가 딱 맞을 때 여러 종류의 알러지가 발생한다. 이러한 발병환자는 약 12%정도이며 이 중 약 5~6%정도가 치료를 받아야 하는 환자들이다.
　소아 알러지는 겨울과 여름에 계절이 바뀔 때마다 생체리듬에 온도와 습도차이가 클 때 자각증상이 심하게 나타난다. 유아나 소아들이 감기증상이 있을 때 특히 알러지 증상이 잘 나타나 비염이나 천식, 중이염이 발생하고 열이 심하여 경풍이 일어나고 피부에도 아토피성 피부염이 생겨 부드러운 살갗이나 접촉부위에 살갗이 두꺼워지고 가렵고 때로는 이차감염(무좀균, 화농성균)이 되어 습진으로 악성화하는 경우가 있다.
　알러지성 비염과 과민성 비염은 증상이 비슷하여 흔히 코감기가 있을 때 모두 알러지 증상이라고 한다. 그러나 알러지 증상은 과민증상과 달리 검사상 IgE항체가 혈청 1㎖중에 100~400ng 정도가 정상이지만 소아 알러지 환자는 정상인의 10~100배정도 항체가 나타나게 되고 체내에서 민감

〈표1〉 소아 알러지의 진행(Allergy march)

1세	2세	7세	12세	19세
모태반감작	식이성감작	식이성감작 흡입성감작	식이성감작 흡입성감작	식이성감작 흡입성감작 접촉성감작
→ 발 병 감 소 →			→ 자 연 면 역 증 가 →	
태열, 습진 아토피성소인	소화기장애 반복성감기 천식성기관지염 유아습진 아토피성피부염	습진 담마진 기관지염 천식	건성습진 담마진 알러지성비염	특수담마진 혼합성천식
유아기 (乳兒期)	유아기 (幼兒期)	소아 (小兒)	청소년기 (靑少年期)	성인 (成人)

하게 감작이 일어나 화학물질(chemical mediator)이 방출되어 여러기관에 염증을 일으키게 된다.

소아의 경우 대개 우유나 빵과 같은 음식물 또는 흡인인자(담배, 먼지, 꽃가루, 진드기)들에 의하여 발생하며 성인의 경우 식이성이나 흡입성 물질보다 정신적인 심인성(心因性)도 크게 관여한다.

특히 소아들은 알러지마취(Allergy march)라고 하여 환자의 혈청속에 IgE항체가 발생 초기에는 급격히 높아졌다가 차츰 낮아지면서 만성화하는 경향이 나타난다. 그러므로 아토피성 피부병이 발생한 환자는 성장함에 따라 차츰 나아지면서 호흡기 질환인 천식이나 비염으로 바뀌면서 다시 피부습진으로 발전하는 경향을 보인다.

소아가 감기가 발생하여 알러지 증상이 심하게 나타날 때 한방에서는 일반 감기에 해수(咳嗽), 발열(發熱), 두통(頭痛), 비체(鼻涕)가 있을 때 삼소음(蔘蘇飮)에 갈근, 황금,

치자, 상백피, 나복자, 산사, 용안육을 넣고 끓이다가 반드시 파뿌리와 생강을 넣어 복용하면 효과를 볼 수 있다.

〈표2〉 아토피성 질환과 연령 성별 관계

연 령	항원의종류	주된 알러지성 증상
유아전반	식 품	위장알러지, 습진
유아후반	식품>흡입성	위장알러지, 습진, 천식
유 아	식품<흡입성	습진, 천식, 알러지성중이염, 스트로후로스
학 동	흡입성	천식, 고초열, 습진
사 춘 기	흡입성=내인성	천식, 고초열, 습진
성 인	흡입성>내인성	천식, 알러지성비염, 직업성
노 인	흡입성	천식, 만성기관지염, 비알러지, 두드러기

그런데 이러한 환자에게 양약으로 감기약을 먹으면 감기 증상을 완화시키지만 알러지 증상은 오히려 악화되거나 또는 만성화하는 경향이 있다. 또한 발병하였을 때 근본 치료를 하지 못하고 그대로 두면 만성비염이나 축농증, 항상 미열이나 자주 콧물을 훌쩍거려 주위 사람으로부터 버릇없는 나쁜아이로 오해받거나 또는 귓속에 물이 차서 난청이 되어 TV에 가까이 다가가거나 코 주위에 변형이 생겨 얼굴 모양이 바뀌고 성격이 불안정한 상태가 나타나는등 여러가지 부작용이 나타난다.

특히 소아들이 아토피성 피부염이 심할 때는 잠자리가 더워도 소양증이 심해진다. 특히 접촉 부위에 가피(痂皮)가 앉고 소양이 심한 부위는 자초(紫草)를 가루내어 참기름에 혼합하여 환부에 발라주면 효과가 있다. 이 때 특히 우유, 햄버거, 라면등 인스탄트 식품은 금해야 하며 특히 과식을 절제하고 소화력을 돕는 치료와 면으로 된 풍성한 옷을 입히는 것도 중요하고 또한 밀폐된 더운 방보다 통풍이 잘되는 서늘한 방에 기거하는 것이 좋다.

소아들이 이러한 여러가지 알러지 질환에 시달리게 되면

내장의 모든 기관, 뇌까지도 염증과 미열이 생겨 흥분하여 피로하기 쉽고 흥분하기 쉬운 체질이 되어 성격이 급하고 화를 잘내는 남과 어울리기 힘든 정신적 갈등을 갖는 문제가 발생하므로 집안 식구들의 따뜻한 배려와 이해가 절대적으로 필요하다. 특히 어머니가 알러지 체질인데 임신중 평소 자기가 과민 반응을 일으키는 음식물(우유, 생선, 약물등)이나 특정 약물을 먹었을 때 태아는 어머니 배속에서 과민반응을 일으켜 알러지 체질이 되어 출산하게 되면 살갖은 붉고 열을 갖는 태열(胎熱) 상태로 출산하여 심하면 차츰 진물이 흐르고 종창으로 변하는 태창(胎瘡)이 심하여 크게 고생하는 경우가 있다. 그러므로 알러지 체질은 식이요법, 약물요법, 환경이나 정신적인 문제가 뒤따르게 되므로 종합적인 예방과 치료가 절대 필요한 질환이다.

〈표3〉 식품에 의한 소아 식물알러지의 빈도

식품명	건수	식품명	건수	식품명	건수
우유	321	사과	31	양파	7
쵸코렛,콜라	241	바나나	28	흑사탕,산딸기	4
옥수수	152	포도	25	차,치즈,이스트	3
계란	145	어류	24	어린양고기	2
두류	117	메놀	23	대합,엉겅퀴	1
밀감류	115	호도	22		
토마토	64	소,돼지,살구,파인	18		
소맥분	55	딸기	17		
계피	51	아스피린	16		
식품착색료	44	감자, 오트밀	13		

12. 소아(小兒)와 귀용탕(歸茸湯)

 봄과 가을이 다가오면 유아나 소아들에게 밥 잘 먹고 겨울철에 감기 없이 잘 지내고 키도 잘 자라게 하는 귀용탕(歸茸湯)을 지어 달라는 부모들이 많다. 그러나 귀용탕을 먹고 머리가 나빠지거나 비만이 되어 게을러졌다는 부모들의 걱정이 있는가 하면 감기에 걸렸거나 편도선이 커서 미열이 있을 때 귀용탕을 복용하고 열이 심하여 경기가 발생하는 경우도 있다. 소아는 비위가 유약하고 성장하면서 변증열이 있거나 또는 체질적으로 열에 예민하고 맥박이 빠른 순양(純陽) 체질이기 때문에 열을 발생시키는 약은 금물이다. 소아에게는 7~8세일 때 편도선이 비대하여 미열이 발생하고, 성장통도 있고 또한 뇌발달이 아직 미숙하여 감기나 식체가 심해지면 열 경련이 발생하는 경우가 많다.

 요즘 개업가에서는 귀용탕이라고 하여 녹용(鹿茸)과 당귀(當歸)의 양을 각각 8g씩 등분하여 합해 끓여서 조금씩 복용하게 한다. 그런데 동의보감(東醫寶鑑)이나 방약합편(方藥合篇)에는 근거가 없다. 다만 동의보감 허로문(虛勞門)에 귀용원(歸茸元)이란 처방이 있는데 그 내용은 신(腎)이 허하여 허로한 증에 주침(酒浸)한 당귀와 녹용을 각각 75g과 37.5g을 가루로 만들어 오매육(烏梅肉)을 넣어 고(膏)를 만든 후 환약(丸藥)을 만들어 50~70환씩 따뜻한 술과 같이 복용한다는 처방이 있다.

 녹용(鹿茸)은 성(性)이 온(溫)하고 맛이 감함(甘鹹)하고, 당귀(當歸)는 성이 온하고 맛이 매운 약으로 두 약을 배합하면 보혈(補血), 보신(補腎)하는 온양지제(溫陽之劑)로서 원양(元陽)을 돕고 체온을 높이는 약이 된다. 그러므로 귀용탕은 소아가 장기간 설사가 계속되어 기력이 부족하고 심장이 약하여 체온이 낮거나 또는 태어날 때 미숙아로 태어나 원기가 약하고 성장이 느리고 잘 걷지 못할 때 주로 사용하는 처방이다.

요즈음 소아에게 귀용탕 종류의 처방을 쓸때에는 기혈(氣血)을 보(補)하는 숙지황(熟地黃), 당귀(當歸), 만삼(蔓蔘), 백작약(白灼藥), 건비(健脾) 소화(消化)시키는 백출(白朮), 산사(山査), 신곡(神曲), 사인(砂仁), 이기제(理氣劑)인 지각(枳殼), 진피(陳皮), 안심자음제(安心滋陰劑)인 맥문동(麥門冬), 용안육(龍眼肉), 오미자(五味子), 백복령(白茯苓), 황금(黃芩), 이수청열(利水淸熱)시키는 택사(澤瀉)등을 배합하여 오장(五臟)을 골고루 조절할 수 있는 보기혈(補氣血), 안심(安心), 건비소화(健脾消化), 이수(利水) 시키는 약을 배합하여 기혈(氣血)을 보하고 상하로 순환시키는 약을 쓰는 것이 바람직하다. 이러한 처방 구성은 대개 부작용이 발생하지 않는다.

그런데 요즘은 중고등학교 입시생들이 공부에 너무 시달려 잠이 부족하고 스트레스가 쌓이고 과로하여 몸이 피로하고 집중력이 떨어져서 성적이 부진하면 학부모들이 자녀의 체력을 증진시킬 수 있는 녹용을 가미한 보약을 먹이는 경우가 많이 있다. 그러나 사춘기의 중고생들이 보약을 먹으면 식욕이 좋아지고 피로가 풀리고 기력이 왕성해지는 것은 좋은데 성적 흥분이 자주 발생하여 정신적 혼란을 일으켜 공부에 방해가 될 수도 있고, 우발적인 성적 사고에 의하여 일생을 망칠 수도 있다는 점을 명심해야 한다. 반드시 보약을 지을 때에는 마음을 안정시키고 피로를 풀어주고 소화를 잘되게 하면서 두뇌를 보할 수 있는 약을 체질과 증상에 알맞게 처방해야 한다. 이와 같이 귀용탕류의 보약은 소아에게 있어서는 열을 발생시키는데 주의하고 사춘기 청소년기에 있어서는 성적자극을 억제하고 정신적 안정을 시키는 약으로 짓는 것이 가장 중요하다고 생각된다.

13. 사향노루는 왜 사향낭을 씹고, 침통에 꿩깃털은 왜 넣는가

한의사가 되기 위해서는 처음 대하는 책이 의학입문(醫學入門)이다. 이 책에는 우주의 생성에서부터 역대 의가들의 전기와 한의학의 기초 이론은 물론 임상, 진단, 처방 내용이 상세히 기술되어 있고, 특히 의사가 되기 위한 요령이 습의규격(習醫規格)의 내용에 기록되어 있다. 당대(當代)의 명의였던 이 천(李 梴)을 중심으로 그의 제자인 노정화(盧廷和), 하명선(何明善), 이 성(李 星), 이시사(李時思)와 같이 냇가에 기거하면서 7년에 걸쳐 저술한 역사적 한의사의 필수 교과서라고 볼 수 있다.

이 책 내용 중에 당일약지오로 회장서제요(倘一藥之誤 悔將噬臍)라는 글이 있다. 즉 한가지 약의 잘못으로 장차 후회함이 사향노루의 배꼽을 씹는 것과 마찬가지라는 뜻이다. 즉 깊은 산골에서 추운 겨울날 눈이 내리고 이튿날 비가 내리면 살얼음이 얼면서 사향노루의 발자국이 발견되면 그 날부터 사냥꾼들이 발자국을 따라 쫓아 나선다. 그러면 사향노루는 살얼음판을 밟으며 달아나게 되는데, 이 때 사향노루의 발은 유난히 딱딱하고 날카로워 살얼음을 깨고 밑으로 빠지게 되고 그 때마다 발 주위는 날카로운 살얼음에 스치게 되어 뛸 때마다 반복되는 이러한 동작은 상처를 깊게 하여 피가 흐르게 된다. 결국 사향노루는 하루하고 반나절이 지나면 그 고통을 참지 못하여 멀리 도망가지 못하고 피오줌을 싸면서 돌바위 뒤에 숨어서 머리를 배에 파묻고

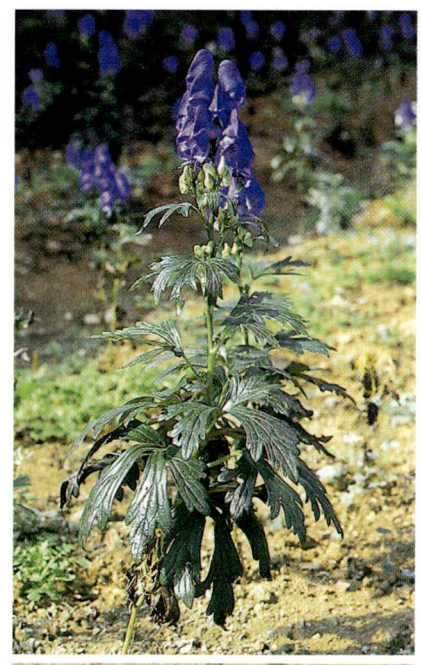

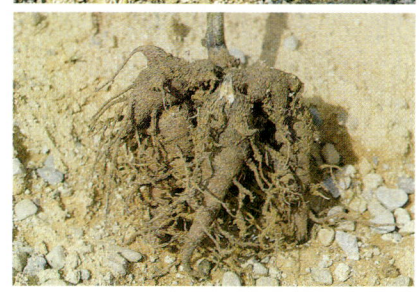

부자꽃과 근경

포수들이 자기를 왜 그렇게 쫓아오는지를 생각하게 되고. 결국 자기 배꼽에 붙어 있는 사향낭 때문에 쫓아와 자기가 고통을 당하게 되었다고 자학하면서 그 배꼽을 씹어 버리며 눈물을 삼킨다는 것이다.

이러한 고통은 의사들이 환자를 진료하면서 정확한 진단과 처방을 내려야 하는데 한 가지 약을 잘못 넣어 병이 악화되거나 부작용이 생겼을 경우 또는 부자와 같이 사회적 인식이 나쁜 약을 위급한 상태에서 복용시켰을 때 병 때문에 사망하였어도 환자는 부자를 넣었기 때문이었다고 주장하면서 병사를 뒤집어 씌우는 경우가 있기 때문에 의사 자신은 부자만 넣지 않았다면 그렇한 고통을 받지 않았을 것이라고 후회하는 모습이 사향 노루의 배꼽을 씹는 심정과 같다는 것이다.

내가 아는 어떤 원장님의 이야기이다. 1970년대 동네 미화원 한 사람이 동료에 이끌려 한의원에 왔는데 그들의 말이 평소 술을 많이 먹고 중병에 걸려 찾아왔다면서 병원에 가고 싶어도 의료보험이 없는 때라 평소 후하게 대해주는 원장님께 치료를 받고 싶었다면서 너무나 애절하게 동료 미화원들이 부탁하였다. 원장님 생각에는 평소 추운 아침거리를 쓸고 다니다보면 추위를 이기기 위해서 조금씩 술을 마시게 되고 그것이 습관화하여 자주 술을 마시다 간에 병이 생겼다고 생각하고 우선 식은땀을 많이 흘리므로 기혈(氣血)을 보충하는 것이 좋겠다고 생각하여 쌍화탕 몇 첩을 지어주었는데 그 환자는 한첩을 다 먹지도 못하고 죽었다. 그 후 환자 가족이 시신을 메고 동료들과 같이 한의원에 옮겨 놓고 난리를 치는 바람에 폐원하다시피 지내면서 주위의 따가운 시선을 받으며 경제적 손실은 물론 마음에 고생도 이루 말할 수 없이 받으면서 결국 다른곳에 가서 개원하여 지냈던 것을 옆에서 본 적이 있다.

요즘은 환자들이 한의사의 능력을 시험해 보기 위해서 맥을 보고 병을 알아맞히라거나 또는 금전을 갈취하기 위해서 치료받고 오히려 악화되었다고 협박하며 치료비를 요구하는 경우가 있다. 특히 고통을 받고 있는 환자의 마음을 위로하기 위해서 의사들이 당신은 치료받으면 병이 잘 나을 수 있다.는 말을 함부로 할 수 없는 세상이 되었다. 환자가 몇일 치료받다가 효과가 없으면 당신의 말대로 치료받았는데 왜 낫지 않는지 그 이유를 대라고 하면서 진료비를 요구하는 환자도 있기 때문이다. 그러므로 남을 생각하는 인정 많은 후한 생각도 때로는 큰 화근이 될 수 있다는 것을 잊어서는 안된다. 사향노루의 사향낭을 씹는 아픔을 당하지 않기 위해서는 항상 냉철한 이성 판단과 따뜻한 마음을 잃지 않는 항상심(恒常心)을 가져야 한다는 것이다.

뿐만 아니라 환자 진료에는 항상 세심한 관찰과 의구심을 갖고 진료하는 지혜도 필요하다. 옛 한의사들이 침을 놓을 때 큰 침을 잘못 사용하여 환자가 불구자가 되는 경우가 가끔 있었던 모양이다. 그러한 고통을 예방하기 위하여 옛날한의사는 침통에 가끔 꿩의 깃털을 넣고 쓰는 것을 볼 수 있었다. 꿩은 산과 들에 살면서 곤충이나 밭에 나는 잡곡, 특히 농부들이 가을에 콩더미를 쌓아 놓은 콩을 좋아하는데 주위에 사람이 있는지 또는 덫이나 약물을 놓았는지 탐색을 하고 다시 돌아와 멀리서 바라보고 또 주위를 둘러보기를 반복한다. 꿩의 행동은 다른 날짐승보다 경계심이 많으므로 꿩의 지혜를 본받아 의사도 침을 놓을 때 꿩의 지혜처럼 환자를 대할 때마다 의구심을 갖고 침 자리는 맞는지, 침 자극과 깊이는 마땅한지, 침이 부러질 위험은 없는지 세심한 관찰을 하는 것을 잊지 말라는 깊은 뜻이 여기에 담겨져 있는 것이다. 이와 같이 고인들의 생활을 통해서 얻어진 지혜는 옛날 한의사들에게만 필요한 것이 아니라 오늘날 산업 정보화 시대를 살아가는 우리들에게도 더욱 필요하다고 생각된다.

14. 아직도 비아환(肥兒丸)은 소아(小兒)의 구충약(驅蟲藥)인가

우리나라 70년대이전 농경사회의 식생활의 기본은 채소였다. 이것을 재배하는데 사람의 인분(人糞)을 비료로 주로사용했는데 이것 때문에 우리 국민의 약 60% 이상이 회충, 십이지장충 등 기생충에 많이 감염되어 있었다. 특히 소아인 경우 성장과정에 악영향을 미치는 회충, 요충의 감염이 심하여 보건소와 학교에서는 회충 구제약을 무료로 나누어 주곤 했다. 이 시기에 육류나 단백질이 많은 음식 섭취는 부족하였고 김치와 채소 중심의 식사는 위산과다나 위염 및 기생충 감염을 일으켜 감병(疳病)에 걸리는 아동들이 많았다.

이 병에 걸리면 음식물을 먹고 나도 또 먹게 되고 소화장애도 심하여 복통이 생기고 목이 마르는 조갈증이 생기고 배는 부르지만 반대로 얼굴과 사지는 여위고 살갗이 누렇게 뜨고 만성 소화불량과 영양실조에 걸려 배는 남산처럼 부르지만 사지는 가시처럼 마르는 현상이 나타난다. 이 때에 사용하는 특효약이 바로 비아환(肥兒丸)이다. 이 처방은 중국 송(宋)나라때 진사문(陳師文) 등이 저술한 태평혜민화제국방(太平惠民和劑局方)에 처음 기록되어 있다. 이 처방의 효능은 회충을 없애고 소화 불량 및 식적(食積)과 오감(五疳)을 치료한다고 기록되어 있다.

이 처방의 구성은 호황련(胡黃蓮) 5전(錢), 사군자(使君子) 4전(錢), 인삼(人蔘), 황련(黃蓮), 신국(神麴), 맥아(麥芽), 산

사육(山査肉) 각 3전(錢), 백출(白朮), 백복령(白茯苓), 구감초(灸甘草) 각 3전(錢), 노회(蘆薈) 2錢五分이다. 모두 세말(細末)하여 찹쌀죽을 쑤어 같이 섞은 후 녹두알 크기로 환약을 만들어 환자의 나이와 체질에 따라 대개 1회에 20～30환씩 공복에 따뜻한 물이나 미음과 같이 복용한다. 그런데 이 처방의 내용을 분석하면 소화(消化)와 건비(健脾)시키는 인삼, 황련, 신국, 맥아, 산사, 백출, 백복령, 구감초, 식욕을 조절하고 갈증을 멎게 하고 열을 내리게 하는 호황련, 회충, 구충약인 노회, 사군자가 들어있다. 이 처방은 농경 사회 소아들의 감병(疳病)과 회충 구제약으로 대단히 인기가 좋았다.

그러나 산업 사회로 접어들면서 농촌에서는 인분 대신 비료만을 사용하게 되었고, 대단위 비닐하우스를 통한 청정채소를 다량으로 양산하고 특히 닭이나 계란, 돼지, 소 등을 대량 사육하여 공급함으로써 육류와 단백질의 섭취가 증가하였다. 그 결과 회충, 요충의 감염률은 1994년 보건사회부 조사에서는 농촌은 0.2%, 도시는 0.02% 정도로 줄어들었으나 과다한 육류의 섭취로 인해 오히려 비만 환자가 차츰 증가하여 성인병이 발생하는 등 근대 농경 사회의 소아 필수약인 비아환은 쓸모없는 약이 되었다.

그러나 산업 사회에서는 공해와 환경오염, 직업적 스트레스가 또다른 문제를 야기시켰다. 공부에 대한 과중한 부담과 부모들의 극성적인 교육열로 인한 방과후의 미술, 컴퓨터, 피아노 등 다양한 과외교육으로 인해 아이들은 자유로운 행동에 규제를 받아 스트레스가 쌓여 체질에 따라서는 흥분하여 식욕이 과다하게 왕성하거나 또는 식욕이 감퇴하는 경우가 나타나게 된다.

 나의 임상 경험중 비만형으로 얼굴이 희고, 살갗에 윤기가 없고, 맥박은 비교적 빠르고 식욕이 과다하고, 조갈증(燥渴證), 호흡 곤란, 소화불량, 변비, 수면 과다, 소변 빈삭(頻數), 복통 등이 나타나고 피로가 쉽게 오고 의욕이 떨어지는 증상을 가진 16세 남자 아이를 진료한 적이 있다. 이 아이의 생활 환경을 보면 어머니가 재가하여 어려운 생활 속에 배가 나른 형제들과 같이 생활하면서 심리적 갈등을 많이 겪었고, 부모의 사랑이 부족하고 감수성이 예민한 시기에 스트레스를 많이 받아, 감증(疳症)과 유사한 증상이 발생한 것으로 판단되었다. 비아환 처방에서 우선 회충 구제약인 노회, 사군자를 제외하고 대신 용안육(龍眼肉), 천마(天麻)를 넣어 신경 안정을 시킬 목적으로 가미비아환(加味肥兒丸)을 10첩 지어 복용시켰던바 학교에 갔다가 오면 부엌으로 달려가 라면을 끓여먹고 밤이 되면 부엌에 가서 밥을 또 먹고 갈증에 못이겨 사이다, 콜라를 먹고 숨이 차서 호흡곤란을 일으키던 행동과 증상이 사라지고 잠도 잘자고 아침에 일어나면 기분도 좋고 소화도 잘된다고 하여 다시 20첩을 더 먹고 완치된 경우가 있다. 호황련과 황련은 분량이 소량일 때는 장운동을 촉진하고 건비시키는 작용이 있지만 분량을 4g이상 많이 사용할 때는 장운동을 진정시키고 열을 내리고 정신을 안정시키는 반대 효능이 나타난다.

 결국 비아환은 농경 시대의 소아들 감증(疳症)에 소화 불량과 회충 구제약으로 사용하였지만 산업 정보화 시대에는 비아환(肥兒丸)중에 사군자(使君子)와 노회(蘆薈)를 제거하면 이 약은 스트레스를 받아 식욕이 항진되는 것을 진정시키고 열을 내려 정신을 안정시키거나 또는 반대로 식욕이 없을 때는 식욕을 증진시키는 약으로 체질에 따른 서로 다른 약리작용을 갖고 응용할 수가 있다. 체질에 따라서 같은 처방이라도 시대에 따라 변형시켜 쓸 줄 아는 지혜가 필요하다고 생각한다.

15. 계절과 한약

한약은 계절에 따라 쓰는 약이 다르고 채취하는 시기가 맞아야 약이 된다. 그러나 양약에는 그러한 내용이 없다. 한방에서는 인간은 자연과 더불어 하늘과 땅과 인간이 동화되어 자연스럽게 조화시켜 살아가는 삼재지도(三才之道)를 지키면서 살기 때문에 현대와 같이 인간이 자연을 지배하는 양방적 사고와는 약을 쓰는 방법이 다를 수 밖에 없다.

인간의 체질은 봄, 여름, 가을 겨울에 따라 외부 환경으로부터 풍·한·서·습·조·화(風·寒·暑·濕·燥·火)에 영향을 받아 체질에 밸런스를 맞추고 항상성을 유지하기 위해 음식이나 약물은 육기(天氣=六氣)에 나타나는 한·열·온·냉(寒·熱·溫·冷)의 4기(四氣)에 맞게 체온을 유지하기 위한 음식이나 약의 내용을 맞게 조절해 써야 된다.

인간의 체질은 무더운 여름이 되면 체표는 더워지고 내장은 냉해진다. 그렇기 때문에 찬 것을 먹으면 속탈이 잘 생기고 더운 음식을 먹으면 속이 시원하다고 한다. 그래서 무더운 여름에는 제습건비(除濕健脾)하는 향유(香薷), 백편두(白扁豆), 후박(厚朴)을 자주 가미(加味)하여 쓴다. 그러나 반대로 겨울이 되면 체표는 조밀해지고 차지지만 속은 더워진다. 그래서 북한에서는 평양 냉면을 겨울에 동치미를 섞어 더 잘 먹는다. 약도 겨울에는 신·온(辛·溫)한 소엽(蘇葉)이나 마황(麻黃) 등 체피를 덮히는 약을 쓴다.

한약은 이러한 자연 현상에 나타나는 생리 현상을 조화시켜 쓰려고 한다. 즉 봄에 기운이 떨어지면 천궁(川芎)의 양을 배가하고, 여름에는 화혈(和血)하는 당귀(當歸)를 높이고, 가을에는 수렴(收斂)하는 작약(芍藥)을 높이고, 겨울에는 수장(收藏)하는 숙지황(熟地黃)을 각각 증가시켜 사용하는 경우가 있다. 쌍화탕이 기혈(氣血)을 보(補)하는 데는 좋은 약이지만, 특별한 경우가 아니면 무더운 여름에는 체온을 상승시키고 발산시키는 계지(桂枝), 당귀(當歸), 천궁(川芎) 때문에 열이 생겨 가슴이 답답해지므로 쓰는 것이 좋지 않으며, 오적산(五積散)이 부인병에 속을 덥게하고 사지(四肢)를 따뜻하게 하는 약이지만 특별한 경우가 아니면 계피(桂皮), 생강(生薑) 때문에 열이 발생하여 상기되거나 답답해지므로 여름에는 쓰지 않는다. 여름 감기에는 향유(香薷)를 쓰는데 겨울 감기에는 쓰지 않는다. 겨울에는 신온(辛溫)한 소엽(蘇葉)을 주로 쓴다. 향유(香薷)는 덥게 복용하면 구토를 일으킨다. 부자(附子)나 오수유(吳茱萸)는 신열(辛熱)한 약이므로 특별한 경우를 제외하고는 여름에는 쓰지 못하며 늦가을부터 겨울에 대개 쓴다.

또한 약을 채취할 때는 일반 식물은 광합성을 하기 위해 여름에는 영양 물질이 잎이나 줄기에 많이 존재하다가 가을이 되면 뿌리에 영양 물질이 내려가 저장되어 겨울을 지내고 땅의 온도가 높아지면 식물성 호르몬이 활성화하여 싹이 움트는 등 대사 이동이 나타나게 된다. 예를 들면 인삼은 3~6년 심어 중추(음력 8월)를 지나서 잎과 줄기의 영양이 뿌리로 내려갔을 때 채취해야 약으로 이용할 수 있고, 오가피(五加皮)는 수피를 쓸 때는 여름에 채취하고, 뿌리를 쓸 때는 겨울에 채취한다. 쑥은 봄에는 식용으로 쓰고, 초여름에는 약용으로 내복하고, 가을에는 외용(外用)이나 뜸쑥으로 이용한다.

　어느 원장이 임상을 하면서 더위가 시작되는 초여름에 중년 부인이 찾아와 갱년기 증상이 나타나고 속이 냉하고, 무릎은 차지만, 가슴과 얼굴은 덥고, 혈압이 오르는 등 상실(上實) 하허(下虛)한 체질로서 아랫배는 차고, 사지(四肢)가 냉(冷)하다고 하여 사물탕(四物湯)에 오수유(吳茱萸)를 넣어썼다고 했다. 그런데 두통(頭痛)과 충혈(充血)이 나타나고 번열(煩熱)이 생기는 등 부작용이 발생하여 어떻게 처치하면 좋겠느냐고 나에게 물었다. 그래서 오수유(吳茱萸)를 수치(修治)를 했느냐고 물어봤더니 하지 않았다고 하여 원장이 진료한 환자의 부작용 원인은 초여름 더운 계절에 오수유(吳茱萸)를 수치도 하지 않고, 상실(上實) 하허(下虛)한 혈압체질에 썼기 때문에 부작용이 발생했다고 말해주었다. 그리고 그 환자는 육식이나 커피, 매운 음식을 금하고 무나 오이 생즙을 내어 자주 복용하도록 알려주었다.

　오수유를 쓸 때는 특별한 경우를 제외하고 일반적으로 여름에는 쓰지 않는 것이 상식이다. 오수유나 부자, 계피같은 약은 늦가을이나 겨울에 쓰는 것이 원칙이다. 만약 오수유를 쓸 때는 끓는 물에 6~7차 침(浸)하여 쓴 물을 제거한 후 감초수(甘草水)에 담갔다가 초(炒)해서 쓴다. 특히 음주 후나 임산부에게는 계피(桂皮)를 쓰지 않으며 여름에는 대개 사용하지 않는다.

　이와 같이 한약은 계절에 나타나는 한·열·온·냉(寒·熱·溫·冷)의 변화에 따라 겨울과 여름에 쓰는 약이 다르며 또한 약은 계절의 시기를 알맞게 채취해야 약으로 쓸 수 있다.

16. 침(鍼)과 전하(電荷)

　금산인삼축제를 보기 위해 9월 19일 아침 일찍 일어나 카메라 가방을 챙겨들고 오늘은 특히 인삼소를 찾아가 인삼을 만드는 과정을 자세히 보아야겠다고 생각하고 동서울 터미널에서 대전행 고속버스를 탔다.
　내 옆자리에는 조용한 용모의 중년 부부가 다정하게 앉아 있었다. 신문을 보다가 금산 인삼시장 가는 길을 알아보려고 남편에게 금산에 살고 계시냐고 물어 보았더니 옛날에는 금산에 살았는데 지금은 서울에 산다고 하였다. 초면이라 서로 인사를 나누고 나는 동국대 한의대에서 본초학을 가르치고 있는데 인삼축제를 구경간다고 했더니 그분은 금산에 부모님 산소가 있어 오늘 벌초를 하러 가는 길이라고 하면서 자기 소개를 하여 임용택 선생님이라는 것을 알게 되었다.
　그 분은 전주가 고향인데 학창 시절에는 자기도 한의사가 되고싶은 꿈이 있었지만 그 당시 가정 형편이 여의치 않아 전북대 전기과를 졸업 후 바로 한국전력에 입사하여 근무하다가 정년이 되어 지금은 집에서 쉬고 있는데 한의학에 대해서는 아직도 관심이 많이 있다고 했다.
　한전에 근무할 때 자기는 낙뢰에 관한 배전전기설비에 대한 낙뢰 피해대책을 20년 이상 연구를 했으며 전선을 지지하는 전주의 상봉에 설치하는 가공지선지지대를 발명하고 내뢰설계기준을 제정하였다고 했다. 전선 위에 설치하는 가공지선은 전선에 낙뢰를 방지하는데 이 원리는 상공의 뇌운(雷雲)에 의거 발생하는 전하(電荷)를 상공으로 방전시켜 전선에 낙뢰를 방지한다고 한다. 이러한 전하방전현상은 전기설비 분야에만 해당되는 것이 아니라 한의학의 침 분야에도 필요하고 한다. 즉 침의 시술자의 체질과 기술 방법에 의하여 체내전하 방전이 일어나 인체내에 원활한 전하 흐름을 통해서 인체의 병적 아픈 부위를 치료할 수 있다고 하면서 자기의 견해를 다음과 같이 말했다.

　그 분이 사랄 때 한의원에 가면 의원 할아버지가 침통에서 침을 꺼내 머리에 비비거나 또는 자기가 입은 명주옷 손목 옷깃에 침을 문지른 다음 아픈 곳의 혈(穴)을 잡고 침을 찌른 다음 다시 침봉(針峰)을 잡고 살살 비비거나 팅길 때 환자의 눈빛을 보면서 환자가 통증을 느끼고 있는지 또는 못느끼는 지를 관찰하면서 통증을 못느끼는 것 같으면 다시 침을 뽑아 옆 혈에 다시 찌르고 침봉을 비비는 것을 볼 수 있었다고 한다. 이렇게 머리나 팔 소매 옷깃에 비비거나 또는 혈에 침을 찌르고 다시 비빌때 시술하는 의원의 체질에 따른 특수한 전기 전하(電荷=electric charge)를 발생시켜서 환자의 아픈 부위에 전하를 주입시킴에 따라 기를 발병 전보다 원활하게 순환시켜 건강할 때의 기 순환 상태로 복귀시켜 병을 치료한다는 이론이다.

　특히 옛 선조들이 침을 금, 은, 동으로 만든 침을 사용한 것은 전기전도율이 높아 침술의원 체질의 특수한 전하를 환자에게 잘 통하게 하는 자극을 주어 인체에 해로운 나쁜 전하를 방전시켜 줌으로서 신경세포를 활성화하여 기를 잘 유통시켜 통증부위에 치료효과를 나타나게 한다. 특히 유명한 침 시술자에게 침을 맞을 때 치료효과가 높은 이유는 특수하게 풍부한 전하가 환자에게 전하방전현상이 많이 발생하기 때문이라고 한다.

지금까지 침구학(鍼灸學)에서는 전통적으로 오직 침 자극을 강하게 주기 위해서 비비거나 침봉을 튀기거나 또는 쑥뜸을 사용하여 침봉을 따뜻하게 하는 방법을 사용하고 있다. 특히 근래에 중국에서는 침에 전류를 통하게 한 후 강자극을 주어 효과를 증대시키거나 또는 전기마취시키는 연구를 지속하여 왔다. 그러므로 옛날 선철들이 전도율이 높은 금, 은, 동만을 사용하여 머리카락이나 옷깃에 비비거나 또는 혈에 찌르고 좌우로 비비는 목적이 전하를 방출하게 하여 치료 효과를 높이는 목적이었다면 이것은 현대 침구 치료 이론과는 전혀 다른 새로운 견해라고 생각한다. 그런 점에서 옛날 선철들이 이러한 과학적 방법에 근거를 두었다면 이것은 새롭고 매우 흥미있는 침구학의 과제로서 다시 이론적으로 규명되어야 할 중요한 문제라고 생각된다.

과거 한의학을 비방하고 말살하려던 현대 의사들은 침구 치료는 원시적 미개인의 행위라고 매도했다. 그러나 지금은 미국의 국립보건원(NIH)에서 침치료의 공식 효능을 인정하고 식품의약국(FDA)도 침을 의료용 기구로 인정했다. 특히 W.H.O에서 침구 치료의 효능을 인정했고 국제적 관심도 일반화되었다. 옛날 한의사들이 알콜 소독도 없이 침을 머리에 비비는 것을 보고 이차 감염의 소지가 있는 무지한 행동이라고 성토했을 때 어느 한의사는 지상(紙上)을 통해 머리 비듬은 살균력을 갖고 있다고 반박한 글을 보고 꺼림직하게 생각했던 적이 있다. 이 때 우리가 좀더 과학적으로 전기 전하(電荷)에 대한 이론적 근거를 전하 방출로 인한 신경 세포가 활성화하여 치료되는 과학적 근거를 제시했다면 그 얼마나 놀라운 설명이 되었을까? 아직도 그 때의 생각을 하면 가슴이 뛴다.

요즘 침구 임상에서는 침의 재질(材質)이 강하고 녹이 쓸지 않는 합금류의 스텐레스를 주로 사용하고 있는데 이것은 전기 저항이 높아 옛날 금, 은, 동과 비교하면 전하 방출 전도에 의한 치료 효과가 떨어질 수 있다고 생각한다. 앞으로 만약 이 전하 발생에 대한 치료 효과를 과학적으로 규명한다면 침구학계에 놀라운 새로운 이론이 제시될 수도 있을 것이다.

인삼 축제를 보고 돌아오면서 그 분의 이야기가 잊혀지지 않아 이글로 쓰면서 다른 사람의 지혜를 새겨들을 줄 아는 마음이 열려 있어야 발전할 수 있다는 생각이 들었다.

17. 약장과 약첩도 System기능을 갖춘 예술품이다

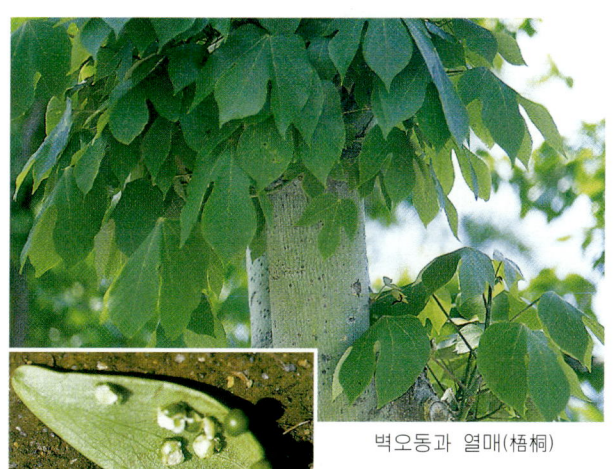

벽오동과 열매(梧桐)

한의원에 들어가면 맨처음 눈에 띄는 것이 한약장이다. 이 한약장은 오동나무로 만들어진 것인데 옛날에는 맏딸이 시집을 갈 때 쓰려고 첫딸을 낳으면 마당 한구석에 오동나무를 몇 그루 심었다가 20여년 후 적령기가 되면 이 나무를 팔아 시집갈 밑천으로 삼았던 모양이다. 오동나무는 질이 가볍고 습기를 잘 흡수하고 독성이 있어 벌레가 잘 먹지 않는다. 그래서 한약장에 약을 담는 통을 오동나무로 만들면 대를 이어 사용

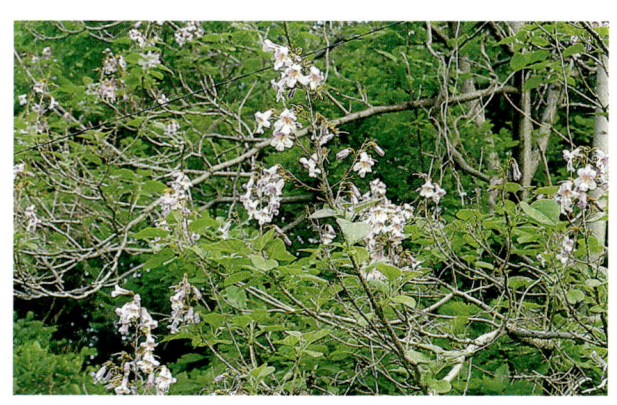

오동나무(桐木) - 〈오병훈〉

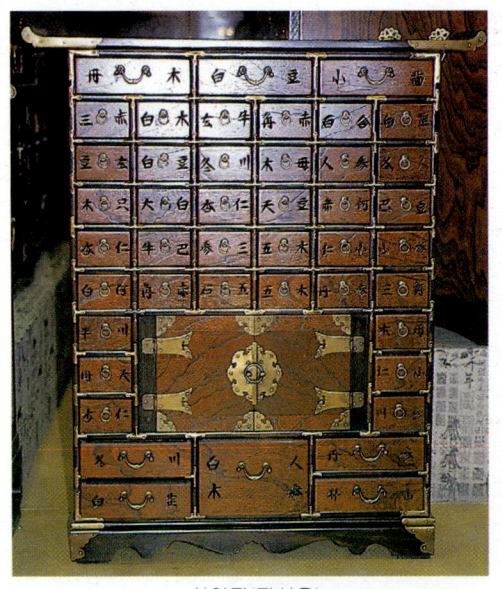
한약장(장식용)

할 수가 있다. 우리나라에서 쓰는 오동나무는 중국에서는 동목(桐木)이라고 하고 벽오동(碧梧桐)을 오동나무라고 한다. 그 씨앗은 봉황이 먹는다고하여 귀하게 여기고 식용으로도 이용한다. 한약에서 환약을 만들때 오자대(梧子大)란 벽오동의 씨앗을 말한다. 한국에서 오동나무란 참오동나무를 말한다.

그런데 이 나무를 갖고 한약장을 설계 할 때는 3단계로 등급을 나누고 약을 직접 조제할 때 대개 100-160개 정도의 약통을 사용하게 된다. 이 약재 중에는 점액질(粘液質)이 많이 있는 약이 있는가 하면 가루도 있고 부피가 큰 약이 있다. 또한 상용(常用)하는 약이 있는가 하면 가끔 사용하는 희귀약도 있고 귀중약이나 독약이 있는 등 다양한 조건의 약이 있다. 한약장은 약을 보관하는데 그치지 않고, 매일 몇십명의 환자들의 약을 편리하게 조제할 수 있는 기능성을 갖추어야 한다.

그러므로 약장서랍에 붓글씨로 품위 있게 적어 넣는 것도 미관상 중요하지만 약을 조제하는 사람이 기능적으로 활용하는데 편리하게 사용할 수 있도록 약장을 만들어야 한다. 이런 문제를 해결하기 위해서는 임상을 오래 동안 하면서 약장을 편리하게 이용하는 구성에 대해 잘 알고 있는 선배님을 찾아가 약장 내용을 잘 물어 이해하고 설계를 해야 한다. 100여종이상의 약을 기능에 알맞게 합리적으로 배치하는 것은 그렇게 쉬운 일이 아니기 때문이다.

우선 약장은 크게 3단계로 나누어 3개 유형의 통으로 구분하는데 먼저 약통을 두가지로 구분하여, 작은 통은 전부 사용하는 것, 반 칸만 사용하는 통으로 분리하고 나머지는 2-3배 큰 통으로 나눈다. 손을 들어 올려 잘 닿지 않는 양쪽은 가끔 사용하는 약이름을 적어놓고, 가장 많이 사용하는 약은 손이 잘 닿는 중심부에 적어 넣는다. 비교적 많이 사용하는 약은 통 전부를 사용하고, 적게 사용하는 약은 두 칸으로 분리하여 넣고, 효능이 비슷한 부부약은 한 통에 이름을 같이 쓰고 편리하게 이용할 수 있도록 적어놓는다.

일하는 사람의 허리 부위에는 약을 조제하여 종이에 싸는 판을 몸체에서 빼고 넣고 편리하게 쓰도록 설계한다. 밑에는 부피가 가장 큰 소엽(蘇葉)과 등심(燈心)과 곽향(藿香) 등이나 사물탕(四物湯) 육미지황탕(六味地黃湯), 보중익기탕(補中益氣湯) 등에 물량적으로 많이 사용하는 당귀(當歸), 숙지(熟地), 작약(芍藥)등을 배치하고, 그 중간에는 귀중약이나 극독약 칸을 만들어 열쇠로 잠가 보관하게 되어 있다.

한약장이란 일반적으로 약을 넣고 보관하는 장식품이 아니라 한약을 넣고 능률적으로 이용할 수 있는 System기능을 갖춘 예술품이다.

요즘은 약을 끓여 자동으로 비닐팩에 넣어 사용하는 것이 일반화되어 있지만 감기약과 같이 효과를 증대시키기 위하

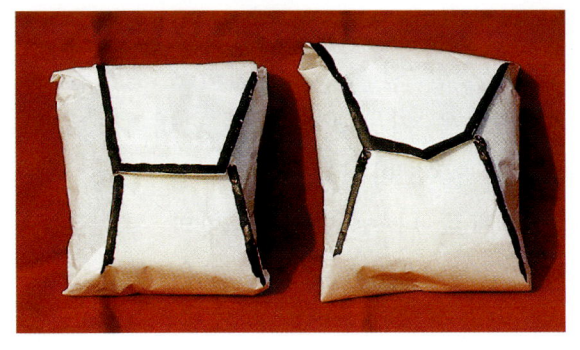
여 약을 끓이다가 중간에 파 흰뿌리, 생강, 대추를 다시 넣고, 끓이는 약과 녹용과 같은 귀중 약은 아직도 자신 이 정성들여 끓여 먹기를 원하는 환자는 아직도 첩약을 지여간다.

그런데 이 첩약은 쌀 때 옛날에는 한지(韓紙)를 썼지만 근래에는 노루지를 사용한다. 이 종이를 놓고 약을 싸는 방법은 두가지가 있는데, 그 하나는 봉지를 쌀 때 겉 모양이 삼각형을 이루는 삼각산본이 있고, 또 다른 하나는 봉지를 접을 때 옆에 나머지 종이 부분을 옆에 찔러 넣는 서울본이 있다.

그런데 한약에는 부피가 많은 소엽 형개류, 기름기가 많은 나복자, 백자인류, 점액성이 있는 숙지황, 용안육류, 가루로 된 활석, 석고류, 형태가 거칠고 가시가 있는 조각자류 등이 있어 한약은 봉지싸기도 어렵고, 다 싸놓은 후 환자가 집에가서 다시 개봉하면 한약이 종이에 달라 붙어 떨어지지 않거나 또는 기름기가 베어나오거나 가시나 줄기에 봉지가 찔려 터져 약물이 새어 나오고, 약 내용물을 펼쳐 놓았을 때 흉하게 보이는 등 많은 문제가 발생한다. 그러므로 한약을 쌀때는 정확히 약의 분량을 저울에 달아 숙달되게 놓는 방법도 중요하지만, 종이를 펴놓고 먼저 부피가 많은 소엽이나 형개등을 펴놓고 그 다음 외형이 거친 약을 다시 놓은 다음 점액성 있는 숙지황, 용안육등을 놓고 그

위에 사인이나 백출을 놓아 붙지 않게 하고, 다시 기름기가 있는 나복자, 백자인을 놓은 다음 기름기를 흡수하고, 종이에 배어들지 않게 가루약이나 복령등을 덮고 그 위에 값이 비싸고 보기에 좋고 향기가 있는 황기, 인삼, 녹용, 당목향 등을 놓아 품위있고, 좋은 향기가 풍겨야 한약을 제대로 쌀 줄아는 전통한방의학의 방법을 알게 되는 것이다.

18. 사물탕(四物湯)과 유산(流産)

 사물탕은 음양술수가(陰陽術數家)들의 학설을 이용하여 송나라 때에 만들어진 처방이다. 이 처방은 사계(四季)의 특성에 맞춰 구성이 되어 있다. 봄의 발생하는 기운(生), 여름의 성장하는 기운(長), 가을의 거두어 들이는 기운(收), 겨울의 간직하는 기운(藏)에 맞춰, 봄은 승기(升氣)시키는 천궁(川芎), 여름은 화혈(和血)하는 당귀(當歸), 가을은 평간잠양(平肝潛陽)하는 작약(芍藥), 겨울은 기를 보신자음(補腎滋陰)하는 숙지황(熟地黃)으로 대응하였다. 이 약들은 음양술수가의 수법에 의하여 각각 1전(錢) 2분(分) 5리(里)씩을 더하여 5전(錢)으로 정하고 그 효능을 조혈영위하여 부인의 혈을 조절하는 처방으로 만들었다.
 그러나 이 처방이 역사적으로 언제 구성되어 쓰여졌는지는 확실하지 않다. 향약집성방(鄕藥集成方)에 의하면 소씨(巢氏)는 위(魏)나라 화타(華佗)때부터 시작되었다고 하였고 천금방(千金方)에서는 한(漢) 또는 진(晉)때에 의학자들이 많은 처방을 만들어 쓰면서 이용하게 되었다고 하였다. 양대의 절도순관(節度巡官)이었던 구응(咎膺)의 산보방(産寶方)이란 처방이 있는데 송(松)나라때 태평흥국시대(太平興國時代) 성혜방(聖惠方)을 편찬할 때 여러 처방을 기술하면서 의학자들이 사물산(四物散)을 탕(湯)으로 바꾸었다고도 한다. 옛부터 사물탕이 특별한 효과가 없는 것 같이 보이지만 이를 잘 변통하여쓰면 마치 좋은 말을 부리듯이 묘리(妙理)있게 잘쓰면 다양한 효과를 볼 수 있는 귀중한 처방이라고 하였다. 우리나라에 있어서 최근세 조선시대에 김창호 의원은 단지 사물탕이란 기본 처방만을 가감하여 여러 질병에 이용함으로써 그를 김사물(金四物)이라고 하였다. 이와 같이 부인의 체질에 허실(虛實)과 한열(寒熱)을 구분하여 약의 분량(分量)과 배합(配合)을 달리하여 여러가지 병에 응용하였다. 특히 부인의 생체리듬에 따라 생리가 시작되기 몇 일전에 복용하면 생리를 촉진하는 파혈제(破血劑)가 되고, 생리 후에 복용하면 보혈제(補血劑)가 되며 사지(四肢)가 냉하고 복부에 어혈통(瘀血痛)이 있을 때 복용하면 혈병(血病)을 조절하는 처방이 된다.

그런데 요즘 부인들이 원하지 않는 임신을 하여 이를 유산(流産)을 시키는 경우가 많이 있지만 반대로 자기가 원하여 임신을 하였으나 문란한 성생활이나 과도한 노동에 의하여 출혈과 복통 등 유산이 되려는 경우에 이를 치료하기 위하여 한의원에 찾아와 진료를 받게 된다. 이때 사물탕을 가감하여 유산을 치료하기 위해 사용하였을 때 환자의 생체리듬이 유산이 되려고 하는 방향으로 움직일 때 사물탕을 쓰면 오히려 유산을 촉진하는 방향으로 움직이고 반대로 생체의 리듬이 나으려는 방향으로 움직일 때 쓰면 유산을 방지하는 치료가 된다. 그러므로 의사는 환자의 정확한 생체리듬을 판별하지 못하면 사물탕도 유산을 시키는 처방이 될 수 있다는 것을 잊어서는 않된다.

황도연(黃道淵)의 의종손익(醫宗損益)에 사물탕에 대하여 다음과 같은 내용이 있다.

옛 사람들이 혈을 치료하는데는 흔히 사물탕을 위주로 하여 썼다. 그러나 이것은 병에 맞을 때와 맞지 않을 때가 있다. 대체로 혈을 보하고 혈을 잘 돌아가게 하는데는 당귀(當歸)만한 것이 없다. 그러나 당귀는 성질이 더워 기(氣)를 발동(發動)시키고 설사를 하게하는 성질이 있어서 화(火)가 동(動)해서 혈증(血症)이 생긴 데는 쓰지 말아야 한다. 그리고 화로 인해서 기침을 하거나 습(濕)으로 인해서 설사하는 때는 쓰지 않는다. 혈(血)을 잘 돌아가게 하고 어혈을 헤치는 데는 천궁(川芎)만한 것이 없다. 그러나 천궁은 위로 올라가게 하고 헤치는 성질이 있어 화(火)로 인해서 피를 토하는데는 금(禁)하고 기(氣)가 허(虛)하여 땀이 많이 나거나 화(火)가 제자리로 돌아가지 못하는데는 쓰는 것을 금한다. 혈을 생기게 하고 양혈(凉血)시키는 데는 생지황(生地黃)만한 것이 없고 혈을 거두어 들이고 혈을 맑게 하는데는 작약(芍藥)만한 것이 없으나 두 약이 모두 성질이 차므로 양기(陽氣)가 허(虛)한데 쓰는 것은 좋지 않다. 비(脾)가 약한데도 좋지 않다. 맥(脈)이 약하고 몸이 차서 구역(嘔逆)하거나 대변이 묽은데도 쓰지 않는다. 그러므로 사물탕을 혈증(血症)에 치료제로 쓰는데 있어서 생체의 리듬과 질병의 상태에 따라서 사물탕을 가감하여 알맞게 써야 치료효과를 볼 수 있다. 이상과 같이 사물탕은 단순한 부인병의 보혈제가 아니라 유산을 치료함에 있어서 생체의 리듬상태와 병의 허실을 판별하여 분량, 배합에 따른 정확한 system을 짜서 대응할 때만 좋은 효과를 볼 수 있다.

19. 전립선 비대증과 한방치료

　사람은 나이가 늙어 감에 따라 갱년기 이후에 기혈(氣血)의 순환작용이 저하되고 폐(肺)와 신(腎)의 기능이 약하여 비위(脾胃)의 습(濕)을 배설하지 못하여 임병(淋病)같은 증상이 자주 나타난다. 대개 40대 이후 전립선 조직이 노화하면서 양성(陽性) 종양이 생기면 방광 출구의 요도(尿道)를 압박하는 증상이 나타난다. 특히 요즘과 같이 과도한 음주문화, 서구적 식생활, 무절제한 성생활과 과도한 stress를 받게 되면 결국 전립선에 충혈이나 부종을 일으켜 전립선 비대 증상을 악화시켜 고통을 받는 환자가 많다. 또한 현대는 노령인구가 증가하면서 50대 남자 4명중 1명이 소변을 볼 때 어려움을 갖는 전립선 비대증 환자가 많이 발생하고 있다.
　계절이나 체질에 따라 다르지만 보통 성인은 대개 하루 10번 정도 소변을 보며 남자인 경우 하루 1,000~2,000cc의 소변을 보게 되는데 밤에는 낮에 비해 소변 양이 1/2~1/4 정도로 줄어든다.
　전립선 비대 증상이 발생하면 요도와 방광의 증상을 구분하여 볼 수 있는데 초기에는 평상시보다 소변이 자주 마려운 증상이 나타나고 특히 밤에 잘 때 소변이 마려워 잠을 깨는 경우가 많다. 특히 소변이 마려워 변기 앞에 서서 소변을 보려고 할 때 잘 나오지 않거나 또는 소변을 본다 하여도 힘이 없어 약하고 가늘게 본다. 소변을 다 본 후 바지를 올릴 때 잔류된 소변이 흘러나와 바지를 적신다.

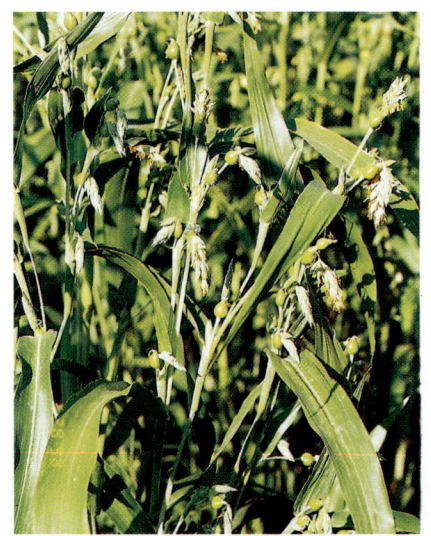
율무

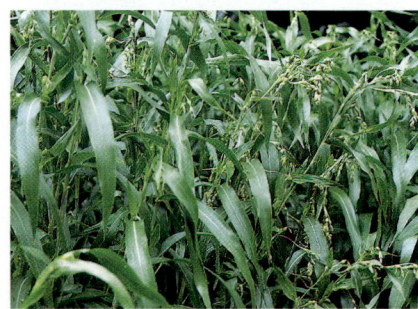
작은염주

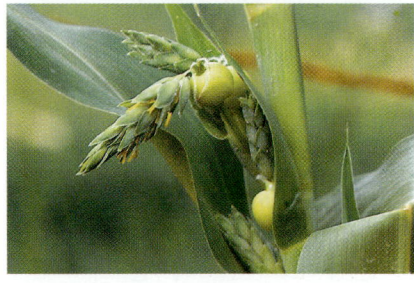
큰염주

또한 소변을 다 본 후에도 방광 기능이 저하되어 잔뇨(殘尿)가 남아 점차적으로 누적되어 아랫배가 아프고 소변을 자주 보고 싶고 심하게 되면 소변을 보지 못하고 신기능이 저하되어 뇨독증(尿毒症)이 발생하는 경우도 있다.

전립선 비대증은 대개 혼합형으로 요로감염, 혈뇨, 방광결석 등이 생기고 염증이 생기면 소변이 자주 마렵고 잔뇨감이나 하복부에 불쾌감이 나타나고 항문 주위가 뻐근하고 아침이 되면 정액 분비물이 옷을 더럽히거나 소변이 탁하고 허리가 아프고 심하면 조루나 발기불능 또는 사정시에 통증과 불쾌감이 있는 경우도 있다.

한의학에는 일반적으로 체질과 증상에 맞게 방광 기능과 배뇨 효과를 강화하고 염증을 없애주는 신기환(腎氣丸), 육미환(六味丸), 팔미환

(八味丸)이 활용되고 있다. 그러나 전립선은 해부학적으로 방광과 요도 사이의 깊숙한 곳에 위치하여 뇌혈류 장벽과 같이 전립선은 약물을 선택적으로 통과시키는 막이 있어서 약물을 복용하더라도 환부에 도달하여 치료 효과를 나타내기가 어렵기 때문에 약을 복용하여도 잘 낫지 않을 뿐 아니라 장기적 치료기간이 필요한 질환이다.

특히 전립선 비대증을 방치하여 두면 잔류된 소변이 방광안에 증가함에 따라 차츰 신기능의 저하를 초래하여 만성 신부전증을 일으키는 경우가 있다. 또한 정체된 소변은 전립선과 요도에 세균 증식이 되어 감염이나 결석을 만들어 합병증을 나타내기도 하는 등 전립선 비대증은 수면장애, 여행, 운전 등 문화생활을 할 수 없게 하여 삶의 질을 떨어뜨리는 질환이다.

본인도 나이가 들어감에 따라 어느날 전립선 비대증에 걸려 소변이나 방광에 이상이 나타나 고민하던 중 약물의 장기 사용해야 하는 어려움을 극복하기 위하여 차와 같이 식후 무시로 먹을 수 있는 단방을 생각하던 중 율무차를 자주 복용하여 기대 이상의 효과를 볼 수 있었다.

율무는 흔히 염주와 찰율무로 구분된다. 작은염주는 찰율무 쌀과 거의 형태가 같으므로 구분하기가 곤란하다. 단, 작은염주는 찰율무에 비하여 속살이 진기가 없고 부서지는 성질이 있다. 그러므로 작은염주는 찰율물에 비하여 효과가 떨어진다. 찰율무는 물사마귀의 특효약이며 대장의 악성종양에 유효한 약으로서 약을 끓일 때에 가볍게 10분 정도 끓여 비린냄새가 약간 있을 때 자주 공복에 마시면 전립선 비대가 축소되고, 이뇨 효과도 갖게되는 특이한 효과가 있다.

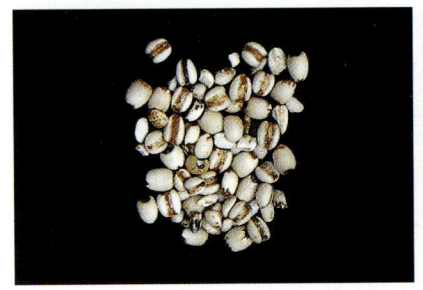
율무쌀(식용)

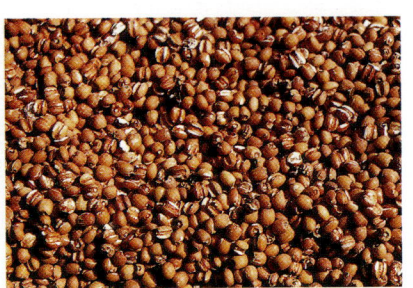
속껍질이있는 율무쌀(약용)

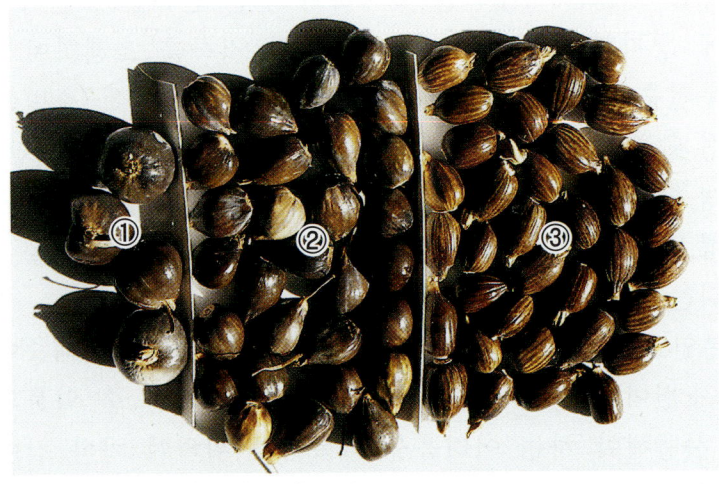
①큰염주　②작은염주　③율무

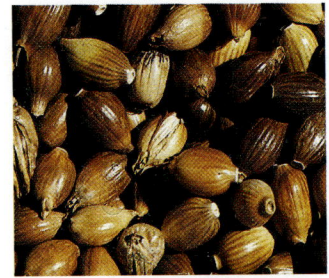
율무(줄이있음)

그러나 오래 끓이면 효능이 떨어지고 건비와 영양이 될 뿐 전립선 비대증에는 효과가 없다. 여기에 복령을 가하여 쓰면 더욱 효과적이다

20. 자동차 사고에 의한 어혈(瘀血)환자를 어떻게 치료할 것인가

 옛날 우리나라 농경사회의 어혈(瘀血)성 질환은 특히 소나 말에서 떨어진 낙상(落傷), 높은데서 떨어진 추락(墜落), 남에게 얻어맞거나 부딪쳐 생긴 타박손상(打撲損傷), 몹시 때리고 두들겨맞는 구타(毆打)등 단순하게 나타났다.
 그러나 우리나라는 6.25이후 자동차 문화의 맛을 들였고 산업사회로 전환하면서 자동차공업의 육성은 세계 제5위의 생산국이 되면서 필연적으로 나타나는 자동차 사고에 의한 그 병태는 매우 다양해졌다.
 현재 우리나라는 약 1,290만대의 자동차가 운행되고 있으며 2000년 자동차사고 환자가 약 80만이며 사망자는 약 11,000명, 사고후유증 환자는 약 42만명이며 사고에 의한 고아가 약 30만 이상이라고 한다. 우리나라는 자동차 사고를 당할 때 골절이나 디스크, 하반신 마비, 신경장애 등 다양한 병증이 발생한다. 특히 자동차사고시 충돌로 인하여 어혈이나 골절 또는 신경장애 등이 발생하였을 때 한방에서는 어혈, 통증, 염증을 어떻게 처치하는가 하는 것은 매우 중요한 의미를 갖고 있다. 그러나 우선 사고 환자가 의식이 있고 약물을 복용할 수 있는 경우에 내장 기관의 어혈(瘀血)과 통증(痛症=골절통)은 물론 염증을 없애기 위해서 한방적으로 어떻게 치료해야될지 구체적으로 치료한 경험 내용은 아직 없다.
 나의 경험으로는 전신에 골절통이 있고 열이 생기면서 어혈이 심할 때는 구미강활탕(九味羌活湯)을 쓰는 것이 바람직하다고 생각한다. 구미강활탕은 본래 사계절에 걸쳐 두통과 골절통이 있고 발열, 오한이 있으면서 땀이 없고 맥이 부긴(浮緊)한 환자에게 쓰게 되어 있다. 임상가들 중에는 특히 장티푸스 환자에게 해열진통제를 써도 열과 통증이 효과가 없는 경우에 발열이 심하고 두통과 골절통이 지속될 때 한방에서는 이 처방을 사용하여 좋은 효과를 볼 수 있다.

그런데, 동의보감 중 의감(醫鑑)에 이 처방을 구타(毆打)를 당하여 파상풍이 일어나 두면(頭面)이 종대(腫大)하고 발열이 있는 증에 구미강활탕을 열복하여 땀을 낸다. 그리고 기부(肌膚)에 어혈이 유주하여 종통한 부위에 행인(杏仁)을 짓찧어 흰메밀가루에 배합하여 물을 섞어 개어 환부에 붙인다고 기록되어 있다.

구미강활탕의 처방구성 중 강활(羌活)은 인체의 배(背)면에 발한을 시키고 지절통을 다스리고, 방풍(防風)은 인체의 동통(疼痛)을 치료하고 발한을 도와준다. 창출(蒼朮)은 습(濕)을 제거하고 발한(發汗)을 돕고 천궁(川芎)은 두통을 치료하고 어혈을 풀어준다. 생지황(生地黃)은 심열(心熱)을 내리고 어혈을 풀어주고 황금(黃芩)은 폐열(肺熱)을 내리고 염증을 치료한다. 백지(白芷)는 두통을 치료하고 진통해열시키는 작용이 있고, 세신(細辛)은 두통과 치통을 치료하고 발한을 돕는다. 감초는 내장에 급한증을 완화하고 모든 약을 조화시킨다.

이상의 효능으로 보아 구미강활탕은 교통사고 직후 전신에 어혈과 발열, 그리고 지절통을 치료할 수 있는 중요한 처방이라고 생각되며, 환자의 체질과 증상에 따라 분량과 다른 약을 가감할 수도 있을 것이다. 단, 방약합편에는 없으나 의학입문(醫學入門)에 생강 3편(三片), 대조 2매(二枚), 총백 2경(二莖)이 들어 있으므로 가미하여 쓰는 것이 더욱 효과적이라고 생각된다. 특히 상부의 뇌출혈이 있을 경우는 서각지황탕(犀角地黃湯)을 쓰고, 중부의 어혈성 복통이 있을 경우에 당귀수산(當歸鬚散)을 가미하여 이용할 수 있다. 한방 치료가 교통사고 후유증을 치료하는데 효과적이라고 생각된다. 특히 한의학도 시대적 새로운 질환에 대하여 치료 개념을 개발하고 기술을 발전시키는 것이 필요하다.

21. 우리나라 수돗물은 전탕(煎湯)에 넣고 사용할 수 있는가

  2001년 8월경 서울시는 시민단체와 수돗물에 대한 국민의 불신을 해소하기 위하여 합동 조사를 하기로 약속되어 있다. 지금까지는 채취, 검사, 분석 자료가 기관마다 서로 다르게 발표되어 사회적 문제가 자주 발생되므로 선진국과 같이 유전자 검사법과 총세포 배양법을 같이 검사하여 국민의 불신을 해소하고자 시민단체에서는 제안하고 있다.
  이러한 전문적 검사는 나로서는 관심밖의 일이었으나 금년 여름 무더운 날 낮잠을 자다 깨어 부엌에 가서 끓여놓은 물을 먹으려고 입에 대니 이상한 냄새가 나서 언제 끓여 놓은 것이냐고 집사람에게 물어보니 어제 끓여 놓은 물이라고 하였다. 자세히 냄새를 맡아보니 빨래비누 썩은 냄새가 났는데 전에도 이런 경험을 한 적이 가끔 있어 우리나라 수질 오염이 심각하다는 것을 새삼 실감했다. 당장 그 날부터 간단한 brita 정수기를 통과시켜 거른 물을 마시기로 하였다. 집사람이 그렇게 먹으면 철분등 무기질을 흡수할 수 없다고 걱정하기에 채소, 밥 등을 통해서 다 먹게되므로 알지못하는 걱정을 하지말라고 알려주었다.
  이러한 결심을 하게 된 것은 나 자신이 17년동안 산을 다니면서 생수 페트병을 사서 먹었는데 특히 무더운 여름날에 마시면 순수한 물맛이 아닌 약품냄새가 약간 느껴지며 마지막 남은 물을 마실 때는 조금 떫은 맛이 느껴졌다. 그것은 생수 페트병을 공장에서 제조한 후 병을 세척하지 않고 물을 그대로 넣어 판매함으로써 페트병 용해 물질의 일부가 물에 섞여서 물맛이 변한 것이라 추측되었다. 판매되는 생수에는 환경홀몬이 있다고 평소 생각해 왔기 때문에 정수기에 걸러 먹도록 한 것이다.

그런데 최근에 서울시 보건환경연구원이 생수 페트병에 환경 홀몬이 검출되었다는 논문을 발표한 것을 보고 다시 국립환경연구원이 검사에 착수하여 국내 10개회사 제품에 프탈레이드, 아디페이트류 등 환경 홀몬조사 결과 2001년 10월에 식약청은 페트병에 환경 홀몬이 기준치 이상 문제가 있다는 발표를 했다. 그 후 국내의 음료수, 식품 업계에 이르기까지 다양한 용기 제품에 심각한 타격이 발생하므로 식약청은 다시 아직까지는 국제 규격에 비하여 안전하다는 결론을 발표하였다.

한의업계는 지금까지 농경 사회에서 사용하였던 약탕기에 물과 약을 같이 넣고 1~2시간 끓여 하루 3번 사용하던 방법은 산업정보화시대에는 시간과 노력이 너무 많이 들어 할 수 없으므로 한의원에 제탕기를 놓고 끓여 특수 비닐팩에 넣어 사용하였다. 이 방법이 편리하기는 하나 환경 홀몬 문제가 거론되어 한의사협회가 KIST에 의뢰하여 환경 홀몬 검사를 한 결과 안전하다는 결론을 얻어 아직까지 사용하게 되었다.

그런데 한의업계는 약을 끓일 때 생수를 쓰는 경우와 수돗물을 쓰는 층으로 구분할 수 있다. 수돗물은 일반 주택마다 저장 탱크가 있어 물을 받아 놓는데 몇 달이 지나면 저장 탱크 밑바닥에 새빨간 녹물이 가라 앉는다. 그 속에 쇠조각, 납, 대장균, 바이러스, 염소 분해물질, 생활 하수에서 유입된 각종 화학물질이 전혀 없다고 주장할 수 있는 사람은 없을 것이다. 수도국에서 생활 하수나 유입된 화학물질을 정화 처리하는 시설은 아직 마련되어 있지 않은 전근대적시설로 되어 있어 노후된 수도관이나 개보수 중에 오염된 물이 그대로 흘러들어 문제가 발생될 수 있다.

 그런 점에서 가정에서는 수돗물을 침전시켜 끓인 후 식수로 사용하거나 또는 정수기를 통과시켜 먹는 것이 바람직한 일이라고 권장하고 있다.

 언젠가 나는 개원하고 있는 후배에게 요즘 약을 끓일 때 어떤 물을 사용하느냐고 물었더니 자기는 생수를 주문하여 사용한다고 하여 잘하는 일이라고 칭찬해 준 적이 있다.

 그런데 오랫동안 개원한 친구에게 물어 보았더니 수돗물을 쓴다고 하여 당신은 한의사로서 환자에 대한 애정과 직업 의식이 아직 결여되어 있지 않느냐고 무안을 주었다. 그리고 나의 견해를 이야기해 주면서 당장 정수기를 설치하라고 했지만 언젠가 방문하여 찾아 보았으나 그대로 수돗물을 사용하기에 다시 정수기 사용에 대한 문제점을 이야기하여 정수기를 설치시킨 적이 있다.

 옛날 동의보감에도 우리 선철들은 물에 대한 개념을 매우 중요하게 취급했던 사실을 볼 수 있다. 물에는 지맥(地脈)으로부터 올라오는 정수(井水)가 가장 좋은 상품(上品)에 속하는 물이고 정수 근처에 강물이 흘러 땅속에 스며들어 나오는 물은 중품(中品)이며, 성곽이나 인가 근처에 강물이 흘러 들어가 우물이 된 것은 정화 등청시켜 먹는 하품(下品)의 물이라고 하여 차나 두부, 식수에는 부적합하다고 하였다. 특히 약에 넣고 끓이는 물은 땅속 바위틈에서 흘러나

오는 청천수(淸泉水)를 꼭 써야 되며 좋은 물을 쓰지 않으면 약효가 없을 뿐 아니라 오히려 사람에게 해로울 수 있으므로 삼가하여 써야 한다고 기록되어 있다.

 그러므로 약을 끓이는 물은 맛이 달고 기(氣)가 평(平)하며 무독한 원천수가 좋은 샘물중에서 아침 일찍 일어나 새벽에 제일 먼저 뜬 천일진정(天一眞精)의 기가 수면에 떠서 맺힌 것을 정화수(井華水)라고 하여 보음약이나 환약을 만드는데 사용하였다.

 그러나 오늘의 개업의들이 이러한 정화수를 사용할 수는 없지만 수돗물이라도 쓸 때는 반드시 삼투압식 정수기를 통과시켜 환경 홀몬이나 불순물 또는 유해한 성분들을 어느 정도 제거하여 사용할 수 있도록 노력하는 것이 자기를 믿고 찾아온 환자를 대우하는 최소한의 정성이라고 생각한다.

22. 한방도 새로운 병에 도전해야 발전한다

과거 농경시대의 질병은 산업 정보시대의 병과는 많은 차이가 있다. 그것은 환경이나 음식, 생활 방식에 따라서 새로운 질병이 나타나고 의학의 발전으로 원인 불명의 병이 유전이나 첨단기기에 의하여 밝혀졌으나 치료가 되지 않는 병도 많이 있다.

2002년 2월 15일 KBS '병원 24시 슬픈 약속'이란 실화가 방영되어 보는 사람들로 하여금 마음을 아프게 하였다. 박석천씨와 그의 부인 김나영씨 사이에는 딸 하나가 있다. 김나영씨는 결혼 후 가끔 두통이 발생하였고 여아를 출산한 후에 갑자기 두통이 심하여 여러 병원에서 진료받았으나 낫지 않았다. 결국 강북 삼성병원에 가서 진찰을 받은 결과 뇌에 크립토코쿠스 곰팡이 균이 감염되었다는 진단을 받았다.

이 질환은 면역력이 떨어진 노인이나 저항력이 약한 사람의 약화된 장기나 조직에 감염을 일으킨다고 한다. 김나영씨는 감염후 점점 시력이 상실되고 청각이나 후각 기능도 점점 약해져 가고 있다고 한다. 약 9개월간 입원하여 진균약을 투약하면서 매주 척수액을 뽑아 검사한 결과 현재도 1cc당 3~4개의 크립토코쿠스균이 아직 활동 상태에 있다고 한다.

대개 약 2개월 간 진균제제를 투약하여 진균이 음성화되면 치료가 가능하지만 이 환자는 9개월이 되어도 진균이 아직 활동중이고, 자각증상도 점점 악화되고 있는 상태이므로 앞으로의 치료는 진균 제재의 양을 증가시키거나 또는 뇌에 직접 투여하는 방법을 써야한다고 한다. 그러나 치료의 결과는 불분명한 상태로 예후는 좋지 않을 것으로 추측하고 있다. 그 이유는 이 약의 독성이 강할 뿐만 아니라 현재 환자의 면역력이 떨어져 있고, 체력도 약하여 투약하기 어려운 진퇴양난의 처지에 놓여있는 것 같다.

이러한 어려운 상황을 보고 한의사의 한 사람으로서 이러한 질병에 한의학적으로 어떻게 접근하여 치료할 수 있는지 생각해 보는 것은 매우 중요한 의미가 있다고 생각된다. 한의학에서는 진균에 감염되는 질환에는 흔히 발에 무좀(수충, 汗疱), 손에는 아장선(鵝掌癬), 여자에 있어서는 대하(帶下), 남자의 사타구니에 낭습증(囊濕症)등 여러 가지가 있지만 대부분이 표재성의 피부, 점막, 손톱 등에 국한되어 있다. 그러나 내부 장기나 전신성 감염에 대해서는 잘 알려져 있지 않다.

이 진균 종류 중에 인체에 대하여 발병을 야기시키는 것은 약 40여종으로 알려져 있으며, 특히 이 진균의 대사물에 독소는 매우 강하여 염증이나 암을 일으킨다고 알려져 있다.

현대 의학에서의 진균병은 발병 부위에 따라 표재성 진균증과 심부성 진균증으로 구분하며, 그 내용을 요약하면 다음과 같다.

A. 표재성 진균증

1) 두부 및 피부에 데르마토피테스(Dermatophytes)는 백선이나 무좀을 일으킨다. 소아에게는 두부백선 등이 있으며 고양이등에 의해서 감염된다.
2) 피부조직을 침해하는 스포로트리쿰증(sporotrichosis)이 있다. 농부나 목동들이 외상을 입을 때 감염된다.

B. 심부성 진균증
1) 칸디다증(candidasis)이 있으며 구강 여자의 질강에 분포되어 있다가 개체의 저항력이 떨어질 때 악화되며 염증을 일으켜 아구창이나 폐에 병변을 일으켜 치명적인 상태로 진행하는 경우가 있다. 특히 당뇨나 악성질환에 대하여 기회 감염을 일으켜 사인의 원인이 되는 경우도 있다.
2) 비시디오미세테스에 속하는 크립토코쿠스증(cryptococcosis)있으며 조류의 대소변에 상존하며 공기 감염으로 만성뇌막염을 일으키며 특히 소아에게 많이 발생한다.

그 외에도 히스토플라스마증(histoplasmosis), 아스페르킬루스증(aspergillosis)등 여러 종류의 병원성 진균이 있다.

이상의 진균병에 치료약으로는 현재 풀루코나졸이나 이트라코나졸 등 주사제제, 내복제를 사용하고 있으나 내복시에는 그 부작용이 심하게 나타나고 있다.

약 30여년전 개원하고 있을 때 67세의 노인 한 분이 손에 아장선(鵝掌癬)이 심하여 진찰해본 결과 손바닥 중심부에 가피(痂皮)가 생기고 이차 감염이 되어 종창이 생겨 여러 병원에서 치료받으면서 구리세오훌빈(griseofulvin)이라는 진균제를 장기 복용하여 위장과 간기능이 나빠지고 빈혈과 저항력이 떨어져 치료되지 않는 것을 보았다. 한방 제 문헌을 찾은 결과 초기 급성에는 창이산(蒼耳散)을 쓰고 만성 허증에는 거풍지황환(祛風地黃丸)을 쓰는데, 창이산(蒼耳散) 처방에는 창이자, 조각자, 조협, 금은화, 황금, 천마 등이 들어가는데 이 약재들은 항 진균력이 강하지만 약간의 독성이 있어 장복하는 것은 바람직하지 않다. 그러므로 진균의 활동성을 억제하고 저항력을 길러주는 탁리(托裡)의 치료법을 응용하여 창이산(蒼耳散)에 인삼(人蔘), 황기(黃芪), 숙지황(熟地黃), 당귀(當歸)를 배합하여 반보반치(半補半治)의 처방을 구성하여 약 2개월 간 사용하여 좋은 효과를 보았다.

또 다른 남자의 경우는 체색(體色)이 희고, 비습(肥濕)하고 땀이 많이 나는 체질을 지닌 사람이 음주 후나 노동을 많이 하여 피로할 때, 특히 여름에 땀이 많이 나고 저항력이 떨어져 사타구니에 무좀균이 활성화하여 물집이 생기고 가려워서 손으로 자주 긁으면 이차감염이 되어 붓고 종창으로 악화되는 경우를 볼 수 있다. 이 때 진균치료 분말제제를 뿌려 예방이나 치료에 도움을 주지만 원인 치료가 되지 않아 자주 발생한다. 이러한 만성 허증(虛症)인 경우에 습(濕)을 제거하고 신장(腎臟)기능을 강화하여 저항력을 길러주는 육미지황탕(六味地黃湯)을 쓴다. 이 약에 습(濕)을 제거하고 소화를 돕는 백출(白朮), 육미(六味)를 신장으로 유도하고 소화장애를 제거하는 익지인(益智仁), 보신(補腎)과 소양증(搔癢症)을 제거하는 사상자(蛇床子), 이뇨작용이 있어 습(濕)을 제거하고 자음(滋陰)시키는 차전자(車前子)를 가미하여 좋은 효과를 보았다.

또한 나의 인척 중 한 환자는 오랫동안 양봉에 종사하면서 토끼, 개를 많이 기르면서 농촌 생활을 유지하여 왔으나 노년기에 접어들면서 체력이 약해지면서 어느날 갑자기 피부에 발진과 소양증이 심하여 한양대학 피부과에서 치료를 받았으나 경과가 좋지 않아 정밀 검사를 받은 결과 유럽 등 주로 양치는 사람들에게 나타나는 진균 감염에 의한 피부병으로 판명되어 일간 신문에 크게 발표된 적이 있다.

이 환자는 피부에 발진과 소양증이 있고, 신경마비를 일으키는 증상이 나타나고 특히 진균제를 지속적으로 투약하여 위장장애와 저항력이 급격히 떨어져 증상이 악화되어 치료할 수 없다는 병원 측의 통고를 받고 퇴원하여 사경에 처해 있었다. 저자는 임상 경험이 부족하였던 때라 이러한 심부성 진균병 환자에 대하여 치료한 경험이 없었지만 나로서는 인척이였기 때문에 최선을 다한다는 마음으로 다만 환자의 저항력을 길러주고 마비를 풀어주기 위하여 소건중탕(小建中湯)을 한 제 지어드렸더니 복용 후 기력도 좋아지고 마비현상도 개선되었다. 그러나 나로서는 병에 대한 확신도 없고 치료해본 경험도 없어 더 이상 치료하지 못하였고 그 후 환자는 결국 사망하게 되었다.

이와 같이 진균에 대한 표재성 환자의 치료법은 한의학 문헌상 많이 찾아볼 수 있으나, 심부성 진균감염에 의한 호흡기 질환이나, 뇌감염에 의한 시각, 청각, 후각 장애를 일으키는 경우의 환자 치료는 아직까지 찾아볼 수 없었다.

그러나 김나영씨의 경우 이 병의 진행 과정을 통해서 한의학적인 이론과 약물치료 방법으로 접근하여 생각하는 문제는 매우 중요한 의미가 있다고 생각된다. 즉 이 환자는 초기를 지나 중기와 말기에 처하여 저항력이 떨어져 있으므로 진균의 살균효과 보다는 진균의 활동을 억제하는 청열보음(淸熱補陰) 시키는 약을 투약하여 저항력을 길러주고 기혈(氣血)의 면역력을 회복시켜주는 반보반치(半補半治)의 탁리(托裡)요법이 필요한 것으로 이해된다. 한방 치료는 자각증상을 완화시키는 것은 물론 환자의 상태가 실증(實證)이냐 허증(虛症)이냐 또는 뇌 속이라는 특수한 부위에 발병되었기 때문에 약물이 뚫고 투입될 수 있는 인경약이 필요할 뿐만 아니라 그동안 진균제제에 의한 소화간 기능 장애는 물론 체질이나 병증의 한열(寒熱)의 구분, 특히 다른 장기(臟器)와의 연계성 등을 고려하여 약물 system을 짜서 장기간에 걸쳐 치료할 때 효과가 나타날 수 있다고 생각된다.

이와 같이 현대 의학에서는 진균을 없애는 데만 치료 목적을 두고 있지만, 한의학에서는 진균의 살균보다는 진균의 발육과 활동을 억제시키는 동시에 인체 내의 면역력과 저항 능력을 개선하여 항상성을 유지하는데 그 목적을 두고 있다.

이러한 경우에 기혈을 보할 수 있는 숙지황(熟地黃), 당귀(當歸)류는 물론, 두통을 치료할 수 있는 천마(天麻), 천궁(川芎), 백지(白芷), 고본(藁本), 거풍청열하는 만형자(蔓荊子), 독활(獨活), 그리고 항진균성을 갖는 인경약(引經藥)으로서 조각자(皂角子), 조협(皂莢), 금은화(金銀花)류는 물론, 염증을 치료하고 뇌를 안정시키는 황련(黃蓮), 황금(黃芩) 등 여러 가지 약물을 배합하여 협동 치료할 수 있는 방법을 구성할 때, 이러한 새로운 질병에 대처할 수 있는 좋은 방법이 마련될 수 있다고 생각된다.

여기에 참고하여 응용할 수 있는 처방은 의종손익(醫宗損益)의 청상견통탕(淸上蠲痛湯), 반하백출천마탕(半夏白朮天麻湯), 당귀보혈탕(當歸補血湯) 등이 있다. 한의학도 새로운 병에 도전해야 발전할 수 있다는 것을 강조하고 싶다.

제Ⅲ편 마음의 세계

1. 독서를 권함

　사람이 인생을 살아가는데 3가지 면에서 배운다고 한다. 그 하나는 가정에서 부모님에게 배우고 또 하나는 학교의 선생님이나 사회생활을 통해서 배우고 그 다음은 책에서 배운다고 한다.
　지금 한의대 학생들은 한약 분쟁으로 지나간 3년 동안 많은 고통속에 방황하며 살아왔다. 지금도 강의가 되지 않은 상태에서 학생 개인 스스로 도서관이나 선배 한의원을 찾아 학업과 실습에 열중하는 학생들이 있는가 하면 방황하는 학생의 경우도 가끔 볼 수 있다. 이들을 볼 때마다 정부의 한의학에 대한 혼란한 정책은 이제는 그만했으면 하는 가슴 아픈 생각이 든다.
　이럴 때마다 학생들이 대학 울타리 안에서 전공 아닌 또 다른 면에서 풍부한 인간성과 삶의 지혜를 배울 수 있는 방법이 없을까 하는 생각을 하게 된다. 현대에는 옛날과 같은 사제(師弟)의 진실한 충고보다는 스스로 느끼고 감명을 받는 것이 오히려 인생의 참 교육에 더 도움이 되는지 모른다.
　오늘날과 같이 풍요롭고 자유스러운 사회적 분위기는 자칫 잘못하면 방종을 유발하고 과거사를 망각하게 하며, 앞으로 미래를 살아가는데 사회적 책임을 지고 자기의 직업적 역할을 감당해 낼 수 있는 인간성과 지혜가 결여될 수 있다는 생각이 들 때가 있다.
　이럴 때마다 학생들이 읽기에 재미가 있으면서도 그 속에 인간성과 직업성을 올바르게 가르쳐 주는 자기의 체험과 철학으로서 삶의 지혜를 가르쳐 주는 책이 없을까 하는 생각에 항상 내 마음을 되돌아보게 한다.

요즘은 매일 30~40권의 수필, 문학 출판물이 쏟아져 나오고 있다. 그 중에 신문, TV, 전문지를 통해서 정선한 재미있으면서도 삶의 지혜를 가르쳐 줄 수 있다고 생각한 몇 권의 책을 소개하려고 한다.

예를 들면 6.25동란을 역사 기록으로 볼 수 있으나, 요즘 학생들은 그것을 체험적으로 이해하지도 못했으며 이해하여 보려고도 하지 않는다. 그러나 오늘날 우리는 6.25의 전쟁터에서 청춘을 바친 많은 젊은이의 꿈과 희생이 있었기에 오늘의 자유를 누릴 수 있다는 사실을 잊어서는 안된다. 6.25의 전쟁 속에 참여하여 삶과 죽음 사이를 오가면서 체험으로 쓴 사선을 넘고 넘어란 책은 한 인간의 의지와 6.25의 현실을 흥미있게 보여주고 있다.

또한 6.25 이후 이념 전쟁에서 빨치산 생활을 하면서 인간의 비극을 생생하게 그린 훈봉일지의 내용은 가슴을 울린다.

우리의 몸은 보이는 육체와 보이지 않는 정신이 공존하고 있다. 정신과 육체가 공존하기 위해서는 음식과 공기가 필요하다. 그러나 현대 과학 사회는 가시적인 육체와 음식만을 연구하고 중요시하여 왔다.

반대로 동양의학에서는 보이지 않는 정신과 공기를 중요시하여 왔다. 이러한 결과 현대 사회가 비인간적인 것으로 되어감에 따라 동양의학의 정신과 공기를 중요시하는 인간적인 철학이 미래 사회에는 더욱 절실히 요구되고 있다. 이러한 동양의학의 정신과 공기 문제를 언급하며 요즘 우리 사회에 문제를 던져준 책이 과학자의 생활 참선기나 단 등의 책이다.

　병을 치료하는 의사는 인간 육체의 병은 잘 이해하고 있지만 정신이 어떻게 병들어가고 있는지는 잘 이해하려고 하지 않는다. 육체의 문제가 정신에 미치는 영향을 이해하는데 우리는 어떻게 죽어가는가라는 책이 도움이 된다고 본다. 의사는 환자의 병을 치료하는데 중점을 두고 반대로 환자의 입장에서 고통이나 의사에게 바라는 정신적인 입장에 대해서 생각해 보는 경우는 매우 적다. 김주환 원장은 자신이 종합병원 원장을 하면서 후두암에 걸려 죽을때까지 환자의 입장에서 쓴 임상투병기를 기록하여 의사들에게 많은 충격을 주었고 환자의 입장을 이해하는데 많은 도움을 주었다.

　특히 앞으로 한국 의료계의 발전하고 있는 현황과 미래상을 보여준 책이 재미있는 병원이야기란 책이다.

　환자가 심리적 의욕과 희망을 갖는 것이 치료에 새로운 기전을 가져온다는 내용을 쓴 마음의 의학과 암의 심리치료란 책도 있다. 매우 흥미있고 다시 생각해 볼만한 책이다.

　한의학은 인체의 세포 조직이나 세균을 찾아내는 방법이나 연구하는 방법도 없었다. 다만 인체의 기능 이상이나 장부의 정보를 수집하여 치료하는 인체를 경영하는 방법으로 발전되어 왔다. 이런 점에서 신바람이냐 시스템이냐를 읽고 많은 감명을 받았다.

　또한 인생을 살아가는데 직업인으로서 개발과 책임, 인력

관리 내지는 사명감으로 살아온 시련은 있어도 실패는 없다. 삼성전자의 신화와 그 비결, 창업자금 칠만 이천냥등은 매우 감명을 주고 다시 읽고 싶은 책들이다.

특히 소설 동의보감의 스승과 제자의 전통인술에 대한 교육적 승화는 오늘의 교육계에 많은 감명을 주고 있다.

거지왕 김춘삼은 어릴 때 산골을 헤매다 맹수들의 먹이 제물로 묶여 나무에 매달려 있으면서 인간의 투쟁을 배우고 여기서 또한 세상을 사는 의욕을 길러 많은 시련 속에서도 노후에는 공해 정화 운동에 참여하여 우리들에게 많은 감화를 주었다.

탈북자 김형덕씨의 아버지와 함께 살고 싶어요란 책에서 삶의 고통과 죽음의 그림자속에서도 자식들에게 책을 읽게 하여 자손들이 의식있는 정신을 갖고 사선을 넘어 자유의 한국으로 돌아와 아버지를 찾으러 다시 중국으로 떠났던 이야기는 우리들의 가슴을 뭉클하게 한다.

또한 미래의 컴퓨터가 정보통신과 병행하여 미래 사회의 새로운 변화를 일으키고 있는 현실을 쓴 빌게이츠의 미래로 가는 길, 또는 우리의 정치 사회가 앞으로 어떻게 변화되어 가고 있는지에 대하여 쓴 21세기의 도전과 전략등 좋은 책이 많이 출간되고 있다. 학생 여러분이 재미있게 많이 읽고 삶의 지혜를 배우면서 또한 감명을 받을 좋은 책이 많이 소개되어 우리들의 마음이 풍요롭게 되고 희망을 가질 수 있기를 바란다.

〈추천도서〉
1. 마음의 의학과 암의 심리 치료/칼 사이먼드, 박희준 역/정신세계사
2. 창업자금 칠만 이천원/성신재/여성신문사
3. 의학박사 김주환 임상투병수기/김주환/삼신각
4. 우리는 어떻게 죽는가/박희진역 서원 B-누랜드/세종서적
5. 사선을 넘고 넘어/채명신 회고록/매일경제신문사
6. 심성전자의 신화와 그 비결/강진구/고려원
7. 소설 동의보감/이은성/창작과 비평사
8. 신바람이냐 시스템이냐/지만원/현암사
9. 시련은 있어도 실패는 없다/정주영/제삼계획
10. 과학자의 생활참선기/박희선/정신세계사
11. 단(丹) 김정민 장편소설 무학노인/전필진옹
12. 환자와의 대화/비라이언버드 이무식역/집현전
13. 재미있는 병원이야기/박현지/민(도서출판)
14. 거지왕 김춘삼/김춘삼/열림원
15. 빌게이츠의 미래로 가는 길/빌게이츠/도서출판 삼성
16. 연구실 밖으로 나온 심리학/최창로/미세기
17. 21세기의 도전과 전략/권터뷔를켈레/밀알
18. 어느 할아버지의 평범한 리더십 이야기/박정기/을지서적
19. 또 다른 꿈을 꾸며 /남춘화/잎새
20. 아버지와 함께 살고 싶어요/김형덕/창해
21. 인간의 자아실현/정범모/나남출판
22. 준비된 말이 성공을 부른다/이정숙/가야미디어
23. 훈봉일지(焄峰逸誌)/박용제/을유문화사

2. 나의 주례사

학교 생활을 하다 보면 나이 많은 재학생이나 졸업생들이 결혼을 하게 되었을 때 학생들은 자주 만나고 동고동락(同苦同樂)한 교수님들께 주례를 부탁하는 경우가 많다. 그러나 주례를 맡아 20~30분간의 짧은 행사를 원만하게 진행하면서 하객이나 신랑, 신부, 인척들에게 감명을 주고 원만하게 끝마치게 하는 것은 그렇게 쉬운 일이 아니다. 뜻깊은 결혼식을 갖기 위해서는 식장의 분위기는 물론 사회자와 주례가 조화를 이루어야 하고, 주례자의 행동, 어감 하나에서부터 주례사의 짧고도 의미있는 내용을 박진감 넘치게 표현해야 하기 때문이다.

내가 처음 주례를 맡았을 때는 친하게 지내던 앞집 이씨 댁 큰아들이 결혼을 할 때였다. 그의 아버지가 찾아와 우리 집은 식솔이 안정되고, 내외가 직업을 갖고 행복하게 지내는 가정이니 주례를 꼭 부탁한다고 하였으나, 앞뒷집에 사는 내가 주례를 맡는다는 것이 쑥스러워 사양하였다. 그러나 다시 찾아와 간청하여 거절하지 못하고 처음으로 주례를 맡았다. 그 때 나 자신도 흥분하여 잘했는지 못했는지는 알 수 없고 이 댁은 삼대가 한 집에서 유가(儒家)의 덕을 쌓고 조상을 섬기는 이 시대의 가장 모범적인 가정이라고 말했던 기억 밖에 없다.

그 후 대학에 근무하면서 내 밑에서 석사 과정을 밟고 있던 박모군이 결혼을 하게되었다면서 주례를 부탁하기에 주례를 해보지 않았고 바쁘기도 하고, 지방에 내려가 주례를 한다는 것이 부담이 되어 거듭 거절했다. 그리고 그 뒤에도 계속 사정하여 전화를 끊었으나 나 자신이 생각해보니 너무 냉정하게 대한 것 같아 다시 수소문하여 전화 연락이 닿아 결혼식 날 진주로 내려갔더니 진주 중앙병원 옆 예식장 주인의 아들이 바로 신랑이었던 것이다. 그의 부친은 아들 친구를 나에게 대동하게 하여 식사는 물론 마음 편하게 대해 주었고 여비도 챙겨 주었다. 그 날 예식을 진행하면서 전날 적어왔던 주례사를 보고 감정을 넣어 그럭저럭 읽어 내려갔으나 기분에 그렇게 잘 진행한 것 같지 않아 돌아오면서 만약 예식장 아들이라는 것을 미리 알았다면 사양했을 것을 하고 후회하였다. 그것이 두 번째로 맡았던 주례였다.

  그 후 자주 주례를 맡으면서 요령도 늘었고 내용도 충실하게 진행하게 되었다. 한 번은 주례를 부탁받고 아침 일찍 공항에 나갔으나 눈이 많이 내려 비행기가 결항이 되어 발을 동동 구르면서 예식 3시간 전에 신랑에게 전화로 사정을 얘기하고 되돌아왔는데, 그 때 이 가족이 당황해 했을 심정을 생각하면 아직도 가슴이 뛴다.

  또한 어느해 겨울 어느 졸업생으로부터 주례를 맡아 달라는 부탁을 받고 항공편을 예약 받아 포항 C 예식장에 찾아갔을 때 축하해주기 위해 찾아온 졸업생들과 그간의 사연을 주고 받다가 시간이 되어 식장에 들어갔는데, 벌써 주례가 식을 진행하고 있어 신부옆에 간판을 자세히 보니, 내가 진행을 맡으려했던 결혼식이라는 것을 확인하고 세상에 별일을 다 본다고 생각하면서 조용히 K군과 같이 밖으로 나와 다른 식당에서 식사를 하고 있는데, 신랑이 찾아와 예식부 직원이 주례를 잘못 정하여 주었다는 것이다. 지금 생각해도 이해가 되지 않는 일이다. 웃으면서 나는 괜찮으니 신혼여행이나 잘 다녀오라고 기분 상하지 않게 애기하고 헤어졌다. 인륜지대사를 주위 사람들이 챙겨주지 못하는 것 같아 마음이 씁쓸했다.

그런데 문제는 600여명이 다니는 단과대학이다 보니 선후배와 재학생이 얽혀 있어 결혼 주례를 한 달에 1~2회 하다보면 나의 주례사를 선배나 학생들이 또 듣게 되는 경우가 많아 나 자신도 마음에 부담을 느껴서 주례사를 1~2회 사용하면 다시 그 내용을 고쳐 다른 내용을 적어서 말해야 하는 고통을 당하게 되는 경우가 종종 있었다. 뿐만 아니라 나 자신이 다른 댁의 결혼식에 참여할 때는 주례가 진행을 어떻게 하는지, 주례사는 내용이 잘 되어 있는지 세심하게 관찰하고, 배울 것이 있으면 챙기는 버릇이 생겼다. 일단 주례를 맡으면 하루 전 주례사를 신랑 신부에 알맞게 수정하고, 떠나는 날은 목욕도 하고, 옷도 챙기고 넥타이도 맞추어 보고, 신랑 신부에게 마음의 덕이 될만한 책 1~2권을 골라 갖고 떠난다.

하지만 신랑 신부들이 주례를 부탁할 때는 시간이 없어 할 수 없는 경우에도 억지로 맡겨 준비를 하게 하지만 식장에 찾아가 그 날 식이 끝나면 물론 바빠서 경황이 없겠지만 주례가 식사를 했는지, 차를 타고 가는지, 부모님이나 형제가 찾아와 인사를 하는 예의 바른 가정의 경우는 많지 않다. 내 가정을 빛내고 결혼식의 의미를 행복이 가득하도록 진행하는 주례의 책무가 얼마나 중요한가? 식이 끝나면 따뜻한 인사 한마디 없다는 것을 생각할 때는 다시는 주례를 하지 않겠다고 생각하면서도 학생들이 찾아오면 또다시 해야 하는 것이 대학에서 가르치는 자의 도리가 아닐까? 나도 가난할 때 결혼하면서 주례 선생님을 찾아가 주례를 부탁했지만 철이 없어 다시 찾아가지도 못했고 그 때 유행하던 와이셔츠, 넥타이 선물도 못했고 차비도 챙겨드리지 못했다. 그러나 그 분이 세상을 떠났다는 부고(訃告)를 듣고 그 분의 영전에 분향을 하면서 그 때의 잘못을 다시 깨닫고 큰절을 한 후 돌아온 기억이 난다. 인생은 이렇게 살면서 배우고 또 느끼게 되는가 보다.

主 禮 辭

  오늘 바쁜 일요일에도 불구하시고 만사를 제쳐놓고, 이 양가의 성스러운 결혼식을 위해서, 찾아주신 여러분을 모시고 式을 진행하게 된 것을 기쁘게 생각하며, 내빈 여러분과 같이 축하드립니다.
  신랑　　　　　　　　　　　　　　　　　　　훌륭한 인재입니다.
  또한 신부　　　양은 훌륭한 가정에서, 수덕을 쌓고　　　　　　　입니다.
  이 두분의 만남은 천생연분이라고 할 수 있습니다.
  오늘 이 두분이 각각 한사람의 훌륭한 인격자로서 최고의 교육을 받고, 결혼식을 할 수 있도록, 그 동안 키워주신 양가 부모님의 각고에 노력과, 정성에 대하여, 내빈 여러분과 같이, 축하를 드리면서 깊은 존경의 뜻을 표합니다.
  오늘 주례를 맡은 한사람으로서, 저 자신은 고매한 인격과 명예는 없지만은, 인생을 살아오면서 항상 부족했다고 느끼고 후배들에게 하고 싶었던 얘기들을 내빈 여러분의 뜻을 대표하여 신랑, 신부에게 몇가지 부탁의 말씀을 드려볼까 합니다. 부디 오래도록 기억에 남기셔서, 좋은 인생의 길잡이가 되기를 부탁합니다.
  첫째로, 사람이란 동물과 달리 자기 이름을 갖고, 인격을 갖추고, 대의명분을 지키면서, 보람된 삶을 살아가는데 가장 중요한 것은 항상심을 갖는 것이라고 생각합니다. 그래서 한의학 입문서인 의학입문 본초총론에 말하기를 의사에게 가장 존귀한 것은 항상심(恒常心), 즉 떳떳 항(恒)자, 항상 상(常)자, 마음 심(心)자, 항상 중심을 잃지않는 떳떳한 마음이라고 하였습니다. 의사가 환자를 진료하는데 항상 떳떳한 흔들리지 않는 마음을 갖고, 환자의 고통을 보고 같이 감응(感應)하지 않을 때, 자기의 기술을 충분히 발휘하여 치료할 수 있다는 것입니다.

이러한 항상심은 환자가 병을 치료하는데도 필요할 뿐 아니라 일반사람이 일상생활을 할 때도 지극히 필요한 올바른 마음이라고 생각됩니다. 이러한 항상심은 저절로 생기는 것이 아니라 매일 성현들의 좋은 경전을 읽고 참선을 통해서만 얻어지는 값진 선물이라고 할 수 있습니다.

옛날 고려말 권 근(權 近)이라는 학자의 배 주(舟)자, 늙은이 옹(翁)자, 말씀 설(說)자, 주옹설(舟翁說)이라는 글속에는 다음과 같은 이야기가 있습니다.

한 늙은이가 항상 강 한가운데 배를 타고 서있었을 때 강을 바라보고 있던 여러 젊은이들이 강건너 그 노인을 바라보고 왜 저 노인이 강 한가운데 서 있을까? 수근거리면서 저 늙은이는, 사람을 싣고가는 뱃사공도 아니고, 고기를 낚는 어부도 아닌데 왜 빈 배위에 눈을 감고 서있을까? 하고 의문을 품고 있던중 한 젊은이가 배를 향하여 '여보시오, 노인장, 강 한가운데서 아무 일없이 배를 타고 있는 목적이 무엇입니까? 그러다가 날이 어두워지거나 비바람이 치면 강에 빠져 죽을 수도 있는데 도대체 거기서 무엇을 하고 있는거요?'

하고 물으니 노인이 젊은이를 향하여, '나는 육지에서 항상 편하게 생활하기 때문에 태만하고, 방자하고, 더러운 생각을 갖게되어 일생을 망치는 사람을 많이 보아왔기 때문에 나도 그 점을 경계하여 배를 타고 배가 앞으로 기울면 꺼꾸러지지 않으려고 뒤로 젖히고, 옆으로 쓰러지려고하면 반대로 중심을 잡아 마음의 경계심을 갖고 항상심을 키우기 위하여 배를 타고 있는 중입니다.'라고 하였습니다.

　권 근(權近)은 자기가 어릴 때 성리학의 근본을 가르쳐준 정몽주 선생이 방원의 부하들에게 선죽교에서 부참하게 역적으로 몰려 철퇴를 맞아 죽은 것을 억울하게 생각하여 어느날 방원에게 정몽주는 진정으로 역사의 충신이며 성리학의 대부라고 목숨을 걸고 주장하여 스승의 명예를 회복시켜 주었습니다. 이러한 정의로운 생각은 하루아침에 저절로 생긴 것이 아닙니다.

　사람은 항상 자기 자신이 정직하고 올바르게 살려고 생각하지만 주위의 여건이 마음을 흔들리게 하고, 유혹하고, 때로는 자신의 마음이 스스로 약해져서 자기 생각대로 세상을 살아갈 수 없는 것이 인생의 보편적 길이라고 생각합니다. 그러므로 인간이 젊었을 때는 이상과 꿈이 컸지만 살아가면서 나이가 들면 꿈과 이상이 멀어져가는 것을 항상 아쉬워합니다. 그러나 자기 자신의 생각이나 행동을 되돌아보고, 반성하고, 마음을 조절할 줄 아는 항상심(恒常心)을 갖는 사람은 늙어서도 자기의 젊은 날의 꿈과 이상보다 더 값진 삶을 사는 것을 발견할 수 있습니다. 저는 오늘 이 두 분이 늘 항상심을 갖고, 인생을 뜻있고 보람있게 사는 의료인으로서 대성해주기를 기대합니다.

　둘째는 두분의 만남은 서로의 자라나는 환경이 다르고,

생각이 틀리기 때문에 어제와 같이 서로 좋아서 자주 만나던 감상적인 사랑스러운 느낌은 오늘부터 사라지고 이제는 한 가정속에서 밤과 낮을 같이 지새면서 인간이 갖는 모든 사랑과 질투와 갈등이 교차되는 필연적인 감정들을 서로가 잘 조화시키면서 편안하고 삶의 뜻이 있는 한 가정으로 만들기 위해서는 서로가 서로를 이해하고 도와주는 진실한 사랑의 연습훈련이 잘 이루어져야한다고 생각합니다. 요즘은 시대가 변하고 사회가 혼탁해지면서 도덕과 윤리가 땅에 떨어지고 남녀가 평등을 주장하여 똑같은 행동, 똑같은 주장을 하여 서로간의 필요없는 갈등과 의견이 자주 충돌하여 불행한 가정으로 전락하는 경우도 많이 볼 수 있습니다. 그러나 하느님은 남녀가 화합하여 자손을 낳고 슬기롭게 생활을 잘 영위해나가기 위해서는 남자는 남자답게 신념과 패기를 넣어주었고, 여자에게는 애교와 미덕으로 살아가는 지혜를 주었다고 생각합니다. 흔히 우리는 그것을 가르쳐 남자는 외강내유(外剛內柔)하고, 여자는 외유내강(外柔內剛)하게 되므로 옛부터 부부를 일심동체(一心同體)라 했습니다. 부디 도량있는 신랑으로써, 정숙한 신부로써, 음양이 잘 화합할 줄 아는 행복한 가정을 이루어 아무쪼록 두 분은 그 어느 누구보다도 금슬이 좋은 부부로서 백년해로하여 금혼식(金婚式)을 가질 수 있기를 기원합니다.

 세째로, 두분이 결혼하여 부모님 곁을 떠나고나면 부모님들은 심리적으로 빈둥지증후군을 앓게 된다고 합니다.
 마치 새가 알을 낳으면 그 어미는 날마다 자기의 체온을 가하여 부화시켜 새생명이 탄생하면 그 날부터 하루에 몇 번이고 먹이를 잡아 물어다 먹이면서 돌봐주다가, 새끼들이다 성장하여 나는 연습을 시킨 다음, 어느날 갑자기 둥지를 다 떠나가 버리고나면, 그 어미는 빈둥지로 되돌아와 그 속에 머리를 파묻고 자기의 지난날의 꿈과 고생과 허전함을 못이겨 몸서리 치다가 마음의 고통을 참지 못하여 그 둥지를 떠나가 버리게 됩니다. 그 둥지를 바라보는 인간의 마음은 자식을 길러 출가시키는 부모의 허전하고 쓸쓸한 경우와 꼭 같다고 하여 심리학자들이 이것을 빈둥지증후군이라고 합니다. 앞으로 두분의 아버지와 어머니는 빈둥지증후군을 앓으면서 서로의 주름진 얼굴을 쳐다보고 전날의 고생과 허전한 마음에 대하여 서로를 위로하고 다시 새로운 노년기의 삶에 적응해야 하는 또 다른 쓸쓸하고 어려운 과정을 거쳐야 합니다. 그러므로 두분은 자주 양가 부모님들을 찾아 뵙고 정을 나누고 효도하는 가정으로 키워 나가 주시기를 부탁드립니다.

  오늘 새로 출발하려는 이 가정위에 건강과 부귀와 자손이 번창하기를 내빈 여러분과 같이 두손모아 신의 가호가 있기를 소망합니다.

  존경하는 내빈 여러분! 이제 막 인생을 새로 출발하려는 이들 신혼부부에게 오늘의 축하에만 그치지 마시고 앞으로도 항상 관심을 가지시고 지도와 격려가 있어주시기를 다시 한번 여러분에게 부탁의 말씀을 드릴까 합니다.

  존경하는 내빈 여러분, 봄이 찾아오는 희망의 계절, 여러분의 가정마다 건강과 행운이 같이 하시기를 기원하면서 간단하나마 이것으로써 주례사를 대신하겠습니다. 여러분, 대단히 감사합니다.

3. 한방 임상학의 교정(校正)을 마치면서

나는 원광대학에 본초학교수로 지내다가, 건강 문제로 집에서 한가한 시간을 보낸 적이 있는데, 그 때 채인식선생님을 찾아가 배우기도 하고 상담도 하다가 한방임상학의 원고를 정리하게 되었고, 그 후미에 선생님의 허락을 받아 독자들이 선생님을 이해하고 책의 의도를 알리기 위해 나의 교정문을 쓰게 되었다. 그 내용은 다음과 같다.

당시 교직을 떠나 개업을 하면서 한가한 시간에 사람 마음의 본질이 무엇인가를 이해하기 위하여 선가의 책을 보게 되었다.

그러나 모르는 것이 많이 발견되어 전에도 가끔 의문이 생기면 가르침을 받아왔던 선생님 댁을 다시 찾아가 뵙게 되었다. 몇 시간동안 선생님과 같이 앉아서 그간의 사연과 학계의 전망에 대하여 이야기하던 중, 선생님은 그동안 써두셨던 원고를 꺼내놓으시고 지금까지 임상을 하면서 적어 놓았던 것과 고금의학회 회원들에게 강의하면서 써놓았던 원고를 간추려 놓은 것인데 자네 좀 감수를 해주게 하시는 것이었다. 나는 어안이 벙벙하여 제가 어떻게 선생님 원고를 감수를 합니까? 그저 제가 교정을 보아드리는 것도 무리라고 생각합니다.

선생님이 내주신 원고를 살펴볼 때 내용이 방대하고 표현방식이 순수한 한방술어여서 현대식 문장으로 바꾸기에는 많은 시간이 걸릴 뿐 아니라 내 능력으로는 역부족이라는 것을 느꼈다.

원고를 교정하면서 문제점을 이해하고 고치기 위해 주일마다 선생님을 대할 때면 옛날 학창시절이 떠올라 내 직성대로 말씀드렸다가 혹시나 꾸중이 계시지나 않을까 염려가 되어 내심 불안을 느끼면서 말을 다하지 않으려고 하면 선생님은 벌써 알아차리고 바르게 이야기 해주어야 들을 말이 있는 거야! 바르게 이야기 해주게 하시는 것이었다.

　선생님은 사람을 대하실 때 항상 부드럽고 유머가 있으시면서도 학문에 관한 이야기나 다른 사람의 행동에 대해서는 섬세하게 관찰하시는 경향이 있으시다. 그것은 아마 유학을 생의 근본으로 하여 살아오셨기 때문에 그냥 보고만 넘어가시는 분이 아니라는 것을 대하면 대할수록 느끼게 된다.

　학창시절인 어느 날 임상실습 시간이었다. 중년의 여성환자 한 분이 진찰을 받고 있었는데 자궁암에 걸려 증상이 심한 것을 보고 제가 옆에서 그것은 한방의학으로는 치료하기가 어려울 것 이라고 철없는 말을 하였다. 그때 그 환자는 실망하여 정신을 잃고 소리 높여 울고 있었다. 나는 난처하여 어쩔 줄 모르고 당황하고 있을 때 선생님은 내 행동을 유심히 보시고 아무 말씀 없이 모른척하시고 넘겨버리는 도량을 보여주셨다. 아마 그때에 선생님이 나를 불러다 놓으시고 그런 말을 함부로 환자 앞에서 하였느냐고 꾸중을 해 주셨다면 나는 내 성격으로 보아 미안해서 다시는 선생님 곁을 맴돌지 못했을 것이다.

　그 후 나는 개업을 하면서 오늘날까지 위독한 환자를 진찰하면서도 환자에게 희망을 주고 가족들로 하여금 좋은 분위기를 만들어주도록 조언을 하게되었다.

이제 선생님의 강의를 받았던 학창시절을 떠나온지도 벌써 25년이 흘렀고 선생님 춘추가 팔순을 맞이한 이 때에 다시 근황을 뵙는 성년 제자의 영상에 남은 감회는 과연 무엇이었을까?

대화중에 선생님은 나는 일생동안 유학을 배워왔고 한방의학을 공부하면서 천직으로 살아왔는데 앞으로 언제까지 살지는 모르겠지만 한방에 관한 임상서적과 유학(儒學)에 관한 책, 그리고 시문에 관한 책을 한권씩 쓰고 남은 여생을 끝마치시겠다는 말씀이었다.

요즘도 그 작업을 하기 위해서 밤 1-2시까지 공부를 하신다고 말씀하신다. 나는 아직도 배울 것이 있다면 10살 난 아이한테도 절하고 배울 마음의 자세가 되어 있다고 하시면서 순수한 한방의학적 사고와 동양학을 연구하시면서도 현대의학의 장점을 아량있게 수용하시려는 자세를 보이는 것을 볼 때 선생님의 해박한 동양적 학술 이전에 학자다운 기풍에 다시 한번 머리 숙일 뿐이다.

특히 유(儒), 불(佛), 선(仙)의 동양학문에 대한 섬세한 이해와 적절한 표현력, 차원높은 고견은 다른 학자들에게는 찾아볼 수 없는 면모라고 생각된다.

요즘 한의과대학에서 동양의학을 배우는 후배들이 우리의 고유한 전통한의학자의 강의를 제대로 듣지 못하고 공부하는 것을 보면 안타까운 생각이 든다. 또한 요즘 우리의 한방계가 한국 한의학의 전통적 학술에 대한 체계적 연구와 이해 없이 그저 중국 한의학을 우리의 입장에서 학술적 검토와 객관적 선별 없이 그대로 답습하여 교본으로 삼으면서 마치 미래의 한국 한의학의 지표라고 생각하는 태도는 개선되어야 한다고 지적하신다. 이 어찌 한국 한의학자로서의 깊은 사관(史觀)을 부족한 본인이 글로서 다 표현할 수가 있을까요?

또한 선생님의 옥고를 교정하였다는 것은 나 자신은 보람된 일이라고 하겠으나 이 어찌 속초지책(續貂之責)을 면할 수가 있겠습니까?

본서의 미비한 내용이나 표현은 후일 다른 학자들에 의하여 오랜 시간을 두고 충분히 검토 개선될 수 있을 것이라고 생각된다. 특히 본서는 한의학의 고전적 사유개념이나 치료 방법에 오류로 점철된 역사에 대하여 명쾌한 해석을 내리고, 각 질환의 발전사적 이해와 한방적 생리와 병리학적 요령이 상세하게 정리되어 있다.

특히 병증에 대한 변증시치의 개요나 증상의 허실과 개인의 체질을 중시하여 구체적으로 설명하는 독특한 서술방법은 동양의학을 연구하는 학자는 물론 한방 임상가들에게도 좋은 길잡이가 되리라고 생각된다.

하여튼 이번에 발간된 이 책은 한국한의학의 전통적 맥락으로서 이어지는 의방유취(醫方類聚), 동의보감(東醫寶鑑), 의종손익(醫宗損益), 의문보감(醫門寶鑑), 사상의학(四象醫學), 사암침구(舍岩針灸)로서 이어지는 한국한의학사의 맥을 잇는 대저라고 생각된다.

오늘날까지 전통 한방의학이 시대적으로 정리되지 못한 채 현대의학의 거센 도전을 받으면서 오늘의 시대조류에 맞는 정리된 새로운 우리 한방의서의 출현이 학수고대되는 요즘 한방고전 이론을 슬기롭게 현대적으로 이해시키면서 한방임상 진료에 활용할 수 있는 새로운 현대적 내용의 책이 출간되는 것은 한국한의학계를 위해서 참으로 다행한 일이라고 생각된다. 개인적으로 동양적 유학을 생의 근본으로 삼고 전통한방의학을 대업으로 계승발전 시켜온 한 시대의 거봉이 후세에 남겨주는 보전이라고 칭해도 과언이 아니다.

　가까이 뵙고 모시던 스승님의 붓끝이 날마다 쓰여져 책으로 남게 되었으니 이 어찌 남달리 기쁜 마음을 무슨 말로 다할 수가 있겠는가? 그저 이 책이 우리 한방계에 널리 보급되어 전통한방의학 발전에 새롭게 기여하기를 바랄 뿐입니다.

4. 서평(書評)을 써주신 스승

　채인식(蔡仁植) 선생님은 나 자신이 한의사로서 교육자의 길을 걸어오는데 정신적 학문적으로 많은 도움을 주고 고전을 이해하는데 길을 열어준 스승입니다.
　평소 유머감각이 뛰어나고 학문하는 자세가 그 어느 누구보다도 뛰어나며 실천하는 유학자의 길을 걸어온 대학자라고 생각된다.
　나는 늘 선생님에게 배우면서 가르치는 학생이라고 생각했는데 벌써 2년 후에는 정년퇴임을 해야하는 처지에 놓였으나 선생님의 가르침이 그리워질 때가 자주 있다.
　선생님은 1987년 한방임상학이란 책을 내면서 지금까지의 중국의학이나 기존 한의학 체계와 달리 특히 태극(太極), 음양(陰陽), 오행(五行), 삼음삼양(三陰三陽)으로 세워진 기초사고를 중심으로 하여 자기의 주관을 갖고 편술하게 된 내용을 설명하고 있다.
　이러한 한국 한의학계의 새롭고 독특한 지견을 갖고 이 책을 출간하는데 나의 자그마한 교정정리한 노력이 선생님께서 보시기에 가상했던지 책을 출판하시면서 나에게 전화를 걸어 자네가 이번 책출판을 하는데 서평을 써서 보내라고 말씀하시기에 선생님 제가 어떻게 선생님의 책 출판에 서평을 쓸 수가 있습니까? 했더니 그러면 내가 쓰지 하시고는 자신이 한의학 역사의 흐름과 시대적 조류를 요약하여 약업신문에 나의 이름을 넣고 서평을 발표해 주셨다.

　그것은 옛 선비들이 자기 문하에서 제자들이 공부하여 사회적으로 입신하면 스승보다 나은 제자를 배출시켰다는 스승자신이 제자들을 높여 출세시키는 방법의 하나라고 한다. 선생님의 이러한 마음을 생각하며 오늘의 우리 한방계도 후학들을 키우면서 이러한 덕목을 지킬 줄 아는 정신이 이어지기를 기대할 뿐이다.

　약업신문에 기재한 서평내용은 다음과 같다.

　수천년동안 인류는 역사적 변천에 따라 인체의 건강에 위해(危害)를 주고 있는 질병사(疾病史)도 다양하다. 예를 들면 예전에 있던 병이 없어지기도 하고 또는 유사한 병이 착잡하게 나타나기도 하는등 고서(古書)에 찾아 볼 수 없는 질환들이 시대적 변천에 따라 발생하기도 한다. 그러므로 고대 유하간(劉河澗)은 이것을 설명하여 태평한 시대는 동수화(同水化) 하는 병이 많이 발생하고 혼란한 시대는 동화화(同火化)하는 질환이 발생한다고 하였다. 이러한 점에 착안하여 한의학에서도 그때 그때 질병에 대처하여 임상치료법과 처방이 다양하게 발전하여 나왔던 것이다.

　즉 역학사상(疫學思想)을 내포한 한대(漢代) 장중경(張仲景)의 상한잡병론(傷寒雜病論)중에 이백여개의 기본방이 설정되었던 것이 송대에 태평혜민방(太平惠民方)에는 3만개정도의 처방이 마련되었고, 금원시대에 와서는 대표적 4

대의가가 등장하면서 성혜방(聖惠方)의 온열제(溫熱濟)의 남용을 지적하고, 자음(滋陰)이니, 부양(扶陽)이니, 보비(補脾)니 하는 새로운 학설이 대두 되여 임상을 통한 수많은 치료방법과 처방이 새롭게 마련되었던 것이다.

우리나라에 있어서도 조선왕조 세종때에는 중국에서 수입한 의서와 우리 의서를 종합하여 치료방법과 처방을 수집하여 의방유취(醫方類聚)를 편집하였으나 임상시치(臨床施治)에 우리의 체질과 치료에 어려움이 많아 선조때에 허준(許浚)선생이 동의보감을 찬술하여 임상시치에 편의를 도모하였던 것이다.

그러나 시대에 따라 미흡한 점을 보충하기 위해서 황도연(黃度淵)은 의종손익(醫宗損益)을 편찬하여 임상에 있어서 보다 나은 편의를 도모하였고 더욱이 방약합편을 편술하여 임상가의 침두요전(沈頭要典)을 만들었으나 시대에 따라 그 내용을 더 보충하여 이상화(李常和)는 변증방약정전(辨證方藥正傳)이란 명목으로 총론과 처방을 덧붙여 개정하였다. 그 이후에도 임상가의 진료보충을 위한 의문보감(醫門寶鑑), 광제비급(廣濟秘芨), 의감중마(醫鑑重磨), 수진경험신방(袖珍經驗神方) 등 저자 나름대로 임상경험을 중심으로하여 국민보건에 이바지하려고 충정 어린 양서들이 전승하여 왔다.

오늘의 인류사에 고도의 발전과 산업화로 인한 지구촌의 인간교류가 활발해져 질병의 전파와 발생도 원활해질 뿐 아니라 산업사회 환경과 경쟁은 다양한 인간 정서 생할에 정신질환이 발생하는 등 그 외에도 에이즈와 같은 새로운 질병이 첨단 과학문명 못지 않게 새로운 질환이 발생하고 있다.

　한의학이 아무리 유구한 역사의 축적된 풍부한 경험의 지식이 있다하더라도 안일한 고방에만 의존하면서 현대의 다양한 새로운 질병에 쉽게 대처할 수 있는 시대는 아닌 것 같다.

　오늘의 이러한 처지에 일묵(一墨) 채인식 선생님께서 한방임상학을 편찬 출간하게 된 내용을 보면 태극(太極), 음양(陰陽), 오행(五行)등의 한방적 기본논리를 전통적인 천동설(天動說)을 바꾸어 지동설(地動說)로 대치하여 쉽게 이해할 수 있게 설명하였고 오행 및 육기(六氣)도 지구의 23.5 °C의 경사에 의한 지질 및 공기의 작용으로 기술하는가 하면 임상시치(臨床施治)의 기본이 되는 변증에 있어서도 변병(辨病)과 변체질(辨體質)을 결부하여 환자의 질병치료에 있어서 예비적인 기본지식을 적립시켜 의사의 오진 오차의 과오를 다소나마 경감시키려는 노력이 있을뿐아니라 침과 약의 불가분의 한방치료 전통개념에 입각하여 침치와 약치를 가급적 같이 시술할 수 있도록 하는 동시에 침술사용에 있어서도 표리한열(表裏寒熱), 허실음양(虛實陰陽)의 팔강진법(八綱診法)에 따라 시행할 수 있도록 했으며 풍,한,서역질(風,寒,暑疫疾)이란 고유명사에 대해서도 현,대인이 쉽게 이해 할 수 있도록 현대 의학의 조직 해부학적 견해와 병리 기전에 개요를 달아 막연한 듯한 사유적 범주를 입증하는데 노력하였다.

　이 책은 고전 내용이 논리적으로 체계가 수립되어 있어 어느 누구나 쉽게 알 수 있도록 의사학적인 고찰과 비판등이 명쾌하게 내려져 있고 전근대성을 탈피한 현대적 한의서라고 할수 있다. 특히 임상가들이 진료상 반드시 필요한 기초 병리 치료요법등 실제적인 내용을 정리하였다. 더욱이 변증시치의 독특한 요법은 현대의학적인 면에서도 과학성과 논리성을 갖춘 시대성에 맞는 현대적 한방의서라고 할 수 있다.

이 책은 우리 고유의 전통 한의학자로서 후학들에게 남겨주는 값진 한의서인 동시에 한국 한의학 발전에 가일층 기여할 수 있는 책이라고 생각된다.

선생님이 남다르게 팔순의 노구임에도 불구하시고 왕성한 기품으로서 일생동안 갈고 닦은 임상 경험을 기본으로 하여 집필하는데 열의와 집념으로 점철된 본서 출간에 대하여 문하생의 한사람으로서 진심으로 경하해 마지않는 바입니다.

門下生 弟子 康秉秀

5. 중국여행 유감(有感)

우리 한의학의 원류를 이해하고 한의학을 올바르게 가르치기 위해서는 중국 의학계를 직접 체험해야 한다고 항상 생각하고 있었다.

나는 다행히도 서울 스포츠 신문 주최 마라도에서 백두산까지 자원식물탐사팀이 되어 1990년 8월 1일 처음 중국과 교류가 없었던 시절 우리나라에서 세 번째로 삼엄한 북경을 거쳐, 용정, 백두산을 일주간 머물면서 많은 것을 보고 이해하게 되었다. 그 이후에도 7회나 중국을 방문하면서 북경 한의대와 병원을 견학하고 교수들과 의견 교환을 하며 의학 역사관이나 약재 전시관을 둘러보고 시내에서 전문 의약서점, 한약시장, 대중시장을 돌아보며 중국 한의학계를 이해하게 되었다.

중국의 땅의 크기는 우리나라의 44배나 되며 고지대에서 저지대, 한대에서 열대까지 우리와는 전혀 다른 환경 조건에서 가는 곳마다 식물이 다양하고 풍물이

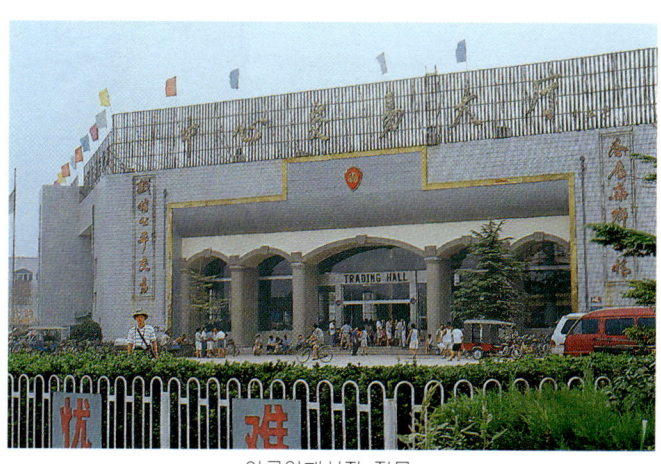
안국약재시장 정문

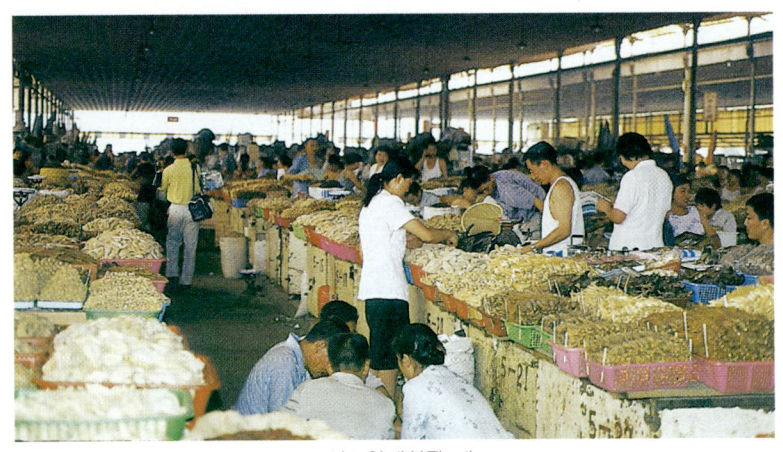

성도약재시장 내

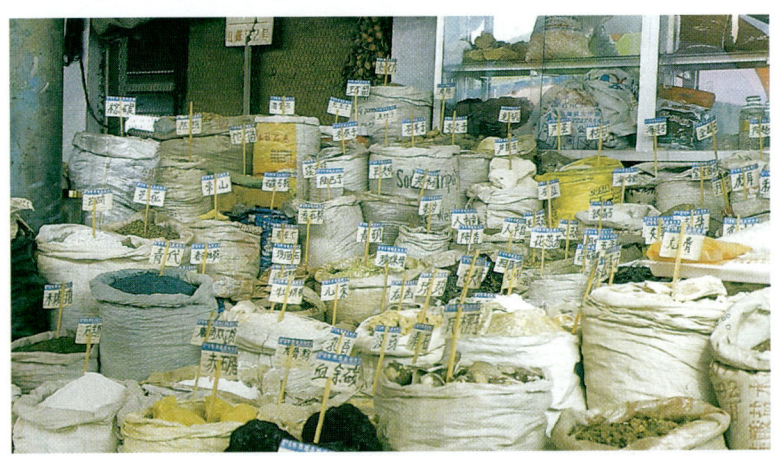

성도약재시장 광물약

나 한의학 서적이 많지만 그 넓은 곳에서 알찬 여행을 하기 위해서는 먼저 여행사나 또는 전문가를 통하여 여행할 곳과 목적을 정하고 갈 수 있는 회원을 모집하여 다녀오는 것이 필요하다.

  2001년 7월 18일 대학원에 적을 둔 원장님들을 주축으로

하여 우석대, 경산대 교수님과 같이 약재시장으로 규모도 크고 이름난 성도, 서안, 안국시장, 북경 약용식물원을 돌아보았다. 그 중 성도약재 시장은 규모도 크고 약재도 다양하여 우리들에게 많은 볼거리를 제공해 주었다. 안국 시장은 규모면에서는 성도와 비슷하지만 영세상인이 좌판에 한약을 소량씩 판매하는 형태이므로 크게 흥미를 갖지 못하였다. 그러나 그 주변에 도매상가가 많이 있고 또한 산이 없는 농촌 들판에는 황기, 지모(知母), 사간(射干), 목화(木花), 땅콩 등을 다양하게 대단위로 재배하고 있었다. 종류나 양에 있어서는 경동시장이나 대구 약령시장이나 영천시장에 비하여 비교가 되지 않게 많을지 모르지만 품질이나 청결면에 있어서는 우리나라가 월등히 좋은 것 같았다.

특히 과일시장에는 참외, 토마토, 오이, 줄기 콩, 천궁줄기, 참외, 수박, 여지, 동아 등이 거래되고 있었다.

여행객이 묵는 고급 호텔은 외국인만을 받아 외화를 벌기 위해 체인을 만들어 놓고 최고급 호텔에서 묵게 하고 중류 이상의 식사를 하게 하여 고액 영리를 취하고 있지만 여행객의 안전이나 식생활에는 비교적 만족감을 주었다.

그러나 중국인 특유의 엉뚱한 행동이나 사회주의 속에서 경직된 상식 이하의 행동에는 항상 주의하지 않으면 안 된다.

약재시장을 견학할 때는 함부로 들어가 사진을 찍거나 돌아다니다가는 경찰이나 관리인에게 불려가 조사를 받거나 쫓겨나 사진도 찍지 못하게 된다. 반드시 미리 가이드를 시켜 이 팀이 오게 된 동기와 사진을 찍는 것을 관리인에게 양해를 구하고 특히 상인들에게는 눈짓이나 웃으면서 인사를 하고 찍는 것이 좋다. 특별히 사진을 싫어하며 찍지 못하게 할 때는 가이드를 시켜 물건을 사서 밖에 나가 찍는 것이 바람직하다.

특히 중국인들은 물건을 팔 때는 외국인이라고 하여 2~3배 비싸게 부풀려 파는 경우가 많으므로 적당히 깎아 사는 것이 좋다. 중국에 오기 전 인천일보 주최로 인천 지역 50개 섬을 탐사하면서 허모 단장이 모기에 물리거나 풀독이 발생하거나 더위에 머리가 아프면 작은 약통 연고를 꺼내 피부에 바르고 나에게도 바르라고 권했다. 어지러울 때는 양미간이나 머리 관자놀이에 발라주면서 열대 산림 지역에 들어갈 때는 필수 약이라고 소개한 적이 있다. 우리나라 멘소레담에 해당하는 특수약이었다. 그 약에는 정향유가 다른 약과 혼합하는 기술이 특수하고 진품에만 들어 있다. 이번에 중국에 가면 이 약을 꼭 사 가지고 오라는 것이다. 가격은 작은 것이 $1, 큰 것도 있다고 하면서 상표를 보여주기에 자세히 보니 호랑이 하나가 그려져 있다.

중국 각 도시에 들를 때마다 상점에 가서 찾아보았으나 거의 없었고 있다고 하여 들여다보면 호랑이 두 마리가 마주보고 있었고 상해에서 제조된 것으로 뚜껑을 열고 냄새와 색을 보았지만 조금 다른 느낌이 들었다. 북경 공항에 왔을 때 약방에 가보니 호랑이 연고가 있는데 한 마리였고 그 냄새도 전에 맡아 본 것과 같아 상표를 보았더니 싱가폴로 되어 있어 얼마냐고 물었더니 26원(약 4000원)이라고 하여 2box(24)를 624원을 주었더니 다른 점원이 계산서를 들고와 226원을 주면서 많이 받았다는 것이다. 나는 당황하여 자세히 들여다 보았더니 점원이 다시 달라고 하여 돈을

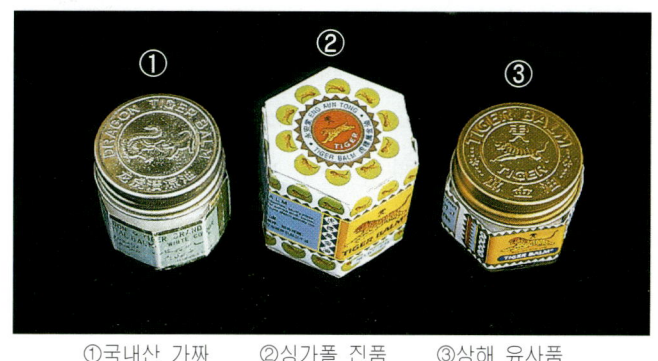

①국내산 가짜　②싱가폴 진품　③상해 유사품

가져 갔다. 이유인즉 판매원은 가격을 부풀려 일반 시장에서 관광객에게 비싸게 파는 경우와 같이 더 받았고 계산원은 원칙대로 원금을 계산하고 잔금을 내어 준 것이다. 약 16원정도 하는 것을 26원이라고 나를 속인 것이다. 책임자를 불러 국제공항에서 이런 짓을 할 수 있느냐고 따지고 싶었으나 시간도 없고, 피로하여 싸울 기분도 나지 않아 그대로 돌아오면서 언젠가는 글을 써서 다른 사람은 국제 공항에서 이런 사기를 당하지 않게 해야 겠다고 생각했다.

　그 전날 북경에서 마지막으로 묵은 오주 대주점에는 성도 약재시장을 관람하고 피로한 채로 도착했다. 현지 가이드가 하는 말이 내일은 서울로 가시니 푹 쉬고 잘 가시도록 무궁화 4개인 좋은 호텔에서 묵게 되었으니 잘 쉬라고 위안을 하여 모두 기분 좋게 생각하고 방에 들어가 잠을 잤다.

　보통은 여행에 지쳐 반주를 몇 잔 하면 대개 코를 골면서 잘 자는데 나는 이날 따라 잠을 자면서 꿈을 꾸었다. 다른 사람을 따라 다니다가 여러 사람이 모여 싸우는 꿈을 꾸고 깬 후 유난히 기억에 남아 어수선한 기분으로 평소보다 일찍 새벽 4시 반에 일어났다. 혹시 집에 무슨 일이 있지 않나 싶어 기분이 좋지 않아 옆에 자는 조성수군에게 오늘은 꿈이 좋지 않아 조심해야 하겠어하고 아침 일찍 7시 30분에 식당으로 갔다. 안내양이 서서 신원을 확인하면서 한국사람은 특별히 오른쪽으로 안내하여 들어갔더니 김치도 있고 된장국도 있어 아마 한국 관광객이 많이 오니까 특별히 대접하는 구나 하고 기분 좋게 식사를 했다. 방에 돌아가 짐을 챙긴 후 출발하려고 프론트 앞에 모여 있을 때 가이드가 방 열쇠와 계산서를 챙겨 체크 아웃을 하다가 갑자기 언성을 높이더니 우리에게 달려와 어제 거울 앞 화장대에 놓인 반 병짜리 생수가 한 병에 15원씩 2병 값 30원(5000원)이니 돈을 더 내라고 했다.

길거리에서 생수 한 병에 2원(300원)하고 다른 호텔에서는 목욕하고 손님에게 먹으라고 차대위에 무료로 주는 생수를 30원이라니 한국에서도 500~700원하는 생수를 중국 호텔에서 2,500원씩 주고 먹었으니 모두들 한마디씩 나쁜 놈들이라고 했다. 한 동료가 그 거울대 앞에는 유료라고 써있다고 한다. 그러나 다른 호텔에서는 무료로 주는 물을 이 호텔에서는 중국어를 잘 알지도 못하고 피로에 지친 손님에게 바가지 씌우는 수단으로 써먹은 것이다.

어느 한 회원은 북경 올림픽 때 필요한 돈을 모금하기 위해서 받는 것이라고 하였다. 모두가 별로 기분이 좋지 않은 채 다시 자금성으로 출발하였다.

북경에 오면 역대 황제들이 기거하고 집권했던 자금성을 한 번 보고 가는 것이 좋다고 하여 한약 상가를 보는 것을 취소하고 자금성으로 향했다. 시간을 보니 자금성 두 시간, 공항 두 시간을 계산하고 출발하였으나 북경의 아침 8시는 모든 시민이 출근하는 러시아워이기 때문에 자주 차가 지

체되어 20여분이 지나갔다. 가이드가 자금성의 역사를 힘차게 설명하다가 갑자기 배가 아프다면서 차를 세우고 화장실을 찾아 사라졌다. 공항 도착 시간을 생각하면서 도착이 늦을까봐 큰일났구나 생각하고 있는데 20여분이 지나 다시 가이드가 나타나더니 여러 회원과 같이 천안문 광장을 지나 자금성으로 달려갔다. 나는 기분이 좋지 않아 차에 그대로 있기로 하였다. 회원들이 뛰다시피 땀을 흘리며 구경하고 돌아와 공항에 도착하여 검색대를 지날 때 한 군이 책보따리 받아주겠다고 하여 맡기고 휴게실에 들어와 책을 확인했더니 검색대에 책을 놓고 왔다고 해서 다시 검색대로 가서 책을 찾아 갖고 돌아왔다.

  그 날 아침 어수선한 꿈과 관련이 있었는지 생수사건, 가이드의 복통, 만금유(Tiger BALM)사건, 책 사건이 나에게는 아직도 잊혀지지 않는다.

  중국 여행은 많이 생각하고 체계적으로 계획하고 떠나지 않으면 문제점도 많이 생기고 주의할 점도 하나 둘이 아니다.

  너나 할 것 없이 여행 중에는 마음이 들떠있는 데다 가이드들이 커미션 먹는 재미에 상점에 들르게 하고 점원들이 물건을 선전하기 때문에 필요 없는 것을 많이 사는 경우가 흔하다. 뿐만 아니라 밤이 되면 외국의 색다른 술집 구경도 할 겸 여러 사람이 같이 몰려 여흥을 즐기다 보면 필요 없는 돈을 많이 쓰게 되고 여행 중에 조심하지 않으면 감기나 설사등 불의의 사고가 발생할 수도 있다.

  우리가 특별한 애국자가 되어서가 아니라 한 사람의 국민으로서 깊이 생각해 볼 일이다.

IMF이후 불안한 우리나라 경제 뿐 아니라 생산 업체의 노동자, 수출하기 위하여 고뇌하는 기업인들, 생산품을 팔기 위해 외국으로 떠나는 세일즈맨의 마음을 생각한다면 정말 필요한 곳에는 쓰고 필요 없는 돈은 쓰지 않는 것이 국민의 한 사람으로서의 도리가 아닐까?

　1985년 박종원이란 분이 녹용이란 책을 펴낸 것을 보고 감명 깊게 읽은 적이 있다.

　그 책에서는 녹용이 귀한 약이지만 필요한 사람에게 바르게 쓰이지 못하고 남용되며 외화 낭비를 하면서 수입이나 밀수되는 병폐를 지적하면서 외국 건설 현장에 일하러 떠나는 기술자들이 가족과 눈물을 흘리며 작별하는 광경이나 건설 현장에서 일하다 눈이나 다리를 잃고 휠체어를 타고 들어오는 기술자, 시신이 되어 영정을 앞세우고 들어오는 이들의 마음을 한 번이라도 생각해 봐야 한다고 지적하고 있다.

　나는 주위 사람들에게 선물하려고 사온 작은 물건을 만지며 사지 말 것을 하고 후회할 때가 있다.

　대학에서 남을 가르치는 사람이 과연 이번 여행을 통해서 무엇을 보고, 무엇을 배워 가지고 돌아왔는지 곰곰이 생각하면서 앞으로 중국 여행을 떠나는 다른 분들에게 나의 생각과 실수담을 들려줌으로써 조금이나마 알찬 여행을 하는데 도움이 되었으면 좋겠다는 생각에 이 글을 쓴 것이다.

6. 마음 공부

  옛 말에 훈장은 책을 보고 바얌풍이라고 읽으면서 학생들에게는 바람풍이라고 바르게 읽게 한다는 말이 있다. 언제부터 강교수가 참선을 하였다고 학생들에게 참선이야기를 하려고 하는가 라고 꾸짖는 사람도 있을 것이다. 그런데 반드시 참선을 몸소 익히고 체험한 지식만을 가지고 이야기 할 수 있다고 생각하는 것은 잘못된 생각일 수도 있다. 권투나 야구 해설가 중에는 실제 야구나 권투를 체험하지 않고서도 야구나 권투를 하는 사람보다 더 해박한 이론을 가지고 박진감 넘치는 해설을 하는 이가 많이 있다. 내가 참선에 대하여 이야기하고 싶은 충동을 느끼고 학생들에게 말하고자 하는 의미는 여기에 있다. 그 중 하나는 의사로서 나 자신이 살아가면서 성격이 급하고 미숙하여 마음 한구석에는 참선에 관심이 깊어지고 생각할수록 또다른 마음의 세계가 나를 기다리고 있는 것 같은 착각에 빠질 때가 있다. 특히 오늘날과 같이 급박하고 복잡한 환경속에서 살아가는 우리들에게는 정신적인 참선이 더욱 필요하다고 생각되어 학생 여러분의 인생에 길잡이로서 도움이 되지 않을까 하여 비록 참선에 깊은 조예와 체험은 없지만 나 자신이 느끼고, 책에서 본 내용을 가지고 이야기하려고 한다.

  인간의 존재는 보이는 육체와 보이지 않은 정신이 몸속에 공존하고 있는 실체라고 볼 수 있다. 그런데 인간은 매일 육체를 유지하기 위하여 식사를 하고 운동을 한다. 그리고 필요 없는 탄산가스는 호흡으로 내보내고 땀이나 대소변을 체외로 배설해 버린다. 그러나 주위환경으로부터 받은 정신적인 자극이나 마음으로부터 발생된 stress를 풀어주고 마음을 튼튼히 하기 위한 정신운동을 하는 사람은 거의 없다.

 사람이 세상을 살다보면 육체와 정신이 통일성을 잃고 서로 조화가 깨져 정신과 육체가 분리되어 정신은 육체를 통솔하지 못하고 육체는 정신을 따르지 못하여 서로 각각 분리하여 행동하게 된다. 정신과 육체의 조화를 잃지 않기 위해서는 이 둘을 통일하기 위한 참선이나 기공같은 수련이 필요하다는 것이다.

 동양에서는 일찍부터 자연과 순응하기 위한 생활방법을 통해서 이 문제를 해결하려고 노력해 왔다. 내경(內經)의 「상고천진론(上古天眞論)」의 일부는 도가(道家)의 학문관을 보여준 내용으로서 그 시대의 생존 수명은 2-3백 살이었다는 기록이 남아있다. 요즘 우리 주변을 보았을 때 수도 생활을 많이 하고 있는 승려나 목사님들이 자기 나이보다 젊게 보이는 것도 이러한 이유에 있다고 본다. 사람의 마음이 편하고 규칙 생활을 하면 마음과 육체가 편안하다.

 그러나 생활을 불규칙하게 하고 마음을 어지럽게 하면 얼굴이 거칠어지고 늙어 보이는 경향이 있다. 사람이 살아가면서 자기의 주위환경이나 대인관계에 있어서 원만하게 이해하고 바르게 처리해 나가는 것은 그렇게 쉬운 일이 아니다. 또한 본의 아니게 피해를 당했을 때 참고 견디는 슬기를 발휘한다는 것도 보통사람으로서는 하기 어려운 일이다. 일반적으로 지나친 자기의 자랑도 상대방에게 스트레스를 주게된다는 것이다. 이와 같이 여러 가지의 스트레스에 대하여 감응하지 않는 항상심을 길러주고 집중력을 향상시키기 위해서는 참선이 바람직한 마음운동이다. 의사들이 환자를 진찰하면서 환자의 유혹에 빠져 사고를 냈다던가 또는 수술 중에 당황하여 가제나 의료기구를 넣고 꿰맸다는 이야기를 가끔 들은 적이 있다. 환자가 자기의 병력을 사실대로 정직하게 말하는 경우는 점점 줄어들고 있다. 의사를 시험하기 위해서 또는 고의로 함정을 만드는 환자가 있다는 것을 잊어서는 안된다.

내가 참선에 관심을 갖게된 것은 대학원시절에 구선활인심법(臞僊活人心法)이란 귀중한 책을 안병국 선생님이 주셔서 갖게 되면서부터 이다. 특히 나의 동기중에 오병호씨는 사상의학에 정통한 한의사로서 일찍부터 정신의학에 눈을 돌려 마인드 콘트롤에 대하여 관심을 갖고 미국(美國)에 유학하고 돌아와 지금은 각 도(道)에 지부를 두고 운영하는 실력자가 되었다. 임상을 하면서 정신치료법에 일찍부터 관심을 가졌던 점에 대하여 경탄하면서 한발 앞선 의학을 하고 있었다고 생각되었다. 그 후 나는 마인드콘트롤, 생체리듬, 명상의 세계(정태혁), 건강도인술(김종도), 기공치료와 호흡건강법, 백두산단학지침(하동인), 과학자생활참선기(박희선), 단(丹)(권필진), 중국의 도가(道家)와 선가(仙家)의 책을 읽어보았다. 그러나 대부분의 고전은 그 진수나 방법을 확실하게 알려주지 못했거나 알려주지 않았으며, 현재 유행하는 책은 자기의 체험이나 또는 자기 맘대로 자작하는 등 고전내용과 동떨어진 학설을 주장하는 것들이 많이 있다. 그래서 참선 그 자체는 중요하지만 일반 대중이 생활을 통해서 하기 쉽고 적응하기 편리한 방법이 무엇인가에 대하여 여러 가지로 생각하게 되었다. 그러나 대부분의 책이 참선의 신비주의적, 무술적인 이해나 경이적인 행위에 근거를 두고 평상인의 생활을 떠난 특수층에 백두산족의 훈련 같은 것을 말하고 있기 때문에 그것을 동경할 수는 있어도 실행하기에는 거리가 먼 이야기들이다. 참선의 참의미는 우리들의 생활을 통해서 매일 쉽게 익히고 할 수 있는 방법이어야 한다는 점이다. 참선을 할 수 있는 계기는 자기 자신이 참선의 필요성을 충분히 이해하거나 또는 어릴때부터 습성화하는 것이 중요하다고 생각된다. 단(丹)의 권위자인 권필진옹이 6살때부터 어머니로부터 배웠다던가, 과학자의 생활참선기의 박희선 교수와 같이 하지 않으면 안될 상황에 처하여 수련하게된 동기가 있었던가 할때에만 쉽게 적응할 수 있다고 생각된다.

　88올림픽 개회 식전행사에 벽을 넘어서란 태권도시범 프로그램을 출연하기 위하여 87년 9월에 미동초등학교 4학년 이상 학생중에서 400여명의 신청어린이들을 받아 태권도 연습을 하였는데 어린이들이 싫증이 나서 사범 선생님들의 엉덩이를 걷어차고, 장난이 심하여 위험한 운동을 어떻게 시켜야 할지 도무지 어찌할 바를 모르다가 이규형(李奎珩) 사범이 아이디어를 내어 기술훈련은 미루고 방과후 2시간씩 정신훈련을 위한 참선을 실시하였다. 처음에는 단 10분간의 정좌 자세를 견디지 못하고 칭얼거리는 등의 문제가 발생하였으나 그때마다 동화를 들려주고 같이 놀아주는등의 방법을 쓰며 차츰 참선시간을 늘려 약 3개월간 계속하니까 집중력과 안정감이 생겨 그때부터 태권도 기술교육을 완성시켜 개회식날 세계인에게 자랑스러운 한국인의 참모습을 보여주었을 뿐만 아니라 그들의 성적도 85점 이상의 우수한 학생들로 변신하였다는 지상보고가 나왔다.

이와 같은 사실은 과학자의 생활참선기에서도 국민대학 불교반 학생들에게 참선을 매주 2-3회씩 약 3개월간 시켜 본 결과 성적이 월등히 향상되고 상당수가 장학금을 타게 되는 결과를 가져왔다는 내용이 실려있다. 이와 같이 참선은 마음의 스트레스를 풀어주고 안정과 항상심(恒常心)을 길러 주고 집중력(集中力)을 갖게 하여 정신과 육체의 유대를 강화하여 통일성을 갖고 조화를 이루게 한다. 단의 저자인 권필진옹이 우리나라의 모든 과학자가 이 참선의 초계(初戒)만이라도 익히면 정신 집중에 좋은 영향을 미쳐 우리나라 선진화에 크게 이바지 할 수 있다고 주장하는 이유도 여기에 있다. 15년전 동의련紙에 기고한 나의 "마음공부"란 글에 내용이 의미가 있었다고 생각된다.

오늘날 TV에 에어로빅과 같은 운동이 없어지고 요가나 기공 참선이 아침마다 방영되고 한의과대학에서도 선관무, 무의도 등과 같은 참선 써클이 만들어지는 현실을 보면서 앞으로 우리나라에서도 참선, 활인심법, 기공운동은 사회나 개인의 정신 건강과 인격 형성에 많은 영향을 끼치게 될 것으로 예상되어 감회가 깊다. 특히 우리나라 교육에 문제점을 개선하기 위해서는 참선이나 기공, 마음수련을 유치원에서 대학까지 교육 프로그램에 넣어 자신을 재발견할 수 있는 정신운동을 함으로써 인격형성과 자아발견, 정신집중을 시키는 것은 22세기의 새로운 교육개혁의 이정표가 될 수 있다고 생각된다.

7. 사은회(謝恩會)를 하면서

　제4회 졸업생들이 경주 코오롱 호텔에서 사은회를 성대하게 마련해 주었다. 이때만 해도 학내 분규가 끊이지 않아 매우 어수선하던 때였다. 그러나 나로서는 이 대학에 근무한 후 처음 배출하는 졸업생이었기에 감회가 남달라 이날 이야기할 내용도 준비해서 저녁 6시에 박수를 받으며 행사장에 들어갔다. 학생 대표들이 식을 진행할 때 나의 차례가 되어 음치인 나도 노래를 해야 했다. 최신 유행가는 할 수 없고 시대에 뒤떨어지고 유행에 맞지 않은 아 으악새 슬피 우니 가을인가요를 곡조 박자에 맞지 않게 감정을 넣어 내 식대로 노래를 부르니 학생들이 발을 구르며 좋아했다.
　여러분! 저는 여러분에게 이 말 한마디를 꼭 들려드리고 싶습니다. 저 어렵고 험난한 세상에 나가거든 마음속에 정성을 들여 살아달라는 부탁을 하고 싶습니다.
　옛날 두메산골에 아버지와 아들 단둘이서 살았다고 합니다. 그런데 겨울이 되어 긴긴 밤을 그대로 보낼 수도 없고 용돈도 필요해서 장날에 내다 팔기 위해 새끼를 꼬아 짚신을 매일 삼았습니다. 그러다가 장날이 되어 아침 일찍 일어나 지게에 차곡차곡 짚신을 싣고 언덕을 넘고 강을 건너 장터에 도달하여 아버지와 아들은 따로 짚신을 쌓아놓고 팔기 시작했습니다. 그런데 손님들이 아버지의 짚신만 사가는 바람에 아들의 짚신은 하나도 팔리지 않았다고 합니다. 오후 장터가 파장할 때쯤 음식점에 들러 저녁도 먹고 막걸리도 몇 잔 마시고 거나하게 취하여 집으로 발길을 돌려

뉘엿뉘엿 지는 저녁 노을을 바라보면서 부자가 산등성이를 다정하게 걷고 있을 때 아들이 아버지에게 말했습니다. 아버지 오늘 아버지 짚신은 다 팔리고 저의 짚신은 한 켤레도 팔지 못했는데 저는 세상 사람들이 원망스럽고 이해가 되지 않습니다. 저는 아버지보다 힘이 세어 짚신을 꼭꼭 눌러 짜서 아버지 신발보다 갑절은 오래 신을 수 있는데 세상 사람들이 제 것을 사가지 않는 이유를 알지 못하겠습니다. 하고 이야기했습니다. 이 때 아버지가 하는 말씀이 나는 너보다 힘은 없지만 신발을 정성들여 삼아 잔털을 제거하고 모양새를 다듬어 놓았다. 너의 거칠고 모양새 없는 짚신보다는 나의 정성이 담겨진 짚신이 사람들의 마음에 와 닿기 때문에 사간 것이다.라고 하면서 세상을 살아가는 것은 너와 같이 젊은 패기와 힘으로 살아가는 것이 아니라 정성을 들여 지혜로 살아가는 것이다.라고 이해시켜 주었습니다.

이제 여러분들이 세상에 나갈 때에 기술도 부족하고 경험도 없는 상태에서 젊은 힘으로 밀어 부치는 과욕으로 살려고 하지 말고, 항상 이웃과 환자를 정성으로 대하고 진료하면 언젠가 여러분의 기술과 경험은 발전될 수 있을 것이라고 생각합니다. 또한 약을 지을 때도 내가 먹는 약이라고 생각하고 정성들여 조제하고 내 식구를 대하는 마음으로 환자를 대할 때 여러분은 반드시 인간적으로 성공할 수 있다고 생각합니다. 여러분! 6년이란 세월 속에 힘들고 어려웠던 나날들을 아름다운 추억으로 간직하시고 또 다른 환경에서 끊임없는 노력과 정성으로 하루하루 쌓아 올라가면 훗날 성공한 여러분의 모습을 다시 보고 싶습니다. 여러분 모두에게 그동안 만났던 인연을 감사 드립니다.

8. 불경속의 두 글 이야기

　요즘 우리 주변에는 종교 이념에 빠져서 전철 안이나 남의 집 문전을 돌아다니며 자기의 생활 전부를 낭비하면서 가정을 등한시하는 사람들이 많이 있다. 더욱이 어떤 민족은 유년시절부터 경전만 읽고 외우면서 외골수로 성장하여 신앙 생활에 푹 빠져 어려운 현실 생활을 망각하고 오직 내세에 천당가는 것을 위안으로 삼고 테러를 일삼아 온 세계를 들끓게 하며 인생을 잘못 살아가는 사람들이 많이 있다. 인간은 감성이 예민하여 다른 동물과 달리 영감이 있는 특수성 때문에 수련이나 건전한 종교 생활이 필요하겠지만, 인간은 결국 늙어서 생명을 다하면 육신은 땅으로 돌아가고 정신은 산화하여 없어지게 마련이다.
　동국대 한의대 교수로 임명되면서 나는 인사 기록부 종교란에 유교라고 쓴 적이 있는데 후에 학장직을 맡을 때 윗분들이 종교란에 유교라고 쓴 것을 거론하였던 모양이다. 우리 대학은 불교 종립 대학으로 행사 때마다 경건하고 복잡한 절차를 거치기 때문에 불교를 믿지 않는 사람은 무더운 여름 긴 행사 때는 고역을 치르기 마련이다.
　우리 집안은 옛부터 조상을 모시는 유교 집안으로 어릴 때부터 유교 의식 속에서 자라왔지만 6.25 동란을 겪으면서 조상님께 격식을 차려 제사 지내는 문제로 항상 부모님끼리 의견 대립이 생겼고 그 후 나도 모르게 부모님 묘소를 찾아가는 것도 정해진 날짜보다 시간 있을 때 찾아가는 버릇이 생기고 제사상도 격식보다는 성의껏 있는 대로 차리는 것이 옳다고 생각했다. 그러니 유교 집안이란 말뿐 격식을 잊어버린 지 오래되었다.

　그러나 인생을 살아가면서 생각이 바뀌고 환경이 달라지면 뜻도 달라지게 마련인데 내가 학장을 하면서 매주 예불을 하다 보니 언젠가 정각원에서 교수들에게 나누어준 마음을 다스리는 글, 걸림없이 살라는 글을 볼 때마다 마음에 느끼는 바가 많아 이 두 글을 컴퓨터로 확대하여 화방에 찾아가 청록색 바탕에 검은 글씨로 써서 80매를 벽걸이로 만들어 그 일부를 집에 갖고 왔더니 안식구도 천주교 신자인데도 불구하고 그 내용이 마음에 쏙 들었던지 온 집안 식구들이 볼 수 있도록 식탁 유리 안에 넣고 마루 벽에도 걸어 놓았다. 나는 결혼하는 후배들에게도 나누어 주고 친지에게도 보내주었다.

　그러던 어느 날 한의학의 꿈을 안고 공부하는 학생들에게 앞으로 인생을 건전하게 존경을 받으면서 가치관을 갖고 살아가라는 뜻에서 두 글의 내용을 전해주고 싶어 우리학과 안석호 부장님께 나의 생각을 전하고 액자로 만들어 한의대 전 강의실에 붙이기로 하고 실습비를 받아 만들어 가지고 수업시간에 들어가 학생들에게 나의 생각과 뜻을 전했다. 나는 불교인도 기독교인도 아니며 단지 여러분이 인생을 살아가는데 지침의 글이 될 것 같아 전 학년에 달려고 하는데 다른 의견이나 잘못이 있다면 말해 보라고 했더니 모두 다른 말이 없어 6개 학년 칠판 좌우에 걸어 놓았다.

　강의 시간에 들어갈 때마다 학생들에게 읽어보았느냐고 물어 보았고 학년이 다 되어 올라갈 때는 누구나 반드시 외어야 한다고 다짐을 했고, 두 글을 읽어 본 사람은 손을 들라고 했더니 80명중 38명이 손을 들었다. 어떤 학생은 자기의 수첩을 펼쳐 두 글의 내용을 꼼꼼히 적은 것을 보여주면서 싱긋 웃으며 뜻있는 글을 걸어주셔서 감사하다는 인사를 했다.

수도 생활에 정진하면서 지혜로 닦은 마음의 글이 어찌 평상인의 마음에 와 닿지 않겠는가 ? 나는 벽에 걸어놓은 액자를 가끔 쳐다보며 그 의미를 다시 생각해 본다.

걸림 없이 살 줄 알라

유리하다고 교만하지 말고, 불리하다고 비굴하지 말라. 자기가 아는 대로 진실만을 말하며, 주고 받는 말마다 악(惡)을 막아 듣는 이에게 편안함과 기쁨을 주어라.

무엇을 들었다고 쉽게 행동하지 말고, 그것이 사실인지 깊이 생각하여, 이치가 명확할 때 과감히 행동하라. 남에게 지나치게 인색하지 말고, 성내거나 미워하지 말라. 이기심을 채우고자 정의를 등지지 말고, 원망을 원망으로 갚지 말라.

위험에 직면하여 두려워 말고, 이익을 위해 남을 모함하지 말라. 객기(客氣)부려 만용(蠻勇)하지 말고 허약하여 비겁하지 말며, 사나우면 남들이 꺼려하고 나약하면 남이 업신여기나니, 사나움과 나약함을 버리고, 지혜롭게 중도를 지켜라.

태산같은 자부심을 갖고, 누운 풀처럼 자기를 낮추어라. 역경을 참아 이겨내고, 형편이 잘 풀릴 때를 조심하라. 재물(財物)을 오물(汚物)처럼 볼 줄도 알고, 터지는 분노를 잘 다스려라. 때와 처지를 살필 줄 알고, 부귀와 쇠망(衰亡)이 교차함을 알라.(雜寶藏經)

마음을 다스리는 글

　복은 검소함에서 생기고, 덕은 겸양(謙讓)에서 생기며 지혜는 고요히 생각하는데서 생기느니라. 근심은 애욕에서 생기고, 재앙은 물욕에서 생기며, 허물은 경망에서 생기고, 죄는 참지 못하는데서 생기느니라.

　눈을 조심하여 남의 그릇됨을 보지 말고, 맑고 아름다움을 볼 것이며, 입을 조심하여 실없는 말을 하지 말고, 착한 말, 바른 말, 부드럽고 고운 말을 언제나 할 것이며, 몸을 조심하여 나쁜 친구를 사귀지 말고, 어질고 착한 이를 가까이 하라.

　오는 것을 거절 말고, 가는 것을 잡지 말고, 내 몸 대우(待遇) 없음에 바라지 말며, 일이 지나 갔음에 원망하지 말라. 남을 해하면 마침내 그것이 자기에게 돌아오고, 세력을 의지하면 도리어 재화(災禍)가 따르느니라.

　어른을 공경하고, 덕 있는 일을 받들며 지혜로운 이를 따르고, 모르는 이를 너그럽게 용서하라.

9. 온고지신(溫故知新)

　요즘 우리주변의 외래문화는 마치 가을 단풍이 온 산야를 물들인 것처럼 산란하게 보인다. 초등학교에서 영어를 가르치고, 한잔의 커피를 먹기 위해서는 외국상표가 붙은 커피숍에 들어가야 하고, 옷 한 벌을 사도 외국상표가 있는 상가를 찾는다.
　더욱이 우리들의 의식구조에 자리잡고 있는 서구적 사고의 문제점은 개인주의와 지나친 경쟁으로 인하여 혼란을 가져왔다.
　우리의 사회는 인격과 인간다움까지도 물질과 황금에 짓눌리고 갈등과 경쟁만을 일삼는 세상으로 바뀌어가고 있다. 그런 점에서 우리 것을 개발하고 승화시키는 방법을 연구하는 한편 외래문화를 소화하여 자기화하는 방향으로 서구적 합리주의에 의한 체계적인 연구하는 방법을 배워야 할 필요성이 있다고 하겠다. 우리 선조들은 전통을 중시했고 계승과 발전을 전승하기 위해서 온고이지신(溫故以知新)이란 문구를 즐겨 사용하여 왔다. 그들은 생활을 통해서 발견한 사실을 지혜롭게 진리로 승화시켜 인간의식 교육에 이용하였다.
　농촌에 늦가을이 오면 닭이 둥지에 알을 낳을 때 그 아픔을 참지 못하여 소리를 지르면서 밖으로 뛰어 나간다. 이때 사람들은 그 소리를 듣고 닭이 알을 낳았다고 생각하고 둥지에 알을 챙겨 식용으로 쓰고 나머지는 잘 보관하였다가 봄이 되면 암탉이 사는 둥지에 알을 여러 개 넣어두는데, 암탉은 먹는 일과 대소변을 보는 것 외에는 둥지밖에 나가지 않고 알을 따뜻하게 품에 안고 가끔 발로 알을 굴리고 매일 지속적인 자기의 체온을 가하여 계란내부에 생리적 변화를 일으키게 하여 병아리가 되면 병아리는 계란껍질 밖으로 나오려고 울고 이때에 어미는 부리로 껍질을 쫓는 줄탁동시(啐啄同時)가 이루어지면 드디어 달걀이 아닌 새로운 병아리가 되어 알껍질을 깨고 새로운 생명이 탄생하게 한다. 그러나 계란이 닭의 체온을 알맞게 받지 못하면 썩은 달걀이 된다.

다시 말해서 옛것을 새롭게 창안하여 개발하지 않고 그대로 전수하면 썩은 고물이 된다는 뜻이다. 옛것을 정성 들여 소화하고 이해하면서 새로운것을 창안하여 발전시키는 방법이 곧 온고지신(溫故知新)이다.

우리는 지금까지 옛것을 답습하고 유지하는데만 급급하고 그것을 체계적으로 이해하고 현대에 알맞게 개발하는 서구적 합리주의에 의한 체계적 연구방법을 등한시하여 왔다. 그 결과 현재 우리사회에서는 외국상표나 현대적 운영기법을 잘 이용할 줄 아는 사람만이 성공할 수 있는 것처럼 보인다.

우리의 전통음식인 식혜를 개발하여 세계에 새로운 한국음식으로 소개했는가 하면 역으로 국내에선 신세대들이 좋아하는 피자란 음식이 유행처럼 번지고 있다.

그런 피자 같은 음식은 우리 청소년 체질에 비만이나 성인병을 일으킬 수 있을 뿐만 아니라 그 상표 때문에 계약문서 하나에 수억원을 주어야 하며, 다시 전체매상고 4-5%의 금액을 지불해야 한다. 그 문서 속에는 100년에 걸친 피자헛에 대한 연구와 운영에 관한 노하우가 담겨져 있기 때문이다.
 이와 같이 서구가 우리들에게 음식뿐아니라 모든 분야의 지적문화기술을 팔아 먹고 있는 시대가 바로 오늘의 정보 산업화시대라고 볼 수 있다. 그런점에서 우리는 우리의 옛 것을 좀더 소중히 생각하여 체계적으로 기술하고 정성들여 연구해야한다. 또한 그것을 현대적 온고지신의 정신으로 한국적 지적 문화기술을 새롭게 개발하고 세계화하기 위해서는 새로운 창조적인 인식이 필요하다고 생각된다.

10. 항상심(恒常心)과 택선고집(擇善固執)

요즘 우리사회는 인간윤리가 흔들리고 있다. 자기가 편한 대로 살다보니 어느것이 옳고 어느것이 잘못됐는지 분별하지 않고 살아가는 사람들이 판을 치는 요지경의 혼란한 세태라고 볼 수 있다.

사람은 항상 남이 잘하는 것을 보고 자기의 본(本)으로 삼고, 남이 잘못된 것을 보면 그렇게 하지 않겠다는 심성을 가져야 한다. 자기마음을 항상 되돌아보고 반성할 줄 아는 마음을 갖는 정신수련을 통해서만 올바른 양식(良識)이 생기게 되고 나아가서는 항상 떳떳한 항상심(恒常心)을 갖게 된다고 볼 수 있다.

이러한 항상심이 있어야 어떠한 스트레스도 이겨내고 세상을 올바르게 보고 여유있게 살아갈 수 있는 의식이 생긴다고 본다.

항상심이 있을 때 옳은 것을 보고 주장할 수 있고 지킬 줄 아는 고집이 생긴다고 하여 옛날성현들은 이것을 택선고집(擇善固執)이라고 하였다.

이러한 택선고집이 있어야 올바른 지조(志操)를 갖고 세상을 올바르게 살아갈 수 있다. 아침마당이라는 KBS 방송국 프로그램의 나의 주장이란 무대에 창동에 사는 어느 김밥집 할머니 한 분이 자랑스런 나의 어머니란 짧은 이야기를 당당하게 말씀하시는 것을 보았다.

그 할머니의 아버지는 농부였는데 대를 이어갈 남자를 낳기 위해서 새어머니를 여섯명이나 바꾸어 얻었다고 한다. 첫째부인이 여자인 자기를 낳았기 때문에 계속 새부인을 맞이하여 아들을 낳지 못하고 여섯 번째 새어머니까지 맞이하게 되었다고 한다. 새어머니는 첫날밤을 아버지와 같이 윗방에서 지낸 다음 날에 자기가 여섯 번째 첩이라면 차라리 이혼을 하고 살지 않겠다고 하면서 첫 번째인 나의 어머니가 아버지와 이혼하여 줄 것을 요구하였다. 이때 나의 어머니가 말하기를 내가 지금까지 고통스럽게 사는 모습을 보고 이웃사람들이 나를 바보라고 비웃었다. 그러나 나는 매일 아침 밥상을 잘 차려 첩과 자고 있는 영감님방에 들여놓았는데 그것은 영감님의 짓이 예뻐서가 아니라 이 집안의 대를 잇는 어른이시고 또한 자기가 죽었을 때 영감님 옆에 묻혀 비석 위에 나의 이름석자가 새겨진다는 소망을 가지고 있었기에 오늘에 이르기까지 고통을 참고 살아왔다. 또한 먼 훗날 내가 죽었을 때 제사를 지내줄 사람은 내 딸이니 만약 당신이 이혼을 그렇게 원한다면 나의 딸에게 허락을 받으라고 하여 딸인 나에게 이혼을 허락해 달라고 간청하였을 때 나 자신은 어머니의 뜻을 알고 있기 때문에 단호히 거절하였다는 것이다.

    그 후 자기는 어머니의 지조와 삶의 가치를 이해하고 지금까지 살아오면서 김밥장사를 하지만 마음속에는 항상 자랑스러운 어머니의 정신이 지금도 이해하면서 떳떳하게 자손을 키우고 남을 도우면서 잘 살고 있다고 하였다.

    이 어머니의 간절한 소원과 지조를 지키면서 살아온 이야기를 듣는 것은 우리들로 하여금 가슴 뭉클한 감정을 느끼게 하는 옛날 이야기 같지만 오늘의 우리들에게 들려주는 소박한 또 다른 의미가 있다고 생각한다.

    오늘의 산업정보화 시대는 차원 높은 기술교육도 필요하지만 그 이전에 인간이 살아가는 도리와 지조를 지킬 줄 아는 믿을 수 있는 사람을 키우는 것이 더욱 필요할 것이다.

제 IV 편 한의학의 제문제

1. 우리나라의 의료사회는 어떻게 변화하고 있는가

지금 한국 사회 속에 의료계는 60년대를 전후하여 양방과 한방이 분리된 상태에서 진료와 경영을 하여 왔다. 한의사와 의사들은 직접 병의원을 경영하면서 성장시켜왔다.

그 후 70년대에 들어서면서 우리 사회는 중국의 양한방의 협진과 일원화(一元化)에 대하여 큰 관심을 갖게 되었다.

다시 말해서 50-60년대에 있어서는 한의사나 의사가 대학을 졸업하고 의원을 개설하게 되면 일반적으로 많은 환자들이 모여들었고 또한 인격적으로 환자로부터 후한 대접과 존경을 받아왔을 뿐만 아니라 의원을 하다가 성공하면 병원을 짓고 다시 종합병원을 설립하는 등 대개 한국 의료계는 의료인에 의해서 병의원의 진료와 관리 내지는 경영을 주도되어 왔다. 그 결과 현재 우리나라에도 401개의 병원과 249개의 종합병원이 설립되고 그 형태도 14개의 유형으로 나눌 수 있으며 개인병원도 307개나 된다.

그 중에 한방병원도 135개로서 순수 한방병원으로 구성된 것은 30여개, 양한방 협진형으로 양방과 공동으로 운영되는 것이 95개이며 앞으로 양한방협진 형태로 발전시키려고 추진하는 방향에서 노력하겠다는 것이 한방병원 협의회의 사업 방향이라고 한다.

이중에 특히 한 사람의 의료인으로서 27년 전 산부인과의원에서 시작한 이길여 이사장은 현재 낙도에 3개의원과 8

개 병원군을 갖고 경원 대학을 인수하여 운영하는 의료인으로서 가장 성공한 경우라고 볼 수있다. 특히 우리나라에서 최고의 연구진과 시설을 갖추고 있는 서울대학병원도 의료인에 의해서 진료와 운영이 되고 있는 실정이다. 그러나 요즘은 재벌그룹의 경영인에 의하여 차츰 우리나라의 의료계가 바뀌어가고 있다는 새로운 사실을 주시하지 않으면 안되게 되었다.

즉 현대는 이미 해외건설에 의하여 외화를 벌어 들어온 수익금의 일부를 사회에 다시 환원한다는 취지에서 75년에 울산 혜성병원을 개설하고 대민진료에 혜택을 주면서 인제, 대전, 보성, 홍천에 각각 병원을 설립하고 울산에는 의과대학을 설립하여 운영하여 왔다. 그 후 의료업도 기업으로 운영할 자신감을 갖고 94/9/15일 서울 강동구에 국내 최대 규모에 병상 3480개의 병원을 짓고 신(神)의 손이라는 감마 나이프 등 수억원이나 되는 80여가지의 의료장비를 구비하는등 병원 경영에 새로운 모델을 마련하여 국내 의료계에 새로운 충격을 안겨 주었다.

또한 삼성에서도 벌써부터 서대문에 고려병원을 운영하여 왔고 현대에 뒤질세라 일원동에 대지 6만평에 국내 최대의 삼성의료센타를 지었다. 그곳에는 1100개의 병상에 28개 진료과목과 국내외의 우수한 인력확보는 물론 의료인력양성도 하고 있으며 환자에 대한 서비스 시스템을 도입하여 환자의 장례식장의 문제점도 개선하는 등 두 재벌의 새로운 경쟁시대에 돌입하고 있다. 이러한 두 재벌의 병원경영외에도 대우 6개 병원, 한진 1개 병원이 운영되고 있으며 L.G, 두산, 한국화약도 뛰어들 준비중에 있고, 세계 최고의 의술을 가진 미국 존스홉킨스병원의 첨단의료기술이 삼성 의료재단과 협동하여 국내 의료계에 상륙하였다.

이러한 현실은 어제의 의료인 중심의 병의원 경영시대에서 차츰 재벌경영인에 의한 시대로 그 운영중심이 이동되었다는 중요한 현실적 변화를 예고하고 있을뿐 아니라 대학병원 중심에서 경영인 중심의 병원경영시대로 넘어 갔다는 사실을 보여준다.

즉 1997년 10월 한국능률협회컨설팅이 조사한 고객 만족도에서 진료의 질, 의료진의 신뢰성, 환자에 대한 관심도에서 그 순위가 삼성 서울병원, 서울 중앙병원 그 다음이 세브란스 병원 순으로 나타났다.

그러므로 앞으로 의료인은 자기 본연의 기술 연구직능으로 되돌아가야 하는 입장에 서게 되었다. 더욱이 한방계는 이제부터 본격적인 협진시대를 맞이하여 병원간에 치열한 경쟁시대에 접어들게 되었다.

즉 60년대 경희대학은 한의과 대학을 인수하여 경희의료원을 개원하고 동서의학연구소를 설치, 양한방의 공동연구로서 협진과 일원화를 대비하였다.

그 후 정부는 의료계의 국제적 흐름에 따라 양한방의 협진, 일원화를 목표로 Medical Center에 한방과를 두고 협진을 도모하였고, 동국대학은 94년 인천에 길병원과 합작하여 양한방의 협진을 진행하고자 노력한 경험도 있다. 또한 분당에는 경희고황재단과 차병원의 성광의료재단이 합작하여 양방 22개과와 한방 9개과를 합하여 600여 병상을 마련하고 양한방 공동연구와 협진체계를 본격적으로 가동하여 환자진료에 양한의사가 함께 참여하여 주간 및 월례집담회를 갖도록 의무화하고 양한방의 협진을 통하여 환자를 진료하는 방법을 시도하기도 했다.

특히 국내 한의과대학들은 순수한 한방의학과 현대의약은 물론 인체의 구조와 생리 등을 이해하기 위하여 45%의 양방을 배우고 있는 실정이며 요즘 새로 개업하는 한의사들은 초음파 물리치료기, 혈액검사기, 체열감지기, 맥파기 등 현대 의료장비를 사용하고 있다.

이러한 협진현상은 양방과 한방의 학문적 호환성의 발전은 물론 우리사회의 환자에 대한 의료서비스와 시대적 한국 의료사에 획기적인 새로운 단계에 진입하는 한 과정이라고 볼 수 있다.

특히 분당지역은 인구 40-60만 정도의 도시로서 이미 차병원이 개원하였고 동국한방병원도 개원하였으며 앞으로 2000년에 가면 분당재생병원, 연강병원, 서울대학병원, L.G 한방노인병원, L.G병원 및 을지병원 등이 들어설 준비중에 있다고 한다.

이러한 현실은 한방병원도 대학과 대학간에 피나는 경쟁시대에 접어들고 있다는 것을 예고하고 있다. 대학병원을 짓고 교수, 박사 이름만 달고 점잖게 회전의자에 앉아 위엄을 차리던 시대는 이미 지나고 환자 자신이 병원의 기술적 특색이나 의료서비스를 자유롭게 선택하여 찾아가는 시대로 전환되고 있다는 것이다.

지금은 병원도 하나의 기업으로서 우수한 인력, 고가의 장비, 최고의 기술, 최대의 서비스를 갖는 병원으로서 경영 합리화를 할 수있는 병원, 의원만이 살아남을 수 있는 시대로 가고 있다.

오늘날 산업정보화시대에 알맞는 한방의학의 변화를 갖기 위해서 한의과대학이 당면한 과제는 양한방의 협진과 다른 대학과의 경쟁이라는 새로운 분위기 속에 협진과 경쟁할 수 있는 교육개혁이라고 할 수 있으며 특히 한방병원과 한의과대학이 살아남기 위해서는 한의과대학의 한방교육과 삼성, 중앙 병원의 system운영 및 중공의 협진운영에 대한 심도 있는 연구에 방향을 잡고 한의학 특유의 참선과 같은 정신적인 문제나 또는 특종질환에 대한 심도 있는 연구를 하는 특색을 충분히 창출해 내야 한다고 생각된다. 그리고 협진에 대비한 인재양성이나 협진교육개혁에 대한 교과과정 프로그램의 개혁이 특히 시급한 문제라고 생각된다.

현재 11개 한의과대학 외에도 교육부에 여러 대학이 한의과 설립을 신청하였다고 한다. 그 속에 우수한 한의과 대학으로 존립하기 위해서는 앞으로 의료사회가 요구하고 필요로 하는 즉 협진시대에 필요한 고급인력의 한의사를 만들어 내야 한다.

그러한 작업을 하기 위해서는 우선 과거의 문제점을 냉철히 비판하고 오늘의 문제점을 드러내어 학교당국과 교수, 학생 외에도 졸업생의 협조를 받아 미래 교육의 필요성에 대하여 설문조사를 받는 등 공동체적 이해 기반 작업이 필요하다고 생각된다. 그저 대학병원을 개설하고 수입을 올리는 면에서 외적인 발전을 계속하다가는 부실 병원으로 몰락하는 시기가 곧 닥쳐오리라고 생각된다. 그러한 문제를 해결하기 위해서 경영자나 의사들이나 또는 여기에 관여하는 여러 분야에 종사하는 조직들이 자주 종합적이고 심도 있는 검토를 통해 현안 문제를 파악하여 system경영을 해야 한다고 생각된다.

특히 학과의 교수 중심의 교과 편제는 앞으로 협진과 임상 중심의 교육 편제로 개선되어야 하며, 기초학의 교육도 객관성 있고 능률적인 임상이용 가치 면에서 재검토되어야 한다고 생각된다.

2. 한약(韓藥)과 생약(生藥)

요즘 TV 기동 취재 현장 보도에서는 현재 제약회사들이 만들어낸 제형화(劑型化)의 발전과 대중화는 곧 한국 한의학의 발전하는 모습이라고 하면서 허 준 선생의 동의보감 소개와 몇몇 약학자의 발언을 곁들여 소개한 적이 있다. 이러한 사회적 인식에 대하여 전문적 한의사의 입장에서 본다면 제약회사의 한약 제형화의 발전과 대중화는 한의학의 본질을 말살시키고 있다고 생각된다. 왜냐하면 이러한 제약들이 한의사의 영역이 좁아지게 하고 한의사들이 바라고 있는 도덕성과 전문성을 벗어난 이권 단체들의 나눠 먹기식 경쟁으로 상업적인 방향에서 개발된 제품이기 때문이다.

역사적으로 60년대에는 약학계에서는 한의학을 비과학적이라고 하여 쳐다보지도 않았고 단지 한약재를 생약학적 입장에서 실험 재료 대상으로 이용하였다. 일본의 영향을 받아 특히 성분과 약리 작용이 있는 한약재를 약전에 게재하여 생약이라고 하였고 한의사가 한의학적 이론에 의하여 임상에 이용하는 약을 한약이라고 하였다.

그러나 70년대에 들어서면서 일부 약사들이 임상적으로 그들의 고유한 약학적인 방법을 제쳐놓고 한방적인 상한론(傷寒論)과 후세방(後世方)을 공부하고 한방 임상 진료와 한방 처방을 활용하는 범법 행위가 확산되면서 약국 경영도 확대하여 나갔다. 결국 한약도 곧 약이므로 약사들의 영역이라고 주장하게 되었고, 한약은 곧 생약이므로 약사 교육의 영역이라고 주장하여 법적으로 확대 해석하는 문제가 제기되고 보사부 안에서 생약과 한약에 대한 안건으로 한의사 협회와 약사협회가 선정안 임원들의 회의가 있게 되었다.

　이러한 사항을 고려하여 대한한의사협회는 89년 9월 12일 한약과 생약의 명확한 구분이 필요하다고 하여 8개 대학에 공문을 보내 이에 대한 해답을 89년 9월 21일까지 보내 달라고 했다.

　이 때 협회에 제출한 몇 개 대학의 내용을 보면 A, D, K 각 대학은 한약이란 자연에서 얻어지는 천연 산물로서 한의학적인 원리에 의한 질병 치료와 예방을 목적으로 사용할 수 있는 물질을 총칭하며 식물류, 동물류, 광물류의 3종류로 크게 분류하여 이것들을 거의가 간단한 가공이나 정제되지 않은 순품의 약품을 지칭한다. 반면에 생약이란 무생물체의 광물성 약물을 포함하지 않으며 주로 식물성이나 동물성 약물을 말하며 이 때 약물에 포함된 유효 성분을 위주로 하여 효능을 활용하는 것을 말한다고 되어 있다.

　DJ 대학에서는 한약이란 식물, 동물, 또는 광물에서 채취된 천연 광물중 정제 또는 가공된 상태로 한의학 이론에 입각하여 인체의 질병을 예방하거나 또는 치료 목적에 사용하는 약물을 말하고 생약이란 보건사회부 공지 제 84-23호, 제 87-86호 등에서 한약과 생약은 같은 뜻으로 통용되고 있는 바 법적 정의를 구분할 수 없다고 사료된다 하였다.

　KH 대학에서는 천연물에서 채취된 약물을 수치 가공하고 한의학 이론에 의하여 진단된 질병을 치료할 목적으로 방제 이론에 기초를 두고 혼합 제재된 것을 한약이라고 하며 반면에 생약이란 식물, 동물, 광물 등 천연물의 일부분을 원형 그대로 건조하거나 또는 이것을 가공하여 약물 또는 현대 의약품 개발에 사용하는 것을 말한다라고 해석을 내렸다. 일반적으로 한약과 생약은 사회적 통념상 같은 개념으로 혼용하여 부르는 경우가 많이 있다. 그러나 의약적 전문 개념에서 본다면 한약과 생약이란 어원과 발생된 배경과 출처가 각각 다르다. 즉 한약이란 한방적 이론에 의해서 사용하는 본초를 말하고 있으며 생약이란 한약이나 민간에서 쓰는 약을 약학적 방법에 의해서 이용하는 약재를 말한다.

다시 말해서 한약이란 식물, 동물 광물의 약재를 본초학(本草學)적 이론에 의하여 품질(品質), 기미(氣味), 귀경(歸經), 인경(引經), 효능(效能), 주치(主治), 배합(配合), 수치(修治), 분량(分量), 부침승강(浮沈升降), 보사(補瀉), 금기(禁忌) 등에 의하여 사용되는 약재를 말하며, 생약이란 약학적인 근거에 의하여 자연계에서 얻어지는 식물, 동물, 광물 및 미생물과 그 대사 생성물질을 의약품으로 사용하기 위하여 좌절(挫折), 연마(研磨), 절단(切斷), 분쇄(粉碎), 증류(蒸溜), 추출(抽出) 등 약재가 변형되지 않는 상태의 천연물의 약효 성분의 추출 또는 제제를 만들기 위하여 사용되는 약재를 말한다.

이러한 여러 대학의 해석과 결론은 한의사 협회가 최근 약사법, 의료 보험법 시행령 개정안에 한약과 생약의 상충되는 문제점을 명쾌하게 해석하여 행정기관에 제출된 것으로 알고 있다. 이러한 점에서 생약과 한약은 엄연히 그 이론적 근거와 발전 역사가 다르며 이용 방법도 다를 수 밖에 없다.

　그런데 현재 시중에 제약회사들이 생산한 제품 중에 수제(水劑), 과립(顆粒), 환제(丸劑), 산제(散劑) 등은 한방에서 전통적으로 사용하고 있는 처방 즉, 한의사들의 한의학적 본초(本草), 방제(方劑) 이론과 경험에 의하여 축적된 지적 산물이다. 그러나 하루 아침에 약학적인 이론에 의한 성분, 약리 작용, 독성 실험, 안전성 실험, 동물실험, 임상 실험 등의 검증도 없이 현대약학적 방법으로 한방적인 효능을 입증할 수 없다고 하여 한의사들이 지금까지 발전시켜 온 비과학적이라고 하는 동의보감, 방약합편을 의약기준서로 만들어 놓고 마구 제약품을 만들어 이권 단체들이 남용함으로써 앞으로 국민보건에 큰 문제가 야기 될 수도 있다. 일본의 후생성이 지역마다 모니터링을 설치한 결과 한약 제품인 감기에 쓰는 갈근탕, 소시호탕 등 18종이 간기능 장애를 일으키고 인체의 면역 기능에 악영향을 끼치는 것으로 밝혀져 그 대책을 강구하고 있다고 발표했다. 우리나라의 제약회사들의 한방 제품이 한방 이론에 의해서 쓰고 있는지 아니면 약학적인 방법에 의하여 사용하고 있는지 과학적 검증된 근거없이 만들어져 마구 판매하는 행위는 앞으로 확실하게 국민앞에 규명하여 발표해야 한다.

　단지 제약회사의 수익성을 위하여 생산된 제품이라면 이것은 매우 위험한 사건으로 국민 보건에 악영향을 끼칠 수 있으므로 사용시 발생할 수 있는 부작용을 일본과 같이 확인할 수 있는 모니터링이 설치되어야하고 제품의 유효성과 안전성이 규명된 후에 판매되어야 한다.

　한의사들이 사용하는 모든 문헌은 시대와 개인의 체질 변화에 따라 환자의 생체리듬과 병적 증상과 원인이 수시로 변화하는 상황을 항상 분석하여 한약의 처방을 바꾸거나 약을 가감하여 사용하는것이 바로 한의학적인 독특한 방법인 것이다. 같은 처방이라도 수치, 품질, 분량, 배합에 따라 효과가 달라지는 것이 한약의 특징이다. 한약 처방은 한의학적인 치료방법에 의해서 쓸 때만 부작용을 예방하고 생체의 면역 기능과 리듬에 맞게 사용할 수가 있다.

그러나 현대 산업정보화 시대의 복잡한 환경 때문에 현대인은 편리성만을 중시하여 약효가 떨어져도 수제(쌍화탕 등), 과립, 산제 특히 탕제도 팩에 넣어 사용하게 된다. 따라서 전통적인 효과 중심의 방법이나 이용이 소외당하고 있다. 그러나 환자 치료의 결론은 효능이 정확하게 이용되어야 한다는 것이다.

즉 끓이는 한약은 정확한 물의 양과 온도를 맞춰야 하는데 감기같은 질병에는 약의 양을 보약보다 2~3배 많이 써야 발한이 되고 보약은 양이 많으면 체하거나 얼굴, 손발이 붓는 경향이 있다. 요즘은 탕제도 끓여 팩에 넣어 쓰는데 부작용이 있을 때 가감할 수도 없고 끓여 보관함으로써 성분과 성분이 결합하여 효능에 또다른 문제가 발생할 수도 있다.

오늘의 이러한 변태적 한약의 발전은 본래의 고유한 한방적 발전이 아니라 사회적 이권 단체들의 경쟁에 의해서 나타나는 기형적 발전이라고 할 수 있다. 다만 사회적 측면에서 과장된 내용이 일반인이 보기에 한의학의 발전이라고 착각하게 되는 경우라고 볼 수 있다.

특히 요즘 일부 개업 약사들이 만약 자기들의 고유한 자연과학적 약사의 영역을 벗어버리고 한의학의 철학적 배경에 의한 한방 고유의 상한론(傷寒論)과 후세방(後世方)의 한방 이론을 공부하여 환자를 진료하고 처방을 사용한다면 그것은 엄연한 한방 고유의 의료 행위에 대한 범법 행위로서 법적 제재를 받아야 한다. 그런 의미에서 우선 한의학의 본초학적 기본 이론에 의한 한약 보호법의 기초 작업이 마련되어 우리가 갖고 있는 유형(有形), 무형(無形)의 지적 소유권(知的 所有權)을 보호해야 한다.

한의사의 고유 권한을 보호하려는 노력과 지혜없이는 이 사회에 올바른 한의학이 살아 남을 수는 없고 미래를 약속 받을 수도 없다는 것을 한의계는 다시 한번 생각해야 한다.

3. 동의보감 편찬의 역사적 배경과 의학론의 기사평을 보고

동의보감 편찬의 역사적 배경과 의학론이란 논문을 발표해준 김호 박사에게 축하와 감사를 드립니다. 그러나 한의학을 전공하는 필자로서는 이 내용에 대하여 몇 가지 문제점을 지적하여 독자 여러분에게 올바른 이해를 구하고자 한다. 우선 이은성씨의 '소설 동의보감'이 출간되어 스승과 제자에 관한 도덕적 관심은 사회적으로 많은 관심을 끌었고 그후 MBC에서 '집념,' '허 준(許 浚),' '동의보감'이 드라마로 제작되어 대중에게 큰 관심과 인기를 독차지하고 있는 요즘 김호 박사의 논문이 발표되어 드라마의 의미를 상실하고

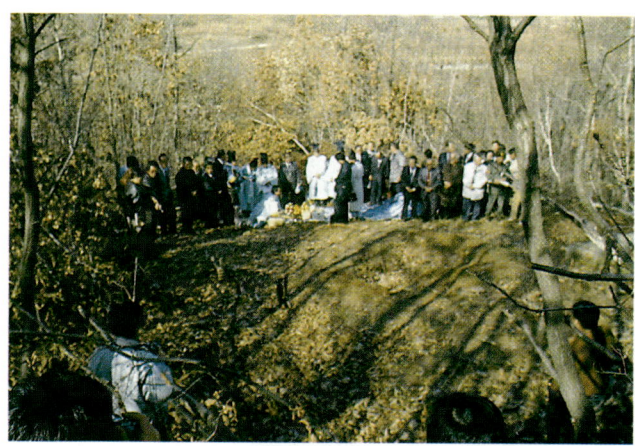

허준선생의 묘

있다고 한다. 한의학을 현대의학과 달리 전통의학이라고 하는 의미는 제자가 스승밑에서 배우면서 학문과 정신을 익혀 좀더 새로운 기술과 정신을 발전시켜온 의학이기 때문이다.

중국의학에서 의성(醫聖)이라고 일컫는 장중경(張仲景)도

장백조(張栢祖)란 스승이 있었고, 한의학에 새로운 이론을 발전시킨 금원(金元)시대의 사대가(四大家)도 모두스승이 있었다. 그런 의미에서 의가(醫家)로 대성한 허 준(許 浚)도 류의태(柳義泰)란 스승이 있었다는 것은 상식적인 사실이라고 볼 수 있다. 그러나 본 논문에서 유이태(劉以泰)는 허 준(許 浚)의 스승이 아니며 또한 성장은 물론 도교, 불교의 학설을 동의보감에 도입한 배경이 호남지역의 학풍과 관계가 있다는 새로운 내용을 보았다. 이에 필자도 한의학을 공부하면서 허준 선생의 가계와 생애에 많은 관심을 갖고 10년전부터 거창 산청 진주 등을 답사하면서 검토한 내용을 비교하여 이에 대한 문제점을 제기하고자한다.

1. 허 준(許 浚)의 스승은 유이태(劉以泰)가 아니라 류의태(柳義泰)라고 본다. 내 고장 전통과 거창 향지의 기록(좀더 기록 고증 필요)에 의하면 류의태(柳義泰)는 산청군 신안면 문태(文台) 마을 출신으로 의과에 등과

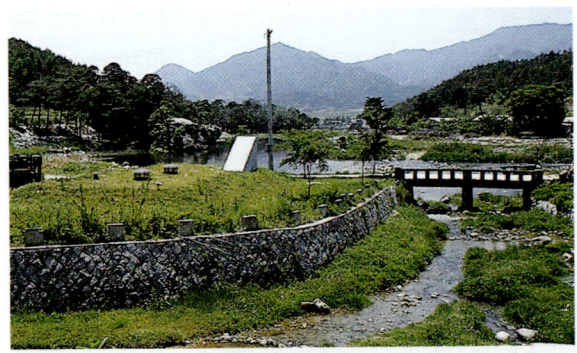
구연서원으로 가는길(거창)

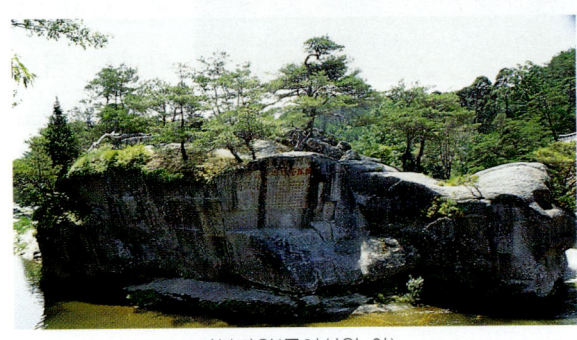
거북바위(구연서원 앞)

했다고 하였고 유이태(劉以泰)는 숙종조(肅宗朝)에 거창군 위천면 사마리(司馬里)에 출생하여 구연서원(龜淵書院)에서 공부하면서 소년기를 보냈고 생초면 신연리에서 의료업을 하였던 사람으로 허준선생보다 100년 뒤의 의료인으로 결코 스승이 될 수 없다.

  한의학을 전공한 한학자(漢學者)자이면서 독보적 본초학자였던 신길구(申佶求) 선생은 남산당판(1992.12.30) 국역 동의보감에서 허 준(許 浚)은 류의태(柳義泰)에게 사사 받았다고 배경설명을 붙혀 기술하고 있다. 필자는 이 두 분의 역사적 인물에 관하여 깊은 관심을 갖고 10여년전 시간을 내어 거창군 위천면에 내려가 유이태(劉以泰)의 후손으로 면사무소에 근무하던 유모씨를 찾아가 그의 생계와 업적을 조사하고 군청과 문화원에 들려 자문을 받아 조사한바 임진난때 공신중에 한사람인 경상도 좌수사 이의립(李義立)의 외손(外孫)이 곧 유이태(劉以泰)인 것을 문서로 확인하고 숙종조(肅宗朝) 인물로 산청군 생초마을 앞산에 그들 부자의 묘소가 안장되어 있어 찾아가 사진을 찍은 적이 있다. 단지 류의태(柳義泰)와 발음상 거의 같고 또한 같은 지역에서 의료업에 종사했던 명의로서 입신하였기 때문에 유이태(劉以泰)후손들의 일부는 류의태(柳義泰)의 구전으로 내려오는 그의 일화를 가탁하여 조상을 빛내기 위해 허 준(許 浚)의 스승으로 잘못 전해진 내용을 쉽게 발견할 수 있었다. 또한 류의태(柳義泰)의 내력을 조사하기 위하여 산청군청의 조언을 받아 산청지역의에 류씨 집성촌인 산청군 신안면 하정리와 상정리 문태(文台) 마을을 찾아 조사한바 특별한 내용은 찾을 수 없었고 인근 자매마을에서 류의태

(柳義泰)가 공부하였다는 문서(文書)바위, 신서(神書) 등에 관한 구전의 유래를 찾을 수 있었다. 다시 류(柳)씨의 종파관계를 조사한바 문화류씨와 진주류씨로 구분할수 있는데, 이들은 몇 대에 걸쳐 서로 가문 분쟁으로 인하여 결국 문화류씨가 득세하여 종파간에 악영향을 끼쳐 그 이상 조사할 수 없었다. 다시 진주로 내려가 지방 사학자 김상조씨를 찾아갔는데 진주류씨의 족보를 찾아 류의태의 내용을 확인하는 과정에서 임진란때 진수성이 초토화되어 임진란 이전의 류씨 족보가 없다는 사실을 발견하게 되었다. 그러므로 허 준(許 浚)의 스승 류의태(柳義泰)의 관계를 이해하려면 중종, 명종에 걸쳐 양예수(楊禮壽)와 같은 연대의 류씨의 족보기록 내용을 찾아내야 한다. 그러므로 산청지역의 류의태(柳義泰)의 생계와 업적은 족보기록상으로는 찾을 수 없는 실존인물이지만 역사적 기록없이 오직 민몰(泯沒)로 산청지역에 대대로 내려오는 실화가 아닌가 이해된다. 그러므로 허 준(許 浚)의 스승은 두분으로 오인되고 있으며, 유이태(劉以泰)는 단지 발음상 이름이 비슷하고 의료업에 종사했던 명의로서 유(劉)씨 가문의 일부 후손들이 류의태(柳義泰)의 설화를 가탁하여 잘못 전해진 내용이라고 볼 수 있다.

허 준(許 浚)선생이 유학(儒學)을 기본으로 도교(道敎)와 불교(佛敎)의 학설을 받아들인 것은 호남인들의 학풍과 긴밀한 연관이 있다고 분석한 것은 필자의 견해로서는 전혀 이해가 되지 않는다. 선조(宣祖)때는 안으로 당쟁, 밖으로는 임진난으로 국토가 황폐화되고 국민이 생활이 피폐하고 질병이 창궐했다. 그래서 선조는 지금까지 중국에서 들어온 의서의 내용이 허번하여 기준으로 삼기가 어렵고 또한 전대의 의방유취와 향약집성방이 분량이 많아 보급도 어렵고 이용에 불편이 많아 실용성이 떨어지고 병을 치료하는데 어려움을 많이 느꼈다. 따라서 좀 더 정확하고 편리하게 이용할 수 있는 의서(醫書)의 편찬을 위하여 왕실의 방서 500권을 주어 태의 허 준(許浚)으로 하여금 어의들과 같이 의논하여 편찬하게 하던 중 임진난으로 인하여 허 준(許浚) 단독으로 편찬하게 되었다. 그 후 선조 승하에 대한 책임을 지고 정배의 옥고 중에서도 잊지 않고 동의보감 편찬에 열중하는 가운데 당시의 시대적 조류인 숭명사대(崇明事大)사상이나 일방적인 중국의학의 종속적 영향을 받지 않고 오직 의학적 실용성과 임상 위주로 편찬할 수가 있었다.

　동의보감의 참고의서 86권 중 중국의서 83권 한국의서 3권을 이용하였으며 그 내용 중 허준이 집예(集例)를 쓴 글에 불가와 도가의 학설을 인용하게 된 명확한 내용이 기록되어 있었다. 즉, 신(臣)이 삼가 생각한건데 인체구성은 안으로 오장육부가 있고 밖으로는 근골, 기육, 혈액, 피부가 있어서 그 형태를 이루고 정·기·신(精·氣·神) 또한 장부와 백체(百體)의 주가 되는 것으로, 도가(道家)의 삼요(三要)와 불가(佛家)의 사대(四大)가 바로 그것이다. 도가는 청정(淸靜)과 수양(修養)으로 생의 근본으로 삼고, 의가(醫家)는 약이(藥餌)와 침구(鍼灸)로서, 치료의 법칙을 삼았으니 그리고 보면 도가는 자상하게 심(心)과 신(身)의 전체를 다룬셈이요, 의가는 거칠고 구체적인 부분만을 다룬셈이다. 먼저 내경의 정, 기, 신과 장부(臟腑)를 넣어 내편

(內篇)으로 하고 다음에 외경의 두, 면, 수, 족, 근, 맥, 골, 육을 외편(外篇)으로 하였다. 이와 같이 허 준(許 浚)은 의학과 관련성을 갖는 500권의 장서와 의서의 내용을 전체적으로 탐독하면서, 인체와 다양한 관련 분야를 체계적으로 정리할 때 의가는 부분적으로는 세밀하게 다루었지만 인체 전체를 다루는 정신적인 문제는 오히려 도가와 불가의 학

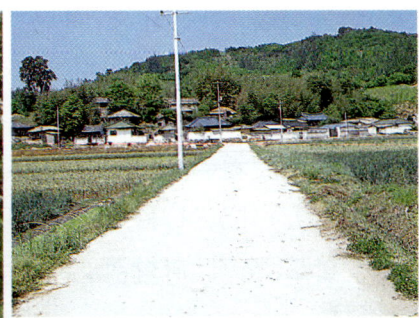

생초마을(유이태 생가)

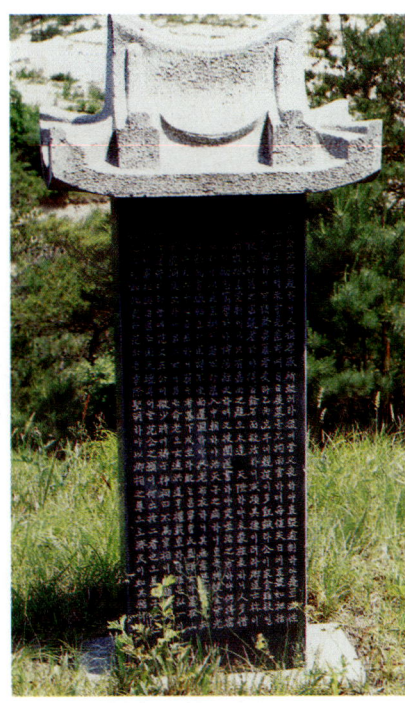

유이태 비문

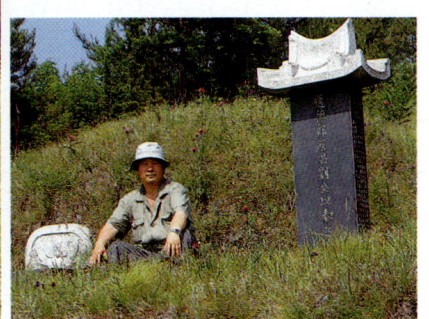

유이태 묘소

설이 의가보다 낫다고 생각하여 정, 기, 신을 서두에 인용하게 되었다. 특히 동의보감은 의방유취와 향약집성방의 의약중심 체계로 삼았던 중풍(中風), 상한(傷寒)위주의 체계를 전면적으로 개편 축소하였다. 그러므로 동의보감에 정, 기, 신의 도입은 호남 학풍에 의한 것이 아니라, 한의학의

실용성과 자주적 실학사상의 새로운 체계의 발로였다고 이해할 수 있다.

  결론적으로 이희찬의 미암일기가 중요한 사료가치가 있다고 생각되지만 이것은 어디까지나 개인의 사견과 일기에 불과하며 공인된 내용으로 인정될 수 없다는 점에서 허 준(許 浚)선생의 역사는 허선문(許宣文)이 가계보와 공암촌 및 조부 허곤과 무인으로 영천부사로 지냈던, 허 륜이 재적했던 주변의 근거를 중심으로 고찰하는 것이 중요하다고 생각한다. 또한 한의계는 고 이은성씨의 동의보감 출간이후 그 내용의 사료적 가치가 높아 그 가정에 허준 기록에 대한 참고자료를 요청하였던 바 기록보관이 없다고 하여, 그 내력을 찾지 못하였다. 류의태(柳義泰)의 기록은 좀더 류씨의 가계보와 산청지역의 답사를 통해서 체계적으로 정리 고찰하는 것이 중요하다고 생각한다.

4. 한약분쟁에 대한 보사부의 결론에 앞서

한의사와 약사의 한약조제권에 대한 시비는 약 8개월에 걸쳐 많은 사회적 물의와 희생을 낳게 되었다. 세계교육사상 유래 없는 4천여명의 유급생이 생기고 교수, 학장이 사표를 내고, 학생들은 진로를 잃게 되었다. 지금까지 보사부와 정부 당국은 한의사와 약사의 조제권 문제를 단순한 업권 단체의 이기주의에 의하여 발생하는 분쟁이라고 규정짓고, 양 단체의 힘겨루기 상태를 관망하면서 국민 보건의 백년대계를 위한 사정 차원이 아닌 사회적 병태 현상을 일시 미봉책으로 해결하기 위하여 한의사와 약사 모두에게 고루 이익과 책임을 주어 무마시키려는 태도를 보였는데 이는 다시 있어서는 안될 행정조치라고 생각한다.

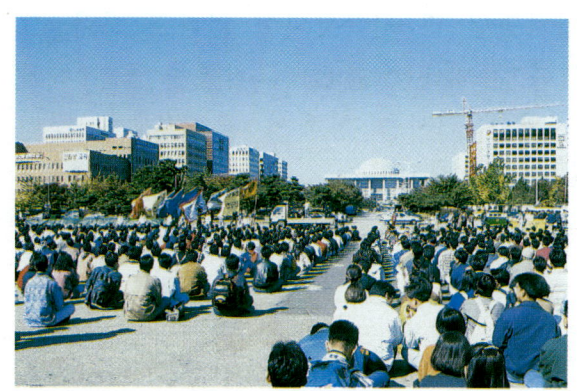
여의도광장 전국한의대생 데모

그것은 오히려 양자 모두에게 문제점을 갖게 하여 계속 새로운 사회적 물의를 일으켜 사회적 혼란을 더욱 심화시키는 분쟁의 불씨를 갖게 하는 원인이 되기 때문이다. 지금까지 양자의 갈등이 고조되면서 보사부와 경실련이 제시한 내용은 한의학의 전문성과 사실 내용을 이해하지 않은 단지 현실적

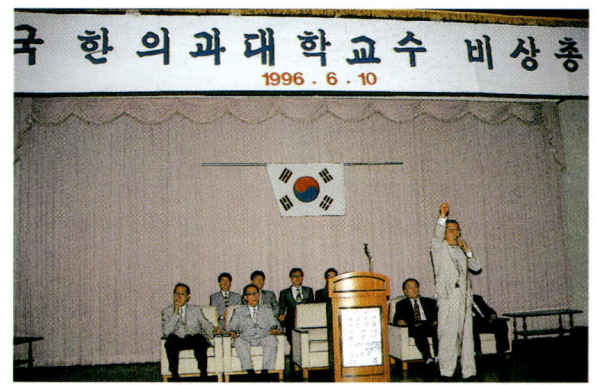
한의과대학 전체교수 데모(대전한의과대학)

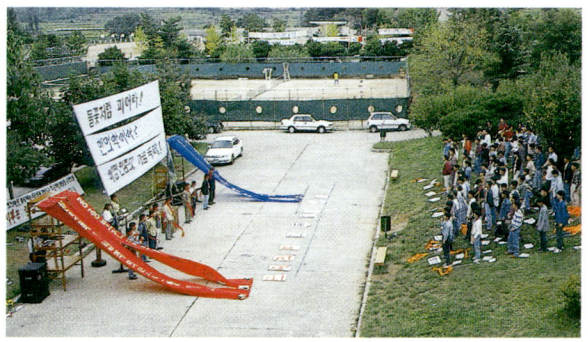
동국한의대 한약분쟁 데모(허 준 동산)

한약 분쟁을 사회적으로 적당히 해결하려는 미봉책이라고 볼 수 있다. 또한 한의사협회가 성급하게 내놓은 대안 중에도 몇 가지 문제점이 있다고 생각된다. 그러므로 이것은 앞으로 좀더 학계의 전문가에 의해서 계속 검토, 개선, 보충되어야 한다고 생각된다.

한의학이란 유구한 전통 역사와 역경을 겪으면서 자라온 학문이기 때문에 단순한 정책이나 급변하는 사회적 변화에 의하여 그렇게 쉽게 말살되거나 또는 변질되는 학문이 아니다.

그런점에서 이 문제는 학문의 윤리적 전통성을 존중하고 한의업계와 국민이 바라는 방향에서 필요성에 알맞게 천천히 연구 논의되어 나아가야 된다고 본다.

특히 한의학은 현대 의학의 발전 과정과 사회적 역할이 다르기 때문에 현대 의학과 같이 당장 분업화가 그렇게 필요한 것도 아니고 또한 분업이 쉽게 진행할 수 있는 조건도 아니다.

한의학에서 쓰는 약재의 생산이 대자연에서 나오므로 인간이라면 누구나 먹고 취급할 수 있는 약이 한약이다. 단순한 현대의학의 분업적 사고를 한의학에도 동일하게 취급하여 적용시키려는 문제가 가속화하여 의약분업의 필요성을 느끼도록 한 것은 한의학계가 아닌 의료업계와 관련이 있는 이권단체들이 분업을 조장하여 한의학을 이용하고 한약유통 업계를 장악하려는 의도에서 더욱 조장되고 있다고 볼 수 있다. 그러므로 정부 당국은 한의업계의 미래와 국민 보건을 위한 정책으로 발전시키는 것이 필요하다고 생각된다.

좀더 나아가서는 우리 문화의 전통성과 생활 속에 자라온 민족 유산을 현대 서양적 의료정책의 졸속화로 한의학의 바탕을 탈색하여 원형을 잃어버리게 하거나 이권단체들의 편을 들어 민족 의학의 발전을 말살하는 보건 정책 수립이 되어서는 안된다는 것이다.

우리 민족이 소중하게 키워온 한의학을 계승 발전시키는 문제는 적어도 세계적 안목에서 재고해 보아야 한다고 생각된다.

이제 한약조제권 문제는 양 단체의 손을 떠나 보사부 정책안이 국회에서 심사 통과하는 문제만이 남게 되었다.

저자는 본초학을 연구하고 강의하는 한 사람으로서 다음 두가지 점에 대하여 지적하여 두고 싶다.

첫째, 치료약의 취급과 한약조제권은 한의학의 특성상 한의사에게 반드시 주어야 하다.

한약을 재배한 농가에서 인삼이나 방풍, 더덕을 채소로 이용하면 민간방이다. 이것을 다시 말려서 유통시키면 농수산 물이다.

신라시대에서는 한의사를 보좌하는 기사가 있어서 계절에 맞게 약을 채취하고 법제에 맞게 조제하는 채약사가 있었다.

오늘날 중국에서도 수확이나 판매 제제를 감독하는 한약사가 있다. 그런점에서 한의사는 환자의 질병에 대한 처방기술을 갖고 약의 다양한 품질과 배합, 수치를 통하여 환자의 병을 정확히 치료하겠다는 학문적인 이유가 있으므로 한약의 조제권은 반드시 한의사에게 주어야 한다.

앞으로 한약사를 두게된다면 한약의 유통품질을 좀더 체계화하여 생산 수확, 판매, 제제를 감독하는 역할만을 주어야 한다. 만약 한약사에게 한약취급과 일부 한약조제권을 주게 된다면 ①환자를 올바르게 치료할 수 없다. ②한의사가 발전시켜온 방제학의 발전이 저지되며 ③환자의 한방의료에 이용이 불편하고 ④한약에는 품질에 차이가 많아 효능과 가격을 믿을수 없으며 ⑤환자의 치료결과에 대한 분쟁이 발생 하였을 때 책임질 수 없다. ⑥수입원이 없으므로 개인 의원을 경영할 수가 없다.

이와같이 한의사의 사회적 역할과 경제적문제를 국가가 책임지지 않는 이상 이는 한의사의 말살을 의미하게 된다.

둘째, 금번 한의과대학 학생들의 대량유급사태는 학생들만이 책임질 문제가 아니다.

한의사에 대한 약사들의 업권 침해와 보사부와 정부당국의 냉정한 판단과 역사적 안목없이 그저 사회 여론에 끌려 임시 해결하려는 행정조치 때문에 반목과 수업거부 내지는 유급불

사라는 행동이 나오게 된 것이다.

 그런점에서 이번 국회에서는 좀더 세심한 연구와 한약 전문가의 의견을 참고하여 시대적으로 사명감을 갖고 한의학을 발전시키고 국민에게 보다 편리하고 양질의 한방의료를 공급할수 있는 제도가 마련되어 11개 한의과학생들이 꿈과 이상을 갖고 학업에 열중할수 있는 즉 한의학계가 받아들일수 있는 정당한 결론이 나와야만 한다.

 만약 보사부와 경실련이 마련한 법안이 한의사의 의견과 제안이 무시된 채 그대로 통과된다면 양자 모두에게 법은 있으되 실제 사회적으로 실행할 수 있는 현실성이 없는 의료법안이 만들어져 한방계가 혼란에 빠지고 나아가서는 전의료계의 발전과 국민 보건을 저해하는 결과를 초래할 수 있다.

 즉 한약사에게 한약취급과 일부 조제권을 갖게 한다면 한약사는 한의사의 변증시치적 의료 행위를 음성적으로 많이 행할 수 있는 소지가 있게 되고 한의사는 생업을 꾸려나가기 위하여 음성적으로 한약을 취급하는 행위가 많아질 수 밖에 없다는 가정을 할 수 있다. 결국 보건 범죄를 많이 양산할 수 있는 법안이 마련되는 것은 물론 특히 11개 한의과대학 학생들은 향후 사회적 진출이 거의 막히게된다.

 그런 점에서 이번 국회의 한약조제권문제는 그 역사적 의미와 사회적 책임이 그 어느때보다 막중하다는 점에서 좀 더 냉정한 사정차원의 안목에서 역사적으로 후회 없는 단안을 공정하게 심사숙고하여 발표하기를 갈망한다. 그리고 지금까지 수업을 중단하고 있는 한의대 학생들도 분노했던 의분을 가라앉히고 다시 이성적 본분으로 돌아와 곧 수업에 복귀할 수 있기를 간절히 소망한다.

5. 한의학(漢醫學)은 한의학(韓醫學)이 될 수 없다.

1986년 대한한의사협회가 민족의학의 주체성을 주장하며 한의학(漢醫學)을 한의학(韓醫學)으로 명칭을 개정하는 안을 보사부에 제출하여 국회에 상정시킨다고 했다. 그러한 생각과 주장은 오래 전부터 몇 몇 한의사들이 거론하여 한방요람(韓方要覽)이란 책을 출판한 회원도 있다. 우리 사회에서는 한의학(漢醫學)을 동양의학(東洋醫學) 한방의학(漢方醫學)이라고 하여 이에 종사하는 전문인을 한국에서는 한의사(漢醫師), 북한에서는 동의사(東醫師)라 부르기도 한다.

현대의학은 동양권에서 또는 한의학과 비교할 때 서양의학이라고 일컬어지며 그 전문인을 의사라고 한다. 현대 의학이 발전하는 과정에서 지역에 따라 그리스의학이 있었고 로마의학이나 알렉산드리아의의학이 합일의학으로 발전하였다. 다시 이슬람의학으로 흡수도 되고 유럽으로 넘어가 독일이나 불란서의학으로 발전되어 현대의학의 기초를 마련하게 되었다. 그 후 2차 대전 후 자유민주주의의 분위기와 경제적 부를 바탕으로 모여든 의학자들의 노력은 미국의학을 세계의학의 주축으로 성장시켜 주도권을 갖게 되었다. 그러나 오늘에 와서 현대의학을 아메리카의학이나 그리스의학이라 부르지는 않는다. 즉, 전근대적 의학발전이 어느 특정지역이나 개인에 의한 공헌이 있어도 현대 의료 사회에 있어서는 인정하지 않는다는 것이다. 그것은 인류 공동의 의학적 노력과 발전의 소산이며 자연 과학의 모든 분야와 협동하여 현대 의학으로 발전되어 왔기 때문에 어느 특정국가나 개인의 명칭은 사용할 수가 없다는 것이다.

그렇다면 한의학(漢醫學) 또는 동양의학이란 무엇인가 ? 한의학의 학문적 발원지는 중국이라고 볼 수 있는데 중국의 문화와 문명은 물론 한의학을 발전시켜온 민족은 한족(漢族)이라고 할 수 있다. 그들은 5천년의 중국 역사를 이끌어 왔고, 숭국의 54개 종족중 전 인구의 94%가 한족(漢族)으로 변방의 몽고족 티벳족, 만주족, 여진족 등 소수 민족을 외이(外夷)라고 부르고 자기들 스스로를 중화(中華)라고 지칭하였다. 항상 외침을 받아왔지만 한족은 정치적 투쟁에서 주(周)시대의 봉건 사회를 형성하여 주도하여 왔고, 춘추전국(春秋戰國)시대를 맞이하여 정치적 혼란이 가중되기도 하였으나, 제국의 건국과 발생을 슬기롭게 중화집단 문화로 발전시키면서 중국적인 정치, 문화, 학문, 의학을 변화시켜 왔다. 즉, 이 시대가 낳은 제자백가(諸子百家)의 발생은 공자 시대와 같이 자유스러운 학문 분야가 조성되어 유가(儒家)의 전통적 인(仁)의 사상이 유발되고 이것은 중국의 학술, 정치, 문화, 특히 의학 사상에 지대한 영향을 주었다.

이와 같이 한족(漢族)은 강한 자존심, 시의심(猜疑心)과 배타적인 의식을 가지고 주변의 소수 민족을 주도하며 그들의 사상을 계승해왔다. 그들은 인도 문화를 받아들여 예술을 발전시켰고 또한 실크로드를 통하여 새로운 이슬람과 서양의 문화와 문명을 받아들여 자기 문화를 발전시켰으나 동화 되지는 않았다. 뿐만 아니라 한족(漢族)은 한(漢), 당

(唐), 송(宋) 시대를 화려하게 이끌어 번영과 영화를 누리면서 비록 후대에 몽고와 만주족에 의해서 금(金), 원(元), 청(淸)대에 걸쳐 다른 민족의 왕권에 의해서 지배를 받았으나 그들이 발전시켜온 유교 사상과 학문, 의학은 그대로 유지 계승되어 왔다.

그런 의미에서 의학입문(醫學入門)에 의(醫)는 유업(儒業)으로부터 출발했다고 기록되어 있다. 한의학의 원전이라는 내경(內經)에도 도가(道家), 음양술수가(陰陽術數家), 불가(佛家), 의가(醫家)의 학문을 집대성하여 발전시켜온 것은 한족(漢族)의 유산이라고 볼 수 있다.

이러한 점에서 볼 때 한의학(漢醫學)과 한방의학(漢方醫學)이란 말 중에서 전자(前者)는 한족(漢族)이 공유 발전시킨 의학을 말하며 후자(後者)는 한족(漢族)이 학문 방식으로 발전시킨 의학이라는 뜻이다. 혹자(或者)는 한(漢)시대에 한의학이 왕성하게 발전되었다고 하여 한의학(漢醫學)이라고 명명하였다고 한다. 그러나 그것은 이론적 근거가 없다.

동양의학이란 뜻은 동양권에서 발전시키고 이용하고 있는 의학이란 뜻이다. 그렇다면 한국 한의학은 어떻게 발전되어 왔는가? 우리는 삼국시대 즉 고구려 평후왕(平厚王) 3년 오(吳)나라 지총(知聰)으로부터 한방 원전이 들어온 후 그들의 원전이론(原典理論)과 약재를 수입하여 이용하게 되었다. 여기에 자연히 자생한 고유한 한국의학과 접촉하면서 중국의학이 주도권을 잡고 체계화되었다. 그리고 중국의학을 수입 총정리한 의방유취(醫方類聚)의 미비점을 보완하고 특히 약재 수급의 고충을 해소하기 위해 다시 향약집성방(鄕藥集成方)을 만들었다. 그 후 중국의학체계가 대륙성 기후에 영향을 받아 중풍(中風)과 상한중심((傷寒中心)의 체계를 가진 것과는 달리 우리 체질, 약재의 분량, 기후와 실정에 맞는 잡병(雜病) 중심의 동의보감(東醫寶鑑)이 저술하게되었다. 그 후 최근세에 들어 전염병에 대한 상한적 치료의 문제점을 수정하는 과정에서 새롭게 우리 한의학을 체질 중심의 사상의학으로 발전시킨 동의수세보원(東醫壽世保元)이 탄생되었다. 그 후 한국 한의학은 동양 학술적 이론 체계의 음양오행이나 운기학적 학술 방법으로는 더 이상 발전할 수 없는 학문적 서술방법의 한계에 이르렀고 현대 의학과 협동할 수 없는 학문과 문화적 차이로 고립되어 좀더 학문적인 시대적 발전을 할 수 없었다.

중국에는 복고파와 절충파로 분리 되어 나름의 발전을 이루었지만 한국 한의학은 음양오행이나 운기학 이론에만 국한되어 방약합편의 수준에 머물러 있는 것이 현실이다.

오늘날 우리의 정통성과 고유성을 주장하여 동양의학 속의 한국 한의학(漢醫學)이라는 역사성을 부정하고 우리가 새로운 의학을 형성한 것처럼 한의학(韓醫學)과 한의사(韓醫師)를 주장한다면 그것은 전근대적 사고의 착상일 뿐 오늘의 세계성이나 역사성을 고려하지 않은 처사라고 밖에 볼 수 없다.

한의학(漢醫學)이란 용어는 우리 사회 속에서 천 년 이상이나 사용하면서 인식이 고정되어 동양 의학이니 한방의학(漢方醫學)이란 용어는 한의학(漢醫學)의 모든 것을 대변하고 있을뿐 아니라 우리의 생활이나 인식속에 우리 것으로 동화되어 있다. 이미 우리의 것으로 자기화된 문화를 구태여 개정하기를 원한다면 앞으로 우리가 쓰고 있는 성씨(姓氏)나 한자(漢字)는 모두 한글 의미로 바꾸어야 하고 우리가 보고 있는 텔레비전도 우리말로 요술상자나 다른 용어로 바꾸어야 한다는 것이다.

동의보감 집례문에서는 우리나라가 동방에 위치하여 한의학을 발전시켰다고 주장하여 동의(東醫)를 주창하였고 동의수세보원 의원편(醫源篇)에도 한의학이 중국에서 발전하여 우리나라에 들어와 한국에서도 그들과 대등할만한 발전과 학술을 갖게 되었다는 지론을 펼치고 있다.

문화란 높은 곳에서 낮은 곳으로 자연적으로 흘러 들어가면 곧 그것은 자기것으로 소화되고 우리 것으로 동화된다.

다시 말하면 한의학(漢醫學)이란 의학의 이론 개념과 발전의 역사뿐 아니라 서양의학과 달리 동양권에서 쓰고 있는 의학이라는 의미인데 이것을 자의(字意)에만 집착하여 그 역사적 의미를 잊어버리고 오직 중국 의학의 역사 산물이라고 집착하는 필요 없는 컴플렉스(complex)를 가지고 있다는 것이다.

만약 앞으로 한의학(韓醫學)과 한의사(韓醫師)로 개칭된다면 일반 사회인이나 외국인에게 중국 한의학과 다른 한국의 의학 이론과, 중국과 다른 임상 진료 행위가 구별되어야 한다는 것이다. 또한 동양권의 한의학과 구분되는 지역 의학 즉 통속 의학으로 전락하는 전 근대성의 의미를 갖게 된다. 그러므로 이러한 문제는 의학사(醫學史)를 전공하는 학자들에 의하여 먼저 규명되어야 할 문제라고 생각한다.

〈약업신문, 1985년 9월 5일자〉

6. 한의학(韓醫學) 민족주체성의 재인식

한의사협회 홍보위원장 최광수

　일반 사회과학분야에 있어서 가치판단의 기준을 양심과 공서양속(공공의 질서와 선량한 풍속)에 두고 민주주의사회에 있어서 최종적 가치판단의 선택 결정은 종다수결에 있으며 또한 통계적수치의 기준에 의하는 것을 상식으로 알고 있다.

　뒤늦게나마 우리 한의사협회는 한의학(漢醫學)을 한의학(韓醫學)으로 바로잡아 우리 고유의 전통 동양의학을 재정립하려는 노력에 박수를 보낸다.

　한의학(韓醫學)은 사적 고찰에 의거 그 전통과 맥을 찾는 작업으로 호적 원본에 있는 성명대로 자신의 이름을 불러달라는 것과 다를 바 없다. 한의학(漢醫學)을 한의학(韓醫學)으로 개칭하자는 것은 법이나 정책을 초월한 역사의 증명인 것이다.

　문헌적으로는 현대 규장각(奎章閣)에 소장된 광무(光武) 4년 1월 17일자 관보와 세계의학사와 조선의학사 저술로 세계적 권위자 일본 미끼시가에(三木榮) 박사가 쓴 조선질병 의학사(醫學史) 속에도 우리 전통의학을 양의학과 구분하기 위해서 한의학(韓醫學), 한약(韓藥), 한방(韓方)이라고 표기되고 있다.

　그러나 왜정은 그들의 황한의학(皇漢醫學)을 우리에게도 한방(漢方) 표기를 강요한 이래 36년간 통용되었고 광복 이후에도 오늘날까지 40년 동안 그대로 통념이 되어오고 말았다.

최근 위정고위당국자나 학자간에 양한방 모두가 한의학(韓醫學)으로 바로잡으려는 물결이 일고 있고 의료인들은 명함은 물론 간판을 한의원(韓醫院)으로 표기하고 있으며 상호도 한의원(韓醫院)으로 직접 신규등록을 하는 등 일련의 움직임은 만시지탄(晚時之歎)의 감이 있지만 정말 자아의 발견, 민족주체성의 정립이라는 큰 의미를 부여하고 있어 흐뭇하게 생각된다.

국민의 의식구조를 조사해보기 위해서 5개 한의과 대학생 약 7백명과 사회 각층 불특정 다수인 약 3백명을 대상으로 설문조사를 실시한 결과 당연히 한의학(韓醫學)으로 개칭해야한다고 찬성을 답한 사람이 95%에 달해 우리국민의 마음의 심층에 우리의 뿌리를 찾아야한다는 의식이 강하다는 사실이 입증되었다.

그러함에도 불구하고 개중에는 인습적 고정관념을 탈피하지 못하고 반론을 펴는 사람이 있다면 그들은 우리 민족역사와 전통을 무시하고 현실을 부정하는 무식의 소치인 것이다. 지금에 와서 한의학(韓醫學)으로의 개칭작업은 역사적 사회적 양심과 공서양속과 통계적 종다수결 법칙 내지는 인과적 원리에서도 반론을 제기할 여지는 털끝만치도 없다.

지난 83년도 일본 대판(大阪) 근교 감시(坎市)에 생존하는 삼목영(三木榮) 박사를 직접 방문했을 때도 그분이 하는 말이 지금 중국에서도 그들의 한의학(漢醫學)을 중의학(中醫學)이라고 하는데, 한국은 왜 한의학(韓醫學)의 역사와 뿌리를 찾지 않고 있느냐는 질문을 받고 부끄러워 얼굴을 들지 못한 적이 있다.

우리 韓醫學도 역사를 거슬러 올라가면 고대 개천환웅유업(開天桓雄遺業)의 토착향약이 발전되어 5천년 민족역사와 같이 면면히 전승되어 왔음에도 우리는 사대사상에 젖은 타성으로 입버릇이 되어 漢醫學이요 신농유업이라면서 전적으로 중국 대륙에서 전래 유입된 학문인양 그릇된 고정관념을 아직도 불식하지 못하고 있다는 것은 안타깝다 못해 부끄러운 일이라 아니할 수 없다.

속왈, 우리 한의학(韓醫學)을 동양의학(東洋醫學)이라고 하기도 하는데 그 범주가 한의학(韓醫學) 동의학(東醫學) 중의학(中醫學) 황한의학(皇漢醫學) 인도의학(印度醫學)등 아세아(동양) 전역의 의학을 서양의학과 대칭할 때 쓰이는 용어임을 차제에 분명히 밝혀둔다.

우리 한의학(韓醫學)은 날로 그 뿌리가 깊게 내리고 있다.

일시적으로 외래문화에 의해 우리의 전통문화가 흐린 것 같이 보이지만 이런 흐린 물속에서 맑은 샘물이 솟아나듯이 흐린 물을 맑은 물로 정화시키는데는 시간과 노력이 뒤따라야 한다.

우리는 한의학의 뿌리를 더욱 튼튼하게 가꾸고 다듬어 세계에 전파시켜야 하고 동양의학의 종주국임을 과시해야 한다.

세계 의학사의 대가인 삼목영(三木榮)씨는 不誦 韓醫學不可以漢 日本中醫學이라했고 노벨수상자인 알렉시스칼래르도 의학은 동방으로 돌아가야만한다고 말했으며, 시인 괴테도 가장 민족적인 것만이 가장 세계적인 것이다라고 갈파

했다.

　여기서 우리 동양의학의 중추가 한의학(韓醫學)이요 서양의학의 장점과 한의학의 우수성을 접목시켜 주체성 있는 제3한의학(韓醫學)으로 발전될 때 한의학(韓醫學)은 동서양을 막론하고 세계적 의학으로 퍼질 것이며 한의학이 환웅유업(桓雄遺業)으로서의 역사가 있고, 학문이 있고, 제도가 있는 이상 선진 조국 재창조에로의 경(經)과 위(緯)가 될 것이요, 모든 학문의 양모(養母)가 될 것으로 확신하는 바이다.

〈대한한의사협회보, 1985년 9월 30일자〉

※ 최광수 선생님은 이미 고인이 되었습니다. 이 분은 특히 동양화가로 허준 선생의 영정을 그렸고 한의학 발전에 많은 노력을 하였다고 생각됩니다. 단지 이 분의 글을 여기에 다시 싣는 것은 한의학에 관한 사회적, 역사적 문제였고, 다같이 이 사실을 올바르게 인식해야 할 공동의 책임이 있기 때문에 싣게 되었음을 독자 여러분이 깊이 이해하고 읽어주시기 바랍니다. 삼가 고인의 명복을 빕니다.

7. 한의학(漢醫學)명칭은 타당

　같은 동문의 길을 걷는 한의사로서 이번 개칭 문제에 관심을 갖게 되었다는 사실은 한방의학(漢方醫學)이 우리들의 생활수단이면서 동시에 자신의 삶의 가치를 실현시키는 터전이란 점에서 이를 보호 육성하여 후대에 민족의학으로 융성하게 발전하기를 바라는 목적이 있기 때문이라고 생각한다. 그러나 그것은 몇몇 사람들의 감정적 이해나 의도적 행위로서 이루어지는 것이 아니라 과거의 역사적 사실을 객관적인 학문적 위치에서 규명하고 또한 올바른 역사의식으로 새로운 전통을 창조하려는 원칙에 바탕을 가지고 있어야만 가능하다고 본다.
　그런데 이번 개칭의 의도는 한국인의 독자성과 자주성을 강조하기 위하여 개정하는 것으로 이해되는데 이 문제에 있어서 중요한 점은 의학분야는 과학분야에 속하므로 중국의학과는 그 근본이 다른 학술적 이론적 근거가 역사학적 측면에서 먼저 제시되어야 한다는 점이다.
　그러한 사적(史的) 근거 없이 그저 감정적 기분에서 독자성이나 주체성을 주장한다면, 그것은 과도기적 과정의 전근대적인 발상에 지나지 않는 것이다.
　특히 최 홍보위원장이 이미 기술한 내용 중에 이해되지 않는 몇 가지 문제가 있어 올바른 답변을 구하고자 한다.
　첫째 일반 사회과학분야에 있어서 가치판단의 기준을 양심과 공서양속(公序良俗)(공공의 질서와 선량한 풍속)에 두고란 문장이 있는데 일반적으로 사회과학이란 사회학, 경제학, 정치학, 민족학 등 자연과학과는 대치하는 학문으로서 단지 사고에 의해 논증되는 것이 아니라 경험적 사실의 관찰 또는 실험에 의하여 적극적으로 증명되는 학문인데 어떻게 사회과학을 양심과 공공의 질서와 선량한 풍속에 가치판단의 기준을 둔다는 것인지 이해가 가지 않는다.〈문1〉

  사회과학분야를 도덕이나 민속의 기분으로 연구해석한다는 의미인지 그 내용을 알 수 없다는 점이다.

  둘째 민주주의 사회에 있어서 최종적 가치 판단의 선택 결정은 종다수결(從多數決)에 의하며 또한 통계적 수치의 기준에 의하는 것을 상식으로 알고 있다 하였다. 그것은 협회의 결정된 사항과 한의과대학생 및 사회인 모두 900명을 대상으로 조사 작성된 자료를 갖고 말하고 있는 것으로 이해되는데 본인의 논지는 협회의 결정사항을 부정하거나 그것을 바꾸려는 의도에서 주장하는 것이 아니라 개칭하는 순서와 방법에 문제가 있다는 것이다.

  다시 말해서 충분한 기간을 두고 전공분야의 학자로 하여금 역사적 사회적 정치적 제 분야별로 그 필요성과 타당성 또는 찬반론자들의 종합적인 의견과 공청회 또는 학술집담회를 열어 그 인식을 조성하고 그 반응과 필요성이 강조되고 합리적인 체계과정이 성숙되어질 때 가부가 결정되어야 했다는 점이다. 어떻게 한방역사에 관한 사실을 전체회원의 합의적 인식의 조성없이 그대로 협회내에서 통과될 수 있었는가 하는 점이다. 또한 작금 반대 의견을 제시하였다하여 민주적 결정에 따르지 않는 '무식한 사대사상운운' 하였는데 이런 사고의 발로야말로 매우 위험스럽고 비민주적 행위라고 생각한다.

과거 사학계(史學界)에 있어서도 이순신 장군의 영정이 봉안된 각 지역마다 그 인물상이 각각 다르므로 그 영정의 사적(史的) 사실여부를 놓고 찬반론이 대두되었던 사실이나 또는 정부당국이 장군의 전기를 책으로 펴내는데 사학가(史學家)에게 맡기느냐 또는 소설가에게 맡기느냐 하는 문제를 놓고 찬반이 벌어졌던 사실을 감명깊게 보았다.

이러한 논란은 사학계뿐 아니라 이에 관심있는 일반인도 동참하여 그 진실을 파악하고 또 그 내용을 깊이 인식하여 사학의 기본정신을 함양 발전시키는데 문제의 가치와 나아가서는 역사의식(歷史意識)에 발전을 가져오게 된다.

이런 점에서 볼 때 개칭문제는 한의사로서는 모두가 정신적으로 학문적으로 타당한지 또는 필요성이 있는지 한의사라면 관심이 없을 수 없는 것이 또한 사실이다. 그러면 이 역사적 문제는 한의사로서는 찬반 양론이 생기는 것은 당연한 것인데 반론을 폈다하여 찬성론자들이 알레르기를 일으킨다면 민주 사고에 이상이 있던가 아니면 통과된 문제 자체에 어떤 결함이 내포되어 있을 가능성도 있다는 점이다.

일반적으로 하나의 명제가 주어지면 필연적으로 파생되는 찬반론은 당연한 사실로서 그들이 서로 다른 학문적 진심을 피력함으로서 충분한 사실과 자료들이 제시되고 또 서로간에 토론함으로서 문제의 내용과 가치를 인정하게 되고 결과적으로 민주적 합의체로서 올바른 결론을 완전하게 얻을 수 있다는 것이다.

또한 최 위원장은 전문분야에 속하는 문제를 5개 한의과대학 학생 700명과 불특정 사회인 300명에 대하여 개정 설문조사를 실시하여 95%의 찬성자가 나왔다고 통계 자료에 신빙성이 있는 것처럼 제시하였는데 한의학사(漢醫學史)에 관한 기본지식과 개칭의 문제가 확실히 인식되어있지 않은 그들에게 설문조사를 실시하였다는 것은 문제가 있다. 오히려 이를 사용하고 있는 한의사를 대상으로 하여 실시하는 것이 타당한데 3천 한의사를 대상으로 실시하지 않은 이유는 무엇인가? 〈문2〉

특이 이 문제는 그 순서가 일반 개업의보다는 한의학사를 전공하는 학자나 이에 관심있는 전문인들에게 거론 연구되어 그들에 의해서 먼저 결론이 얻어진 후 한의계 전체회원의 문제로 확산 결론지어지는 것이 순서라고 생각한다.

셋째 개중에는 인습적 고정관념을 탈피하지 못하고 반론을 펴는 사람이 있다고 한다면 그들은 우리 민족역사와 전통을 무시하고 현실을 부정하는 무식한 소치(所致)이다. 또는 사대사상에 젖은 타성으로서 입버릇처럼 되어 한의학(漢醫學)이요 신농유업(神農遺業)이라고 하면서 전적으로 중국 대륙에서 전래 유입한 학문인양 그릇된 고정관념을 불식하지 못하고 있다는 것은 안타깝다 못해 부끄러운 일이 아닐 수 없다 하였다.

또한 왜정은 그들의 황한의학을 우리에게 한방(漢方)표기를 강요하였다 하였는데 최 위원장은 우리나라의 현존 한방계 원로와 의학사를 전공하는 학자의 견해 및 논문 또는 본인 스스로 고찰하여 전공인들이 공감할 수 있는 논문을 발표하지 못하고 사대사상 운운하면서 한반도를 침범하여 36년간 민족사의 수탈과 학문에 수용을 일삼던 기간에 우리나라에 와서 조선의학사를 연구한 삼목영(三木榮)의 저서에 표기된 한의학(韓醫學) 한약(韓藥) 한방(韓方)을 인용하였으며 더욱이 83년에는 그를 찾아가 직접 알현하면서 한국 한의학에 뿌리를 왜 찾지 않고 있느냐는 질문을 받고 부끄러움을 금치 못했다 했는데 이러한 행위는 독자성과 자주성을 주장하는 입장에서 어떻게 생각하는가? 〈문3〉

특히 작금 일본에 있어서 한방을 연구하는 학자나 임상가의 저서와 표현방법이 대부분 한의학(漢醫學) 한방의학(漢方醫學)으로 통용되고 그 약을 한방약(漢方藥) 화한약(和漢藥) 또는 한방약제(漢方藥劑)라고 하여 보험에도 적용되고 있는 것이 현실정인데 일본의 세계적 의사학자였던 삼목영(三木榮)씨가 한국이나 일본도 다같이 전근대에 있어서 중국의 고방(古方)과 후세방(後世方)의 의학을 수입하여 이용되었는데 일본 한방의학은 일본의학으로 개칭하겠다는 문제를 거론하지 않으면서 한국인에게는 한의학(韓醫學)으로 개칭하여 그 뿌리를 찾으라고 하였다면 그들의 행정 강요에 의해서 만들어진 한방문제를 그가 개의를 주장했다면 학자 양식에 벗어나는 이율배반(二律背反)격의 논리가 아닌가 한다.

그것은 한국 한의학계를 모독하는 처사라고 생각한다.

결론적으로 최위원장의 주장대로라면 우리들의 성씨도 중국인의 성씨와 같은 한자와 뜻이 있으므로 우리식의 자의와 뜻으로 바꾸어야 한다는 논리이다. 문화란 높은데서 낮은 곳으로 자연적으로 흘러 들어가 문자나 형식 또는 문명이 토착화하면 곧 그것은 자기화하여 순화되고 또 자기 문화와 동화되어 자기 것으로 쓰이게 마련이다.

한의학(漢醫學)이란 의미는 중국에서 발전하여 우리나라

에 들어와 한국에서도 그들과 대등한 발전과 학술을 갖게 되었다고 생각하였던 것이 동의수세보원(東醫壽世保元)의 의원론(醫源論)이다.

한의학(漢醫學)이란 개념은 발전 역사뿐 아니라 서양의학과 다른 동양권에서 쓰고 있는 의학을 말하고 있는 것인데 이것을 자의에만 집착하여 그 역사적 의미를 잃어버리고 오직 중국의학과 중국역사로 착각하면서 필요없는 complex를 갖고 있다는 점이다.

한의학(韓醫學) 또는 한의사(韓醫師)로 개칭될 때 일반사회인이나 외국인으로부터 한국의 의학 또는 한국의 의사로 인정받는다면 한의학(漢醫學)이란 개념이 갖는 특성이 없어지므로 우리의 독자적 학술체계와 이론이 제시되어야 한다.

그런 의미에서 중국의학과는 전연 연관이 없는 독자적 자주적 의학체계 내용이 과연 무엇인지 그 이론 체계를 밝혀주기를 부탁한다.〈문4〉

최위원장이 공인의 자격으로 좀더 체계적인 논리와 함축성있는 내용으로서 반론자의 인식을 시정할 수 있는 내용을 발표하지 못했던 것을 같은 회원으로서 매우 유감으로 생각한다.

〈약업신문, 1985년 9월〉

제 Ⅴ편 한의사와 마음수련 방법

구선활인심법(臞僊活人心法)과 마음운동

　이 책은 중국의 명(明)나라 태조(太祖) 주원장(朱元璋)의 제16자(子)인 주권(朱權) 자호(自號) 구선(臞仙)이 의(醫), 선(仙) 2가(家)의 가장 중심적인 학설을 종합하여 상하 2권으로 나누어 내놓았다. 상권(上卷)은 주로 양생법(養生法)의 보양정신(補養精神)과 보양음식(補養飮食)을 다루었고 하권(下卷)은 모든 질병의 임상 치료를 할 수 있는 약물 처방을 사용할 수 있도록 하였다.

　이 책에는 매일 생활에 마음 운동을 하기 전 예비 운동으로 조식법(調息法), 안마법(按摩法), 도인법(導引法)으로 의식과 기(氣)순환운동을 할 수 있도록 근육을 풀어주고 정신 집중과 인체의 전후(前後)를 통한 기(氣)순환 즉 소주천(小周天) 운동을 아침 새벽마다 실시하도록 하고 있다. 본서는 조선 명종 5년(1550년) 경주부 신간 목판본으로 간행되었다. 이 책의 방법은 의학입문과 동의보감에 이미 기록되어 전대의 한의사들은 생활을 통해서 많이 수행하였던 방법이다.

　특히 이 황(李 滉, 1501~1570)은 이미 20대를 전후하여 이 책의 상권을 복사하여 활인심방(活人心方)이라고 이름을 붙이고 도인법의 그림을 좀더 상세히 그려 사용하였는데 그후 1972년 7월 퇴계학 연구원에서 활인심방 퇴계선생 유묵이란 제목으로 영인 간행하였다. 이 책은 중국에서는 이미 산실된 귀중한 책이다. 이 황 선생은 어릴 때부터 몸이 허약하였고 더욱이 주역 공부에 심취하면서 소화기 병을 앓게 되어 이 책을 구하여 20세 전후부터 마음 운동을 평생 계속하여 성리학 연구와 제자들의 교육에 힘쓰면서도 건강을 유지할 수 있었다. 이 책은 특히 선비 학자들에게 많은 영향을 끼쳐 영남 학자들이 많이 이용하였다. 이 책의 하권(下卷)은 지금까지 알려지지 않아 학자들 사이에 매우 궁금하고 애석하게 생각하였으나 경북 영주에서 누대(累代) 의업에 종사했던 배영조(裵泳祚) 선생의 소장본으로 전래하였던 것을 권동희(權東希)씨가 소장자의 희사광운(喜捨廣云)하라는 권유가 계기가 되어 뒤늦게나마 빛을 보게 된 희귀본이다. 안병국 선생님이 복사본을 간행할 때 서문을 써서 내용을 소개했고, 다행히 고 채인식(蔡仁植) 선생님의 번역과 조언으로 이 책을 쉽게 해석할 수 있었다.

※ 여기에 소개하는 글은 원전의 설명내용이 명확하지 못하여 저자가 임의로 수정·편집한 것 입니다.

1. 마음과 육체

(1) 마음과 육체의 작용

심신(心身)이란 마음과 육체를 말한다. 인체는 보이는 육신과 보이지 않는 정신이 공존하고 있다.

동양의학에서 인체는 기(氣)와 혈(血)의 작용이 잘 조화되면 정신이 생긴다고 한다. 그러므로 육신이 건강하면 정신도 건강하게 된다. 또는 건강한 육체는 건강한 정신을 갖는다는 말을 한다.

서양식 운동은 단순한 육체를 위한 운동이라고 이해한다

면, 동양적 운동은 마음을 단련하기 위한 육체적 준비운동으로서 안마, 태식, 도인법의 운동을 한다. 이러한 동양적인 정신운동은 자기 혼자서 조용히 과격하지 않게 정신을 자극하지 않는 방향에서 관절, 근육, 호흡운동을 먼저 한다.

정신이란 존재는 항상 잔잔한 물과 같이 조용히 가라앉으려고 노력하는 것이 생리적 본능이며, 반대로 육신은 기와 혈이 순환을 활발하게 하기 위하여 항상 움직이려는 것이 생리적 본능이다. 이렇게 서로 다른 정신과 육체가 상반된 생리적 존재로서 정신은 육체에 뿌리를 박고 육체는 정신에 뿌리를 박고 서로 리드미컬하게 조화를 이루면서 상존하고 있다.

이러한 정신과 육체가 항상성(恒常性)이 잘 유지하게 될 때 심신(心身)의 건강을 가져오고, 인체의 오장에서 표현되는 칠정(七情＝喜, 怒, 憂, 思, 悲, 恐, 驚)의 각가다른 감정이 서로 견제, 조절하면서 마음은 화평하게 되지만, 만약 내적이나 외적자극에 의한 심리적 변화에 따라 항상심을 잃게 되면 칠정(七情)중 어느 하나가 과하거나 부족한 상태가 나타나게 되어 신경과민이나 심인성 질환이 발생하게 된다.

이와같이 마음과 몸은 생리적 기능이 서로 다르면서 같이 공존활동하고 있는 것이 인체의 생리라고 볼 수 있다.

(2) 마음의 실체(實體)

인간이란 생활을 통해서 어떤 문제가 생겼을 때 상대편과 대화를 나누면서 상대를 이해시키려고 노력한다. 이 때에 상대편이 일반적으로 이해할 수 있는 문제를 잘 이해하지 못하고, 오히려 자기의 주장이 옳다고 주장할 때 마음이 꽉 막혀 있는 사람이라고 말한다. 또한 성경에 나를 믿으려는 자는 마음의 문을 열라고 하는 귀절이 있다. 이상의 내용 뜻은 본래 마음은 비어있는 어떤 공간성을 가지고 있는 집의 형태임을 암시하고 있다.

구선활인심법이란 선가의 책에 마음이란 경촌(經寸), 즉 직경이 손가락 한마디 정도 크기의 구멍을 가지고 있는 집이라고 하였다. 이러한 마음의 집에는 신명(神明)이 살고 있다고 하였다.

그러면 신명(神明)이란 무엇인가?

신(神)이란 존재성은 마치 자기가 자란 고향을 떠나 먼 곳에 살고 있을 때 추석이 되어도 고향에 돌아가지 못할 때가 있다. 이 때에 정신적 상상으로 시간과 장소를 초월하여 머리속으로 고향에 찾아가 그 곳의 모습이나 집안 사정을 추리하여 살펴 볼 수가 있다. 이 때에 고향의 모습이나 집안 사정을 확인하고 돌아온 정신적인 실체는 바로 신(神)이란 실체적 존재라고 할 수 있다. 이러한 존재성을 현대 정신과학에서 기억의 잠재성으로 이해하고 있다.

그러면 명(明)이란 무엇인가?

예를 들면 가을이 되어 창고안에 수확한 쌀을 많이 쌓아 놓았을 때 쥐가 밖에서 들어가려고 창고를 뚫고 있다면 창고의 주인은 쥐가 쌀을 먹기 위해 창고에 들어갈려고 뚫고 있는 쥐의 의도적 행위를 이미 밝게 환히 알고 있다는 사실이다. 이러한 쥐의 의도적 행위에 대하여 결과를 보지 않고도 밝게 환히 알고 있는 사실을 명(明)이라고 한 것이다. 명(明)이란 개념은 마치 그릇 속의 흙탕물이 시간의 흐름에 따라 고요해지면 흙은 밑으로 가라앉았을 때 사람은 그 속으로 들어가지 않고 밖에서도 속 밑바닥까지 환히 들여다 볼 수 있게 된다. 이와같이 밝게 보이는 것이 명(明)이란 것이다.

　사람이 마음이 고요해지고 신명이 통하게 되면 보지 않고도 밝게 환히 알 수 있는 지혜를 갖게 되는 것이 곧 신명(神明)이라는 것이다.

　이와같이 사람의 마음 속에는 신명(神明)이 살고 있는데, 사람의 마음이 번거로워지면 마음의 집에 신(神)이 살 수 없게 되어 마음의 집은 좀이 먹게 되고 또한 명(明)이 머무르지 않아 마음의 집은 소모(消耗)하게 된다. 그러므로 참선은 신명이 마음의 집에서 살 수 있도록 하는 수련 방법인 것이다.

(3) 마음의 작용

　마음의 집은 모든 사물에 대하여 항상 어지러운 바탕을 갖게 된다. 즉 마음의 어지러움이란 외적 사물에 의하여 발생되는 여러가지 번거로운 일에 대하여 자기의 마음이 그것을 해결하려는 경우에 나타나는 마음의 갈등과 같고, 또는 어지럽고 놀란 물을 건너가는 때에 나타나는 것같이 무섭다. 혹은 사물에 대하여 놀라서 두렵기도 하고 혹은 다른 사람에게 칭찬도 하고 혹은 싫어도 하고 혹은 생각도 하는 등 이러한 여러가지 사건으로 인하여 한시간이나, 하루 사이에도 몇 번씩 마음의 집은 그 안에 바탕이 활활 타오르는 불과 같이 사물이나 대인 관계에 의해서 많은 변화를 갖게 된다.

그 뿐만 아니라 마음의 집은 자기 자신이 도리에 맞게 잘 할려고 마음을 먹고 노력을 해도 마음이 복잡하기 때문에 내 스스로 깨닫지 못하고 그대로 잘못 행동하기 때문에 그 결과에 대하여 자기의 마음과 행동 사이에 갈등을 느껴 마음이 번거롭게 된다는 것이다.

또한 마음에는 착하게 행동하는 것을 명심하고 나쁘게 행동하지 않으려고 노력하였는데 만약 마음에 기욕(嗜慾=즐겨하는 욕심)이 생겨 한번 나쁜 행동을 하게 되면, 자기의 마음 속에 하지 않으려고 하는 양심과 갈등이 생겨 다투게 된다. 이러한 사실들이 마음에 어지러움을 갖게 하여 마음의 집에 해를 끼치게 된다.

또한 다른 사람이 자기 자신을 자랑하려는 의도에서 상대편에게 의도적인 말을 하였을 때 그 상대는 이러한 말의 의도를 좋지 않게 생각하는 자기 마음에 상쟁이 생겼기 때문에 이러한 상쟁을 그치지 않으면 마음이 해를 받게 된다.

이러한 칠정(七情=喜, 怒, 憂, 思, 悲, 恐, 驚)과 육욕(六慾=色慾, 形貌慾 威儀姿態慾, 言語音聲慾, 細滑慾, 人相慾)이 모두 마음에서 생기기 때문에 자기 자신의 마음을 항상 고요히 수양하여 신명(神明)이 통하게 되면 칠정과 육욕이 없어진다.

그렇게 되면 스스로 자기가 문을 열고 밖에 나가지 않아도 천하를 밝게 알 수 있고, 밑바닥을 엿보지 않고도 속을 꿰뚫어 볼 수 있다는 것이다. 마음이란 존재는 그 성질이 물이 흔들리지 않는 것과 같기 때문에 오랜 시간이 지나면 밝아지고, 또 맑아져서 그 밑을 환하게 보이게 되는데 이것을 영명(靈明=신령, 영감, 육감)이라고 한다.

그러므로 사람은 마음을 항상 고요히 수양(修養)하여 원기(元氣)를 견고히 할 때 만병이 생기지 않으므로 마땅히 장구(長久)할 수 있고, 만약 한번의 생각이 잘못 되어 이미 번거로움이 싹터서 내 마음 밖으로 신명이 달아나고, 체내의 기(氣)가 안에서 흩어져 혈(血)이 기(氣)를 따라 행동하게 되면 영위(營衛)에 혼란이 생겨 백병이 발생하게 되는 것이다.

 이상은 심(心)에 관한 구선활인심법의 내용을 알기 쉽게 풀이한 것이다.

 이와같이 선가의 정신 수양법은 마음의 집을 튼튼히 하고, 신명(神明)이 머물러 살 수 있도록 수양하는 방법이지만 먼저 적당한 보양(補養=飮食)과 수양(修養)을 지키면서 마음 운동을 하기 위해서는 안마마찰법, 태식법, 도인법을 매일 수련하여 외적, 내적 스트레스에 감응하지 않는 튼튼한 마음과 정신적 집중력을 기를 수 있는 방법이라고 할 수 있다.

2. 마음을 수련하는 방법

옛사람은 마음을 수련하기 이전에 먼저 정신을 보양(保養)하는 방법과 음식을 적당히 보양(補養)하는 방법을 일상 생활에서 반드시 지키면서 성현(聖賢)들의 경전(經典)을 매일 조금씩 읽고 배우므로서 경(敬)에 대한 사상이 마음의 중심을 잡게 되면 마음의 안정을 갖게 한다.

이러한 안정된 마음을 좀더 집중력과 항상심을 강화하기 위하여 선철(先哲)들은 조식법(調息法), 안마법(按摩法), 도인법(導引法)을 매일 생활화 하였다고 볼 수 있다.

(1) 조식법(調息法)

조식(調息)하는 법은 반드시 반야자지(밤 1시 이후) 뒤에 침상위에서 동쪽을 향해 눈을 감고 조용히 다리를 도사리고 앉은 다음 배안의 묵은 공기를 두세번 의식적으로 배출시킨 다음 숨을 멈추고 곧 코 안으로 맑은 공기를 두번 미미(微微)하게 흡입한다.(또한 누워서 하여도 무방하며 베개는 높게 베지 않는 것이 좋다).

혀 밑에는 두구멍(침샘)이 신규(腎竅)로 통하고 있다.

그러므로 혀로서 상악(上=위잇몸)을 받치고 잠시동안 숨을 보존하면 타액이 스스로 나와서 입안에 가득해 진다. 이때에 서서히 타액을 삼켜 위로 내려가게 되면 자연히 오장에서 흡수하게 된다. 이것을 기(氣)가 단전으로 들어가는 것이라고 생각하였다.

만일 자시(오전 2시), 축시(오전 4시)에 미처 실행하지 못했으면 인시(오전 6시)이전에 시행하는 것이 좋다.

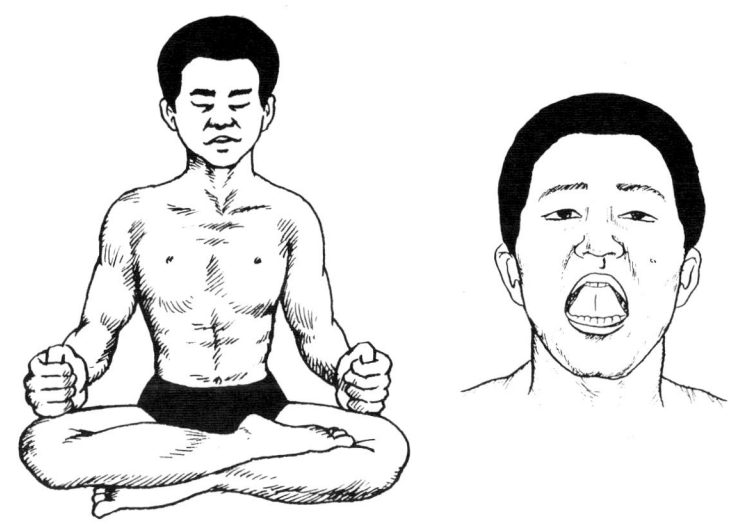

〈해설〉

 태식법(胎息法)이란 산모로부터 출산한 태아는 유아기에서 소아기까지는 성인과 같이 폐호흡을 하지 않고 배꼽의 탯줄을 통하여 호흡하는 배호흡을 말한다. 이러한 배호흡은 하단전(下丹田)의 작용에 의하여 흡수와 배설을 촉진하고 전신에 혈액순환과 산소호흡을 충분히 빠르게 공급하여 신진대사를 왕성하게 함으로써 유아는 빠르게 성장할 수가 있다. 그러나 태식호흡은 성장하면서 차츰 음식을 먹고 허리띠를 착용하고 허리를 조임으로서 퇴화하여 폐호흡을 하게 되고 성장속도는 차츰 둔화된다.

 나이가 늙어감에 따라 폐기능도 점점 떨어져 호흡운동은 노쇠하고 또한 육체적 운동량이 적어짐에 따라 전신에 혈액 순환이 활발하지 못하고 산소와 영양분에 적어지고 노폐물이 쌓여 근육과 관절이 굳어져 간다.

흔히 노인들이 병들어 누워 있으면 정신은 맑은데, 몸의 근육이 굳어져 결국일어나지 못하고 사망하게 된다.

그러므로 유아때의 태식법을 재현하려는 목적은 유아때의 복식호흡을 통해 왕성한 혈액순환과 산소를 많이 흡수하여 신진대사를 촉진시켜 건강을 다시 찾으려는 회춘운동(回春運動)이라고 할 수 있다.

이러한 태식법은 즉, 복직근의 수축과 팽창에 의한 호흡운동법을 의미하는 것으로 단전이란 복직근의 운동영역 범위를 의미한다.

그러나 여기서 실행하는 조식법(調息法)은 요즘 운동선수나 단전호흡을 하는 즉 배에 힘을 주고 강제로 복식하는 방법이 아니라 정신을 자극하지 않으면서 마음의 안정과 정신집중을 갖기 위한 호흡을 조절하는 방법이다. 사람이 빨리 뛰면 심장이 빨라지고 호흡이 촉박해지면서 마음이 번거롭게 된다. 그러나 반대로 천천히 걸으면 심장은 늦게 뛰고 마음도 편해진다. 그러므로 숨을 쉬는 것은 심장이나 마음을 조절할 수 있는 연결된 근간을 갖고 있는 것이다. 그러므로 마음을 안정시키고 정신을 집중시키기 위해서는 마치 새의 깃털을 코에 대어도 흔들리지 않을 정도로 미미(微微)하게하여 숨쉬는 것은 마음을 조절하는 방법이 된다. 그러나 요즈음 수행하는 단전호흡법과는 전혀 다르다.

또한 정신 집중과 안정을 위하여 너무 밝지 않은 조용한 방에서 밤중이나 새벽에 혼자하는 운동이다. 특히 새벽 1시~6시 사이에 동쪽을 향해 실시하는 것은 태양의 양기가 지구를 향하여 들어오는 것을 받아들인다는 의미가 있다고 한다.

(2)안마법(按摩法)

① 손바닥을 서로 마찰하여 열이 나게 한 다음 두 눈을 다리미질하듯 비비기를 한번에 37회씩 실시한다. 매일 아침마다 계속하면 눈이 맑아지고, 모든 장애(障碍)가 자연히 없어진다. 결국 이 방법은 눈을 밝게하고 풍을 제거하여 신기(神氣)를 보하는 방법이 된다.

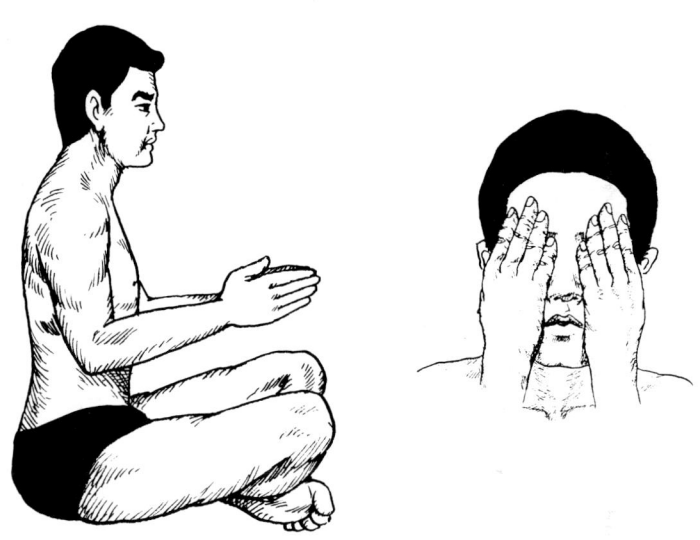

② 이마를 자주 문지르고 비비는 것을 수천정(修天庭)이라고 한다.

발제(髮際=이마와 머리칼이 접촉하는 부위)부위를 연결하여 27회씩 마찰을 하고, 또한 얼굴의 윤곽을 비비는 것을 매일 계속하게 되면 안색이 자연히 윤택하여진다.

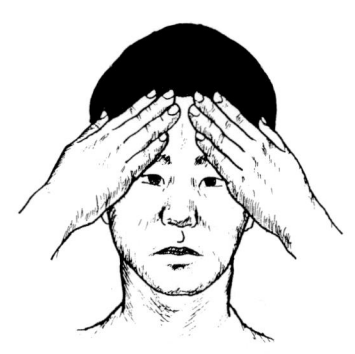

③ 중지로서 코 양쪽(迎香穴)부위를 20~30회씩 문질러서 살갗의 겉과 속을 뜨겁게 한다. 이것이 이른바 중악(中齶)을 자극하여 폐를 윤택하게하면 코감기를 예방한다.

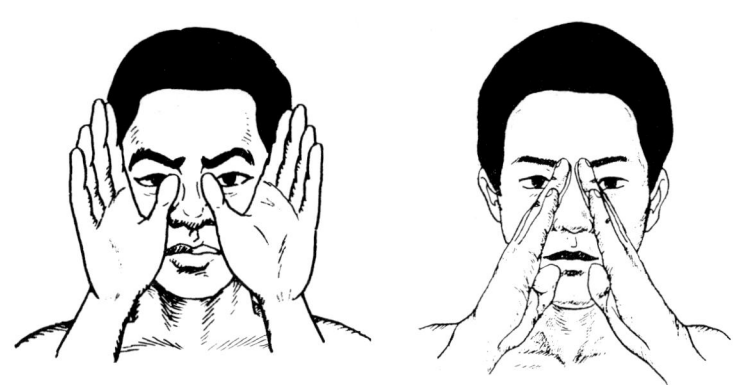

④ 또한 손으로 두 귀의 이륜(耳輪)을 횟수에 구애없이 자주 비빈다. 또는 청궁(聽宮)을 식지로 자주 비비면 신기(腎氣)를 보존하여 난청을 예방한다.

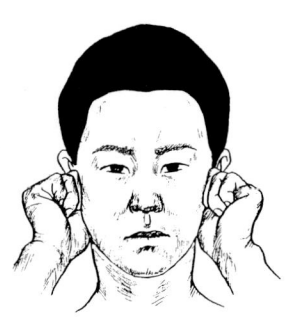

〈해설〉
　①②③④의 안면부위에 대한 매일의 운동은 부교감신경긴장체질에 있어서 아침에 잠이 잘 깨지 않거나 낮에 졸릴 때 이 운동을 하면 정신이 맑아져 잠을 쫓을 수가 있다. 또한 교감신경긴장체질로서 불면이나 고혈압이 있을때 하게 되면 오히려 마음의 안정을 가져오고 잠이 잘 오게 된다. 특히 안면신경의 자극은 난청, 시력장애, 호흡기질환의 예방과 치료에 도움을 준다.

⑤ 보통 사람이 앉아 있을때 식후 두손으로 위의 오른쪽과 왼쪽을 받쳐들면서 어깨를 수십번 올렸다 내렸다 하면 위장과 간장의 혈기가 잘 유통하여 소화가 잘되고 위장병이 잘 발생하지 않는다.

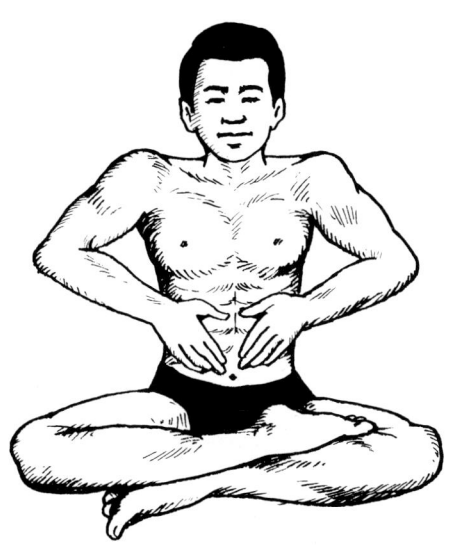

〈해설〉
　위하수나 위무력 또는 체했을때 이 운동을 함으로써 위장을 가볍게 자극하여 위기능을 도와 소화력을 증진시켜준다.

(3) 도인법(導引法)

① 몸을 단정히 반부자(盤趺坐=책상다리를 앉음)를 한 다음 허리를 곧게 펴고 엄지 손가락을 먼저 꼽고 네 손가락을 그 위에 덮어서 주먹을 쥐어 무릎 위에 놓고 눈을 감고 아무 생각없이 마음과 정신을 고요히 한다.

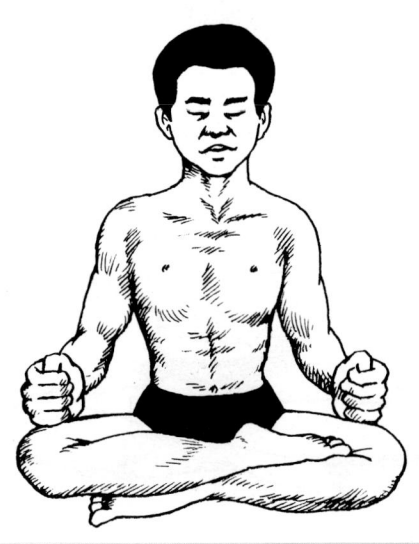

〈해설〉

　사람이 바르게 앉으면 마음도 바르게 된다. 우선 명심좌하여 마음과 정신을 고요히 하고, 신체의 모든 긴장을 풀면서 마음운동을 하기 위한 기본 자세를 취한다. 이때에 앉는 방법은 불교의 수도승이 앉는 가부좌(跏趺坐)가 아니다. 가부좌는 자신이 고통을 참고 견디는 인내력을 갖게 하는데는 도움을 주지만 신체적 고통은 오히려 정신 집중에 방해가 되므로 긴장을 풀고 조용한 마음을 갖고 오른발을 왼편 허벅다리에 얹고 왼발을 오른편 무릎 밑에 넣고 편한 자세로 앉는 반부좌인 명심좌(冥心坐)를 취한다.

② 이(齒)를 서로 가볍게 36회 마주치면서 인당(印堂)에 의식을 집중시키면서 심신(心神)을 모은다.

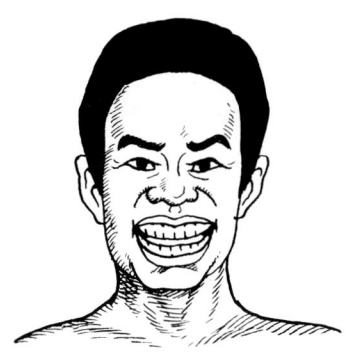

〈해설〉
　가볍게 고치(叩齒: 아랫니와 윗니가 마주치는 것)를 함으로서 뇌를 자극하여 정신을 집중시키고, 또한 치아를 자극함으로서 타액분비도 촉진시켜 다음 운동을 준비하는데 도움을 주는 운동이다.

③ 두손으로 깍지를 껴서 뒤통수(곤륜,崑崙) 누르고 귀에 들리지 않을 정도로 9회 숨을 쉰다.

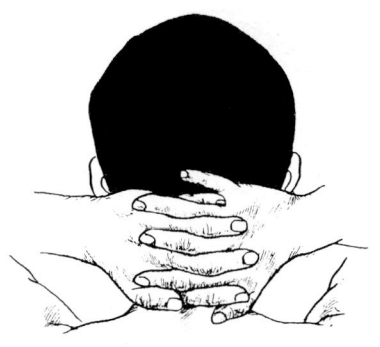

〈해설〉
 마음의 상화(想火=상상으로 생각하는 열감)가 심에서 단전으로. 단전에서 신(腎)을 통해 미려관(尾閭關)을 거쳐 녹노관(轆轤關)을 통하여 뇌호(腦戶)로 들어갈 수 있도록 하는 준비하는 운동이다.

④ 두 손으로 두 귀를 가리고 둘째 손가락으로 가운데 손가락을 누르면서 뒤통수를 24회 친다.

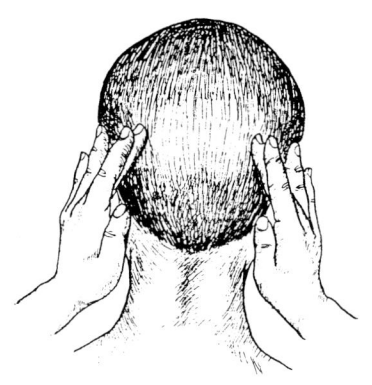

〈해설〉
　후두부(後頭部)의 천고(天鼓)부위를 두드려 뇌를 자극하여 정신을 집중시키기 위한 준비운동이다.

⑤ 두손을 먼저 잡고 머리를 돌려 왼쪽 어깨를 보듯이 하고, 오른쪽 어깨와 왼쪽팔을 천천히 들리면서 눈은 하늘을 비켜 올려본다. 그 다음 반대로 머리를 돌려 오른쪽 어깨를 보듯이 같은 방법으로 24회 반복한다.

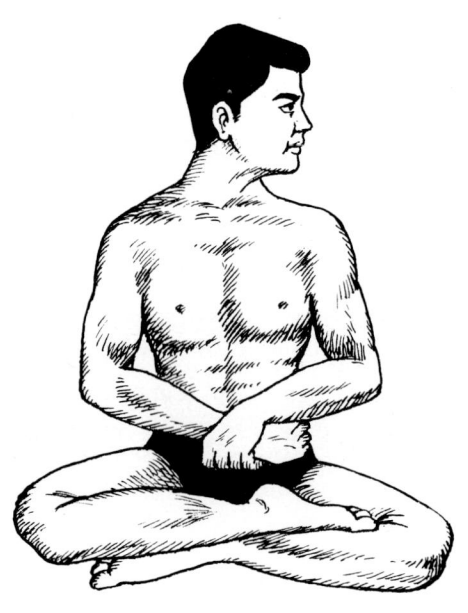

〈해설〉
목운동을 함으로서 녹노관에서 뇌호로 들어가는 의식운동이 잘 유통될수 있도록 하는 준비운동이다.

⑥ 다시 바르게 앉아 먼저 두주먹을 쥐고 주먹의 등이 뒤쪽을 향해 머리위로 높이 들어올린다. 그 다음 혓바닥을 들어 양볼과 입천장을 36회 휘저어 침이 입안에 가득차도록 한다. 이때에 침이 목구멍에 넘어가는 꿀떡하는 소리가 들리도록 마치 굳은 음식을 삼키듯이 세번에 나누어 삼킨다.

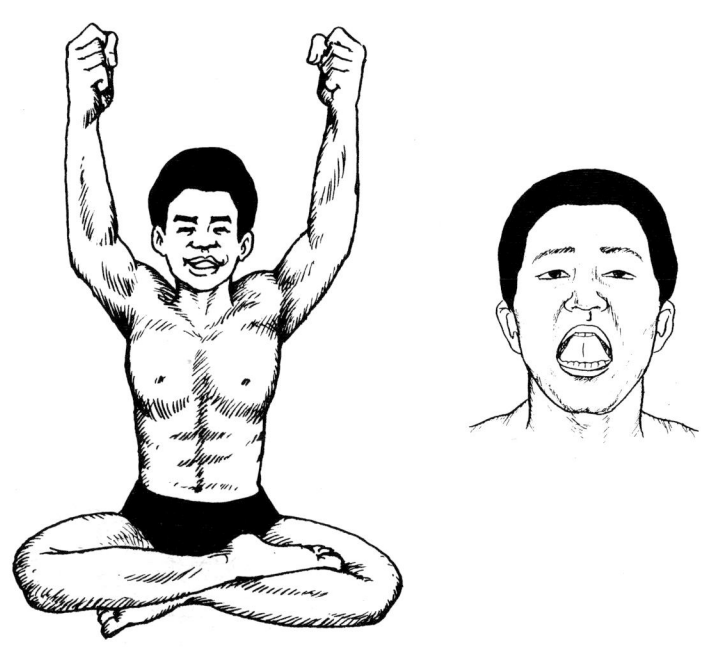

〈해설〉
　상체의 긴장을 풀고 또한 구강의 타액분비를 촉진시켜 타액이 오장에 들어가 습윤(濕潤)하게 하고, 기(氣)가 단전으로 잘 내려갈 수 있도록 도와주는 운동이다.

⑦ 코로 많은 공기를 들여마셔 잠깐동안 내뿜지 말고 손을 비벼서 뜨겁게 되거든 코로 천천히 숨을 내보낸다.

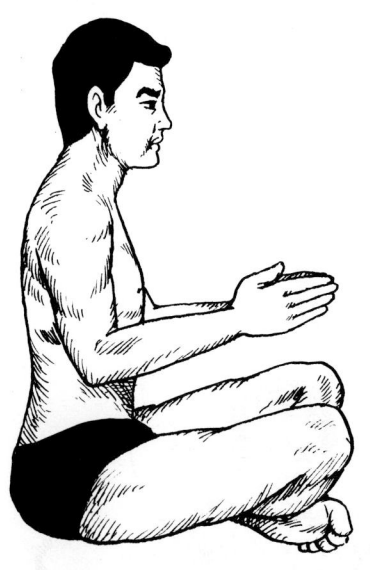

〈해설〉

맑은 공기를 체내에 많이 흡입하고, 손바닥을 마찰하여 말초혈액 순환을 촉진시켜 기가 신체 각 조직에 들어가 활력을 가져오도록 유도한다.

⑧ 그 다음 손바닥으로 허리 뒤에 있는 외신(腎堂)을 36회 문지른 뒤에 다시 손을 거두어 주먹을 쥐고, 악고를 한 다음 숨을 들여마시고 한참동안 숨을 그치고, 상상(생각)으로 심화(心火)가 아래로 내려가 하단전(下丹田)이 뜨거운 기운이 나는 것처럼 생각하여 뜨거워지는 감을 느끼거든 다음 방법을 쓴다

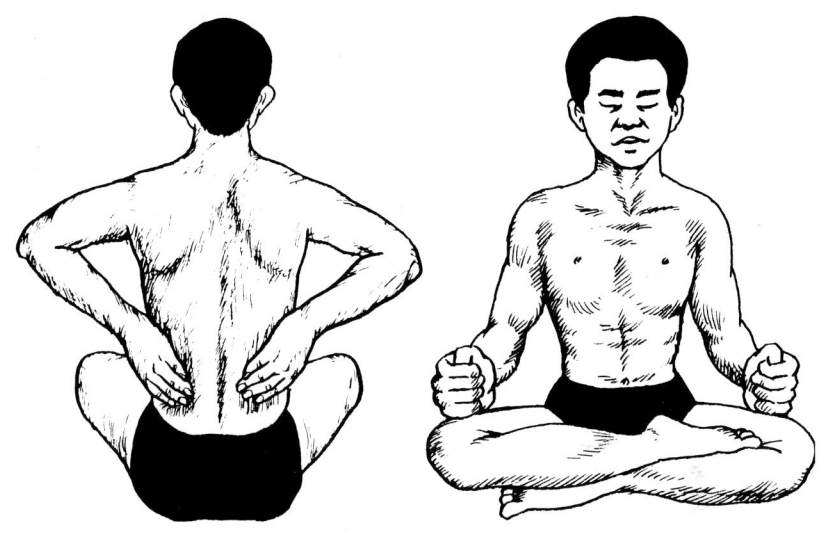

〈해설〉
 신장(腎臟)의 기능을 자극하여 마음의 상화(想火=생각)가 하단전(배꼽아래)으로 들어갈 수 있도록 하는 준비운동이다.

⑨ 머리를 약간 숙이고, 한쪽팔을 두레박으로 물을 끌어올리듯 왼쪽 팔의 어깨를 뒤에서 앞으로 감아 돌리기를 36회 한다. 그 다음 반대쪽 어깨운동을 한다.

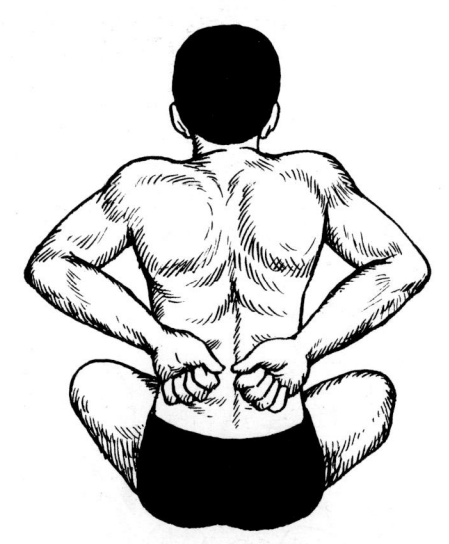

〈해설〉
　이 운동은 어깨관절 근육을 자극하여 피로를 풀어주고 흉부를 자극하여 마음의 상화(생각)가 신(腎)을 통해 미려관(尾閭關=꽁무니관)을 지나 녹노관(轆轤關=척추관)을 거쳐 뇌로 보내기 위한 준비운동이다.

⑩ 머리를 약간 숙이고, 두팔로 두레박으로 물을 끌어올리듯 두 팔의 어깨를 뒤에서 앞으로 감아 돌리기를 36회 한다.

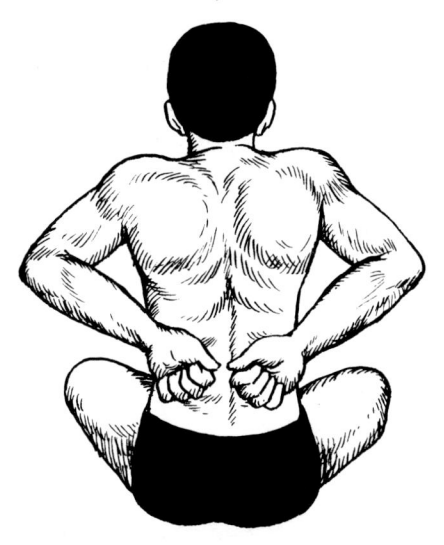

〈해설〉
　흉부와 어깨운동을 하여 마음의 상화(想火)가 잘 전달될 수 있도록 척추와 근육을 자극하여 피로를 풀어주는 운동이다.

⑪ 그 다음 마음속 상상으로 상화(想火)가 신(腎)에서 하단전으로 미려관(尾閭關)을 통해 옥침관(玉枕關=뒤통수)을 지나서 뇌호(腦戶=뒤머리)로 들어가는 것 같이 생각하여 마음에 느낌을 갖게 되면 다시 코로 맑은 공기를 들여 마시고 숨을 잠깐 그친다.

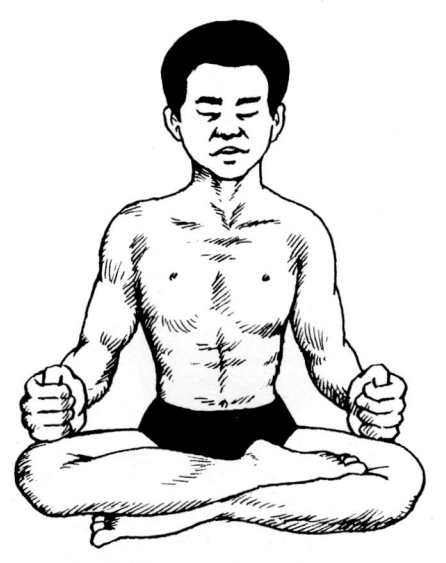

〈해설〉
 마음에 심화(心火;의식속의 불)가 신(下丹田)을 통과하여 미려관(尾閭關)을 통하여 녹노관(轆轤關)을 거쳐 뇌호(腦戶)로 들어가게 하는 마음속의 의식을 순환시키는 운동이다.

⑫ 정좌를 하고 양손으로 서로 깍지를 끼고 허공을 향해 쳐들면서 "까(呵)소리를 5회 내고 다시 머리 위로 허공을 향해 5회 반복 치켜 들었다가 다시 정수리 머리 부위를 깍지낀 손으로 누르기를 9회 반복한다.

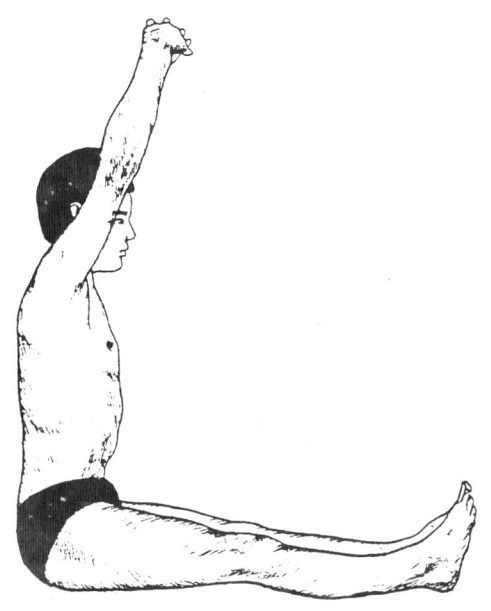

〈해설〉
　이 방법은 마음운동을 한 후 정신적 피로와 긴장을 풀어주는 방법이다.

⑬ 머리를 숙이고 양쪽 발끝을 곧게 뻗고 다시 양손을 서로 깍지를 껴잡고 양발끝을 안쪽 또는 바깥쪽으로 능력과 체질에 맞게 싸잡는 식으로 12회 반복하여 굴신한다.

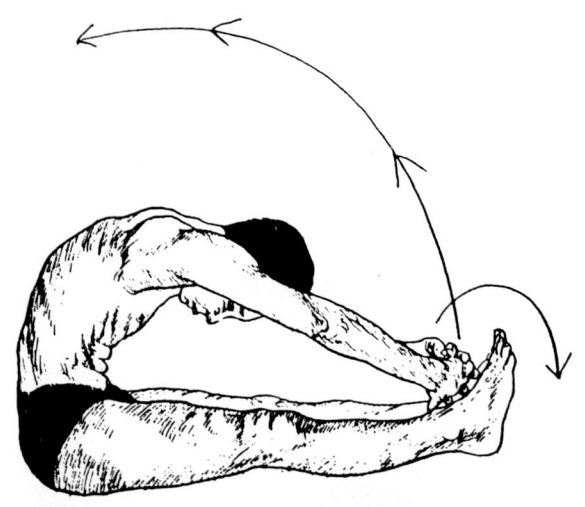

〈해설〉

지금까지 반가부좌에 의한 마음운동에 피로를 풀기 위하여 허리와 다리관절, 근육을 운동시키는 방법이다.

또는 앉아서 양각(兩脚)을 펴고 양수(兩手)의 대무지(大拇指)로 발의 윗부분을 힘껏 당겨서 다섯번 숨쉬고 그치는데 복중에 기를 풀어서 전신에 평행하도록 한다.

⑭ 그 다음 발을 거두어 단정히 정좌한 다음 입속에 침이 생기기를 기다려 침이 생기면 3번에 나누어 삼키고, 만약 침이 생기지 않으면 급히 혀를 휘저어 침을 생기게 한다. 이러한 방법을 3번 반복하여 9번 삼킨다. 침을 삼키는 소리가 꼴까닥 꼴까닥 나게 되면 백맥(百脈)이 고르게 흐르게 되고 하거(河車=도가의 소련(燒鍊)시켜 만드는 약)운반을 마치게 된다.

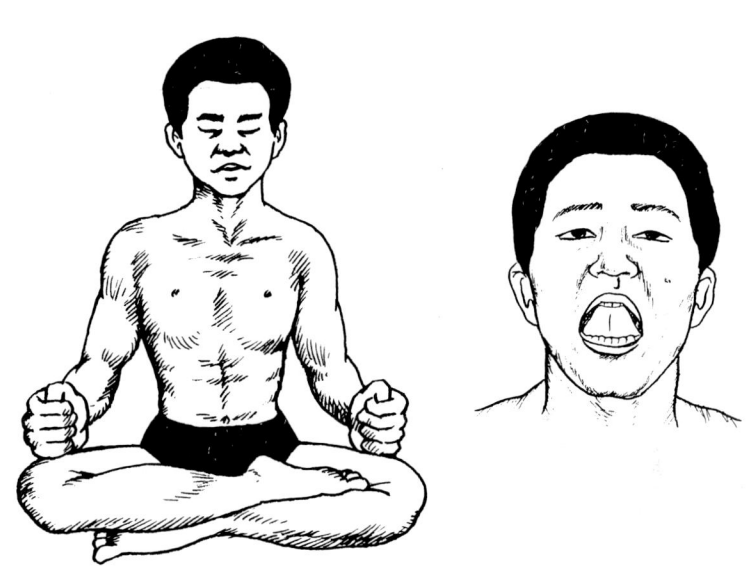

⑮ 다시 어깨와 몸을 흔들기를 24번하고 다시 두손으로 두레박을 끌어올리듯 양쪽팔 어깨를 뒤에서 앞으로 감아돌리기를 24번하고나서 생각으로 아랫배(단전)에서 뜨거운 불(火氣)이 올라와 온몸을 태운다고 생각하여 몸에 더워지는 느낌을 갖게되면 이때 숨을 잠깐동안 멈춘다. 그리고 다시 정좌한다.

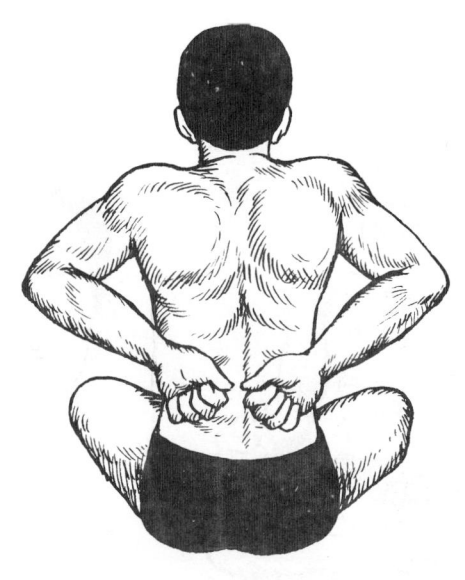

이러한 의식과 기혈의 운동효과는 간사한 마귀가 감히 가까이 하지 못하고 잠을 자고 꿈을 꾸면서도 능히 어둡지 않고 더위와 추위가 능히 침입하지 못하고 재앙과 병이 능히 오지 못한다.

매일 아침 4시에 동쪽을 향해 또는 아침저녁 조용한 방에서 순서에 따라 계속 실행하면 자연과 몸, 정신과 육체가 합하여 일치하게되며 질병이 없어지고 몸이 가벼워져서 선인(仙人)의 경지에 다다를수 있을 것이다.

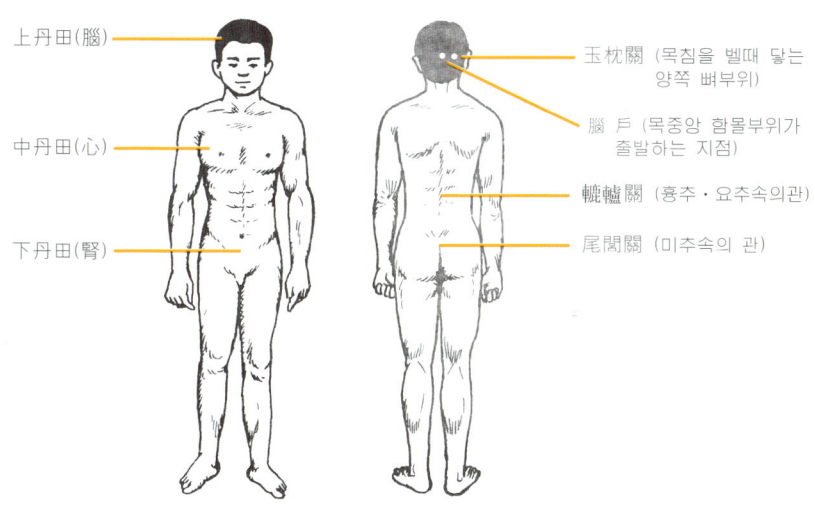

마음과 의식의 순환운동

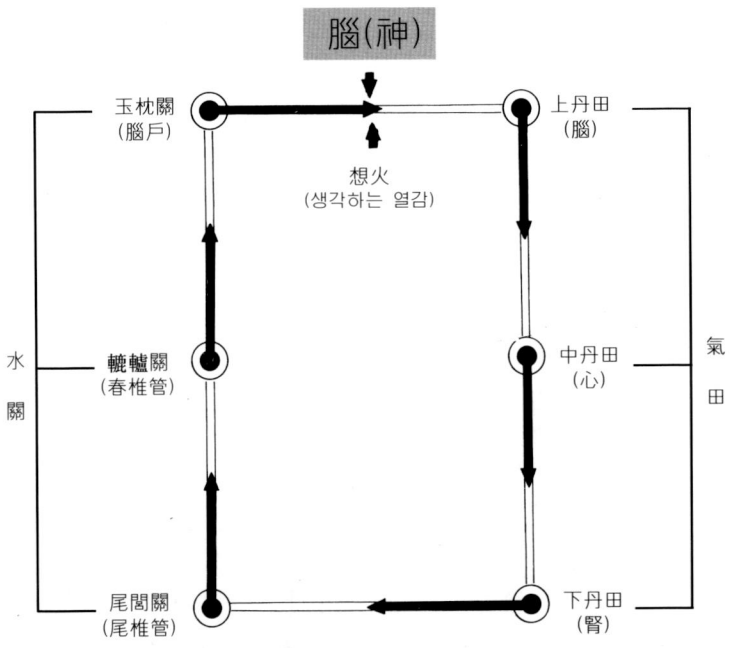

※導引法을 실시하여 호흡, 소화, 관절, 근육, 혈액순환을 원활하게 하여 정신집중을 훈련하여 마음의 의식을 氣田과 水關을 순환시키면서 기관을 자극하고 마음의 통솔력을 단련하여 정신집중 훈련을 통해서 정신 건강을 증진시키는 소주천(小周天)운동이다.

이상의 모든 운동은 단순한 육체운동이 아니라 마음과 정신을 단련하여 통일하기 위한 준비운동이라고 할 수 있다. 이 운동은 과격하지 않게 조용한 곳에서 혼자 밤이나 새벽에 하는 마음운동이다. 그러한 점에서 요즘 시중에 무인들의 기적이나 기술을 연마하기 위한 단전호흡이나 불가의 승려들이 하는 수양방법과는 전혀 다른 방법이다. 또한 운동선수의 기초체력 단련이나 보건체조와도 전혀 다른 운동이다.

마음 운동은 마음을 집중 단련하여 항상심(恒常心)을 기르고 정신력을 집중시키는 선가(禪家)의 독특한 정신훈련방법의 하나라고 할 수 있다. 이러한 마음운동은 과거에는 특정한 선가나 일부 학자들만이 하였던 정신훈련이었다.

그러나 오늘날 복잡한 산업사회에 살면서 스트레스를 해소하고 자기의 업무에 집중력을 갖고 능률적인 업무를 증진시키기 위해서는 마음 운동이 절실히 필요하게 되었다.

즉 이러한 마음운동은 연구에 몰두하는 과학자나 공부에 열중하는 학생들, 직장에 근무하는 사무원에게도 마음의 긴장이나 불안을 해소하고 정신집중을 강화하여 업무에 능률을 올릴수 있는 방법이라고 생각된다. 특히 이 운동을 매일 실시함으로서 변하기쉬운 급한 성격의 체질, 즉 알레르기체질이나 심인성 또는 정신병자에게는 물론 노인이나 중풍환자에 이르기까지 어느 누구에게나 쉽게 이용할수 있는 운동으로서 언제, 어디서나, 혼자 조용히 앉아서 쉽게 할 수 있는 정신운동이다.

색 인

가(苛) 57
가미비아환 200
가미팔진탕 51
가미패독산 172
가백작약 74
가적작약 76
가죽나무 105, 106
각복령 133
간양상항 117
갈(葛) 94
갈근 96, 98, 165, 188
갈근탕 296
갈대 56
갈대뿌리 57
감초 51, 58, 60, 166
강화인삼 17
강활 222
개성 16, 17
개성인삼 17
갱년기 장애 38
거풍지황환 230
건칠(乾漆) 70, 71
겨우살이 124
견우자 110
경락 109, 167
경악전서 151
계지 203
계피 203, 204

고라니 34
고래송진 36
고본 233
곡기생 126, 129
곡삼 17
곰 39, 40, 41
곰딸기 115
곰쓸개 42
곰취 68
공진단 38, 168
과립(顆粒) 296
곽향 211
광제비급 258
괴순 86
교이 172
구(灸) 174
구감초 198
구기자 118
구리세오훌빈(griseofulvin) 230
구미강활탕 222
구선활인심법 146, 271, 329, 332
국역의학입문 79
군신좌사 165
군약 165
귀경(歸經) 295
귀용원 191
귀용탕 191
금산 16, 17

363

금은화　　230, 233
급취장(急就章)15
길경　　166, 169
김영훈　　155, 160
꼬리 겨우살이 124
꽃사슴　　24, 25, 29, 181, 182

나무딸기　115
나복자　　189
나팔꽃　　109, 110
날다람쥐　146
남오미자　54
낭습증　　229
내경(內徑) 270, 314
노(蘆)　57
노근　　57
노루　　34
노정화　　194
노회　　199
녹용　　23, 27, 28, 30, 38,
　51, 52, 117, 168, 169, 181,
　182, 191
녹용정　　29
녹태　　36
녹혈　　34
뇨독증(尿毒症) 218
뉴질랜드 사슴　181
느릅나무　130

단풍나무　131
닭고기　72
담화론　155
당귀　　38, 51, 118, 169,
　178, 191, 192, 203, 211,
　214, 233
당귀보혈탕 233
당귀수산　223
당귀신　180
당뇨병　　40, 42
당목향　36
당사향　35
당산기공요양원156
당조각자　63, 119, 122
대가리 감초60
대나무　　99, 101
대엽상기생 127
대조　　172
대추　　72
덕의　　142
데르마토피테스(Dermatophytes)
　　229
도가(道家) 142, 314
도은거　131
도인　　144
도인법　　329, 336, 344
도토리나무 131
독활　　233
독활기생탕 130
동과　　90, 92
동과자　92
동과피　92
동목(桐木) 210
동백나무 겨우살이 124

동북감초　　60
동아　　　　90, 92, 93
동양의약대학 161
동양의약협회 160
동양의학대학 184
동의보감　　131, 151, 155, 159,
　168, 191, 254, 296, 299, 304, 315
동의사(東醫師) 312
동의수세보원　315, 326
동통　　　　222
된장　　　　36
두릅나무　　67
두부백선　　229
두통　　　　98, 165, 188
등심　　　　211
떡갈나무　　23, 29, 131

매화록　　　23, 25,28, 29, 181
맥문동　　　192
맥아　　　　198
맹종죽　　　100, 102, 118
멍석딸기　　112, 115
멍텅구리해삼 53
면역억제　　61
목신　　　　72
목해삼　　　53
목향　　　　183
묘장뇌(苗長腦) 19, 21
무기(茂己) 58
무좀　　　　229
문진(問診) 164
문진(聞珍) 164
미감초　　　60
미록　　　　27, 29
미용　　　　23, 26

류의태　　300

마늘　　　　36, 72
마록　　　　23, 27, 29, 181
마목불인　　144
마황　　　　97, 202
만감초　　　60
만삼　　　　192
만성 간염　 97
만형자　　　233
말굽버섯　　36
망초　　　　175

박초　　　　175
반곡삼　　　17
반달곰　　　40, 41
반보반치(半補半治) 231
반신불수　　49, 144
반하　　　　166
반하백출천마탕 44, 48, 233
방약합편　　159, 168, 185, 191,
　223, 296
방풍　　　　222
배합(配合) 295
백동　　　　90, 91
백복령　　　51, 135, 136, 192, 198

백선	107, 229	불가(佛家)	314
백선피	84	붉은 겨우살이	124
백일해	137	붉은 해삼	53
백작약	51, 74, 75, 76, 192	붉은곰	40
백지	222, 233	붉은사슴	29
백출	51, 97, 110, 192, 198, 231	비라면	79, 80
		빈랑	185
백편두	202	뽕나무	124, 126, 130, 131, 132
백회	165	뽕나무 버섯균	49
뱀씨	35		
버드나무	131		
벽오동(碧梧桐)	210		
변종 적작약	76		
변증방약정전	258	**사**군자	198
보노루	34	사물오자환	117
보리칡	96	사물탕	178, 204, 211, 214
보사향	35	사상의학	254
보신약	168	사상자	231
보중익기탕	61, 178, 211	사순	86
복령	97, 133, 135, 137, 166	사암침구	254
복방	167	사인	51, 192
복분자	112, 113, 117, 118	사제향부환	176
복분자 딸기	114, 115	사향	34, 35, 36, 38, 43, 168
복상사	38	사향고양이	35, 36
복희	142	사향낭	31, 33, 34, 36
본초학	21, 25, 31, 40, 43, 82, 205, 295	사향노루	31, 32, 33, 34
		사향선	34
봉류	112	사향소	35
봉삼	82, 84	사향소합원	37
부신피질 호르몬	73	사향정	36
부자	169, 203, 204	사향쥐	35, 36
부침승강(浮沈升降)	295	산딸기	115
분꽃	109	산백작약	74, 75
분꽃매지	183	산보방(産寶方)	214
분량(分量)	295		

산사	166, 189, 192	수용	28
산사육	198	수제(水劑)	296
산삼	16, 19, 21, 22, 43, 82	수진경험신방	258
산수유	38, 118, 120	수천정	340
산작약	76	수칡	96
산적작약	74, 75	숙지	211
산조인	144	숙지황	38, 50, 51, 117, 169, 169, 192, 203, 214, 233
살모사	36	순록	28, 181, 182
삼각산 본	212	순양(純陽) 체질	191
삼소음	188	순채	86, 87, 88
삼음삼양	256	순채차	89
상기생	126, 128, 129, 130, 132	순채탕	89
상백피	189	순채회	89
상사향	35	쉬나무	123
생강	72, 166, 172, 203	스포로트리쿰증(sporotrichosis) 229	
생강즙	104	승기탕	59
생밤	39	승마위풍탕	109
생죽력	103	시베리아 사향	35
생지황	222	시호 억간탕	184
서각지황탕	223	신(神)	332
서북감초	60	신강감초	60
서울 본	212	신곡	192
설복령	136	신국	198
성혜방(聖惠方)	214, 258	신기환	218
세신	222	신길구	74
세의	142	신농본초경	112
소건중탕	172, 232	신명(神明)	332
소나무	133	신씨 본초학	74, 128
소시호탕	296	신약	166
소아 알러지	187	신이	36
소엽	97, 165, 185, 202, 203, 211	심마니	20
송지	134	십전대보탕	178
수양버들	131	싸리	29

싸리눈	23	오자대(梧子大)	38, 210
쌀췸	96	오장적취	175
쌍화탕	203	오적산	203
쑥	203	오행	167, 256
쓸개	41	온리거한	37
쓸개즙	42	온열제	258
씨장뇌(種長腦)	19	옻	71
		옻나무	67, 68, 70, 71, 72
		옻닭	67, 70, 72, 73
		옻순	70, 71
		옻칠	69
아스페르킬루스증(aspergillosis)		왕대죽	101, 102
	230	용안육	189, 192, 200
아장선	229	우슬	50
아재비줄 조각자	119, 121, 122	우황	37
아토피성 피부염	187	우황청심환	37
안마법	329, 336, 339	운기론	159
안병국	79	운남사향	35
암췸	96	운복령	136
약쑥	120	웅담	37, 40, 41, 43
양예수	302	원노(元老)	58
억새 뿌리	57	원용	181, 182
억새풀	54, 56	위(葦)	57
엘크	29, 181	유귀진	156
엘크사슴	27	유도주	156
염주	219	유롭감초	60
염초	175	유완소	154
영명(靈明)	334	유의	142
영묘향	35	유이태	300
영향혈	165	육경병증	166
오가피	203	육기	202
오동나무	209	육기론	154
오령지	146	육미	231
오미자	117, 169, 192	육미지황탕	211, 231
오수유	119, 123, 203, 204	육미환	218

육욕(肉慾)　334
육울탕　184
육종용　50, 117
율무　219
율무차　219
음양오행　159
음양술수가　214, 314
의가(醫家)　314
의감색정요결　159
의감중마　258
의림촬요　158
의문보감　254, 258
의방유취(醫方類聚)　158, 254, 258, 304, 314
의성작약　75
의종손익(醫宗損益)　39, 151, 159, 215, 233, 254, 258
의학입문　142, 145, 150, 194, 223
이고　154
이기제　192
이상화　256
이시사　194
이종형　155
이중탕　59
이천　194
이화복　136
이황　329
인경(引經)　295
인경약　166
인삼　15, 18, 19, 21, 22, 38, 51, 72, 82, 97, 169 198
인삼담배연구소　82
인삼소　17
인삼연초연구소　21
인술　142

인통　58

자(炙)　174
자마　49
자음론　155
작약　74, 76, 118, 203, 211, 214
장뇌　22
장뇌삼　21, 32
장딸기　115
장백조(張栢祖)　153, 300
장원소　154
장종정　154
장중경(張仲景)　153, 299
저근백피　107
저목　105, 108
적복령　135, 136
적송　134, 135
적작약　74, 76
전기전도율　206
전립선 비대증　218
전족　45
전하　206
전호　166
정경선　158
정수(井水)　226
정향　36
정화수(井華水)　227
제실자　117
제중신편　159
조각자　119, 121, 230, 233
조각자나무　63, 65

369

조선 생약 조사회 74		천금방(千金方) 214	
조식법	329, 336, 338	천마	44, 45, 48, 200, 230, 233
조헌영	161		
조협	230, 233	천마환	44, 46
주세붕	16	천작약	77
주엽나무	63, 119, 122	천종(天種) 19	
주진형	154	천주	165
주화론	154	청강의감	155
죽력	103, 104	청금강화지법 155	
죽순	99, 102	청상견통탕 233	
줄기 딸기 115		청울치	96
중경상한론 151		청천마	49
지각	169	청천수(淸泉水) 227	
지종(地種) 19		초목춘추(草木春秋) 45	
진사문	155, 198	초작약	77
진피	51, 166	촉본초도경 131	
		춘목	105, 108
		춘백피	106, 108
		춘피	106
		치자	189
차전자	231	칠정(七情) 165, 334	
찰율무	219	칠제향부환 175	
참나무	49, 130	칡	23, 29, 44, 94, 98
참나무 겨우살이 126, 127, 128		칡뿌리	39, 97
참나물	68	침두요전 258	
참식나무	130	침향	167
참억새	55		
참옻나무	67		
참죽나무	105, 106		
찹쌀	72		
창이산	230	**칸**디다증(candidasis) 230	
창이자	230	크리스티세르코시스 41	
창출	222	크립토코쿠스증(cryptococcosis) 230	
채인식	79, 256		
천궁	51, 203, 214, 233	큰붉은사슴 181	

타우로우루소테속시콜린산 43
타우로콜린산 43
태식법　　337
태평혜민방 257
태평혜민화제국방 155, 198
택사　　192
택선고집(擇善固執) 283
토사자　　117
토사향　　35
토성(土性) 59
통발　　88
트리키넬라속선모충 41

파극천　　117
파뿌리　　166
판토크린(Pantocrin) 29
팔강진법　259
팔물탕　　51
팔미환　　218
포충낭　　88
퐁화초　　175
풍기　　16, 17
풍문　　165
풍부　　165
풍지　　165
풍한서역질 259
피로회복　　61

하늘다람쥐 146
하명선　　194
하엽　　61
학질　　176
한국산삼협회 19
한방임상학 256
한의사(漢醫師) 312, 315
한의학(韓醫學) 315
항상성(恒常性) 331
항상심(恒常心) 283, 361
해리향　　35
해삼　　52
해송　　134
해수　　58, 165, 169, 188
행인　　144, 222
향부미　　176
향부자　　176
향약　　79
향약구급방 158
향약방　　158
향약집성방(鄕藥集成方) 79,
　　131, 158, 214, 304, 315
향유　　202, 203
허준　　158, 159, 300
현명분　　175
호황련　　198
홍천마　　49
화타　　214
환제(丸劑) 296
활인심방(活人心方) 329
황금　　166, 188, 192,
　　222, 230, 233
황기　　169
황도연(黃道淵) 39, 215, 258

황련	198, 233
황제	142
황제내경	151
회춘약	38
후박	202
후박나무	62, 63, 65, 130
흑곰	40
흑송	134, 135
흑축	110
흑해심	53
흰 애기천마	49
흰곰	40

히스토플라스마증(histoplasmosis) 230

사 진 색 인

제 I 편 전통약재를 찾아서

1. 인삼과 산삼
재배인삼(증산면)	15
금산인삼시장	16
①직삼, ②반곡삼, ③곡삼	16
히타건조인삼	17
양건(태양)인삼	17
한국산 산삼(진부)	18
중국산 산삼	18
산삼경매(1억원)	19
중국재배 인삼밭(백두산)	20
①중국재배 인삼, ②한국 재배 인삼	20
중국재배 삼(백두산)	20
장뇌삼(증산면 황점리)	21
장뇌삼 뿌리	21

2. 우리나라 사슴과 녹용
매화록(중국)	23
매화록 녹용 삼지매(중국)	23
꽃사슴	24
꽃사슴 녹용(이지매)	24
엘크사슴 숫놈	25
엘크사슴 암놈과 새끼	25
엘크사슴 녹용	25
마록(북경 동물원)	27

3. 사향노루의 사향낭은 볼 수 없는가
사향노루 가죽	31
사향노루(모란시장)	32
인공사향제품(중국)	32
사향낭 앞면	33
사향낭 뒷면	33
뱁씨(當門子)	33
가짜사향낭(소련)	34
우황(한국)	37

4. 웅담은 어디에 쓰는 약인가
반달곰	39
생웅담	40
웅담(중)	40
웅담(대)	40
잡담(가짜)	41
인공웅담제품(중국)	42

5. 천마
홍천마-〈오병훈〉	44
홍천마 근경	45
자마와 검은실	46
흰애기천마	47
청천마	47
천마건조(재배)	48
①자연산, ②재배산	48
생천마(재배)	48

373

6. 해삼과 팔진탕
해삼물 담그기	51
홍해삼	52
해삼의 종류	52

7. 갈대와 억새
갈대숲	54
억새숲	55
갈대뿌리	56

8. 감초의 부작용도 치료약이 된다
성도약재시장	58
만감(G. Uralensis Fischer)	59
만감(일명 대가리감초)	59
만감초입(大)과 유롭감초잎(小)의 비교	60

9. 후박나무와 조각자나무의 씨앗은 발아시킬수 없는가
후박나무 열매	62
후박나무와 꽃	62
독락당 정문	63
조각자나무(건천)	64
조각자나무 열매	64

10. 옻나무
참옻재배(함양 마천면)	67
참옻나무와 꽃	69
참나무 진액	69
건칠(乾漆)	70
옻나무	70
옻나무 수피	71

11. 우리나라에도 적작약은 자생하고 있는가
의성작약	74
의성작약 뿌리	74
백작약	75
백작약 뿌리	75
산작약	76
산작약 뿌리	76
적작약 꽃과 뿌리	77

13. 백선피와 봉삼
가짜봉삼(백선피 뿌리)	83
백선나무	83
호랑나비 유충	83

14. 순채와 순로지사
순채잎 채취	86
순채꽃(상), 순채묵(하)	87
통발	88
순채잎	88

15. 동과
동아꽃(상), 백동(하)	90
동아속(상), 동과자(하)	91
중국동아(곤명 야채시장)	92

16. 칡에는 암칡과 수칡이 있다
칡자생(상), 칡뿌리 채취(하)	94
편갈근 작업(상) 암칡(중)과 수칡(하)	95
칡가루	96

17. 맹종죽과 왕대죽
맹종죽과 죽순	99
신용우씨 기념비와 후손	100
맹종죽 죽순	100

하정농협가공공장 작업현장	100	22. 우리나라에 상기생은 있는가		
왕대죽	101	겨우살이		125
왕대죽 죽순	101	붉은겨우살이		125
생죽력	102	꼬리겨우살이와 열매		125
왕대	103	참나무겨우살이		127
황토용기	103	동백겨우살이		127
죽력	103	동백나무 상기생		128

18. 참죽나무와 가죽나무
23. 소나무와 복령

참죽나무와 꽃	105	나무와 수액(송진)	134
참죽나물(상), 튀각(하)	106	생복령 내면	134
가죽나무(상), 저근백피(하)	107	복령과 오리형	135
		율복 봉지	136

19. 분꽃과 나팔꽃

분꽃	109	율복	136
나팔꽃(상), 흑축과 백축(하)	110	복령피	136
		①백복령, ②적복령	136

20. 복분자와 정력제

멍석딸기 꽃과 열매 - 〈송홍선〉	112
복분자나무와 열매	113
산딸기	114

제Ⅱ편 한의학의 길

미과숙 취합과와 자인	114
줄기딸기 꽃과 열매	115

2. 한의사와 항상심

21. 경주의 조각자와 오수유

		하늘다람쥐	147
독락당 전경	118	의학입문	150
옥산서원으로 가는길	118	先天圖, 理와 氣의 혼합	150
독락당내 당조각나무와 꽃	119		
손영우옹(상)과 건천			
조각자나무(하)	120	## 4. 맥으로 본 한국 한의학사	
①당조협, ②주엽나무 꼬투리,		동양의약 표지	159
③아재비줄 조협	120	1942년 7월 10일 동양의학	
오수유나무 꽃	121	재건위원 결성	160
열매	121	동양의약대학 초기	161
쥐나무꽃과 씨앗	122		

9. 한약의 생리를 알아야 약값을
   정할 수 있다
   ①참당귀, ②일당귀　　　　178
   당귀 한짝(백근)　　　　　　179
   ①원용, ②뉴질랜드용, ③순록용,
   　　④매화녹용, ⑤마록　　181
   ①분골, ②상대, ③중대, ④하대 182

13. 사향노루는 왜 사향낭에
    씹고, 침통에 꿩깃털은 왜
    넣는가
    부자꽃과 근경　　　　　　　195

17. 약장과 약첩도 System
    기능을 갖춘 예술품이다
    벽오동과 열매　　　　　　　209
    오동나무-〈오병훈〉　　　　　209
    한약장(장식용)　　　　　　　210

19. 전립선 비대증과 한방치료
    율무　　　　　　　　　　　218
    작은염주　　　　　　　　　218
    큰염주　　　　　　　　　　218
    율무쌀(식용)　　　　　　　220
    속껍질이있는 율무쌀(약용)　220
    ①큰염주, ②작은염주, ③율무　220
    율무(줄이있음)　　　　　　220

제 III 편 마음의 세계

4. 서평을 써주신 스승
   한방임상학 표지　　　　　　256

5. 중국여행 유감
   안국약재시장 정문　　　　　261
   성도약재시장 내　　　　　　262
   성도약재시장 광물약　　　　262
   ①국내산 가짜, ②싱가폴 진품,
   　③상해 유사품　　　　　　265

제 IV 편 한의학의 제문제

3. 동의보감 편찬의 역사적
   배경과 의학론의 기사평
   을 보고
   허 준 선생의 묘　　　　　　299
   구연서원으로 가는길(거창)　300
   거북바위(구연서원 앞)　　　300
   유이태 비문　　　　　　　　304
   생초마을(유이태 생가)　　　304
   유이태 묘소　　　　　　　　304

4. 한약분쟁에 대한 보사부의
   결론에 앞서
   여의도광장 전국한의대생 데모　306
   한의과대학 전체교수 데모
   　(대전한의과대학)　　　　　307
   동국한의대 한약분쟁 데모
   　(허 준 동산)　　　　　　　307

〈저자 약력〉

경희대학교 한의과대학 졸업

원광대학교 대학원 박사학위 과정 수료

동국대학교 한의과대학 학장

동국대학교 한의과대학 한의학연구소 소장

한약의 신경안정 효능에 관한 연구, 주관 연구 책임자

저서 『임상 한방 알레르기』 외3

현, 동국대학교 한의과대학 교수

서울시 강동구 암사 1동 491-11
Tel : (02)441-4866, 7534

전통한의학의 뿌리를 찾아서

2002년 4월 25일 초판 인쇄
2002년 4월 30일 초판 발행

지은이 · 강병수
발행인 · 송석구
발행처 · 동국대학교 출판부

100-715 서울특별시 중구 필동3가 26
http://home.dgu.ac.kr/~book/index.html
E-mail : book@dongguk.edu
전화 · (02)2260-3483~4
팩스 · (02)2268-7851
출판등록 · 제2-163호(1973.6.28)

값 22,000원
ISBN 89-7801-110-1 93510
제작/광명원색 · (02)2279-1718